脳疾患による アパシー（意欲障害）の 臨床 改訂版

小林 祥泰 編集
（島根大学 名誉教授・島根大学医学部 特任教授）

Clinical implication of the apathy induced by organic brain diseases, Second edition

株式会社 新興医学出版社

Clinical implication of the apathy induced by organic brain diseases
Second edition

EDITOR
Shotai Kobayashi
Professor Emeritus of Shimane University

©Second edition, 2016 published by
SHINKOH IGAKU SHUPPAN CO., LTD., TOKYO.
Printed & bound in Japan

編 集

小林　祥泰　島根大学 名誉教授・島根大学医学部 特任教授

執筆者一覧

山口　修平	島根大学医学部内科学講座内科学第三 教授
故 加藤元一郎	慶應義塾大学ストレス研究センター センター長・慶應義塾大学医学部精神神経科 教授
鳥羽　研二	国立長寿医療研究センター 理事長
岡田　和悟	大田シルバークリニック 院長
森　俊子	社会福祉法人仁生社 江戸川病院リハビリテーション科 リハビリテーションセンター長
蜂須賀研二	九州労災病院門司メディカルセンター 院長
小林　祥泰	島根大学 名誉教授・島根大学医学部 特任教授
卜蔵　浩和	安来第一病院 副院長
神保　太樹	鳥居医療総研統合医療研究所 主幹研究員
鳥居伸一郎	鳥居泌尿器科・内科 院長
浦上　克哉	鳥取大学医学部保健学科生体制御学 教授
加治　芳明	獨協医科大学神経内科 助教・宇都宮中央病院神経内科 部長
平田　幸一	獨協医科大学神経内科 教授
山下　英尚	広島大学大学院医歯薬学総合研究科精神神経医科学 講師
町野　彰彦	広島大学大学院医歯薬学総合研究科精神神経医科学
志々田一宏	広島大学大学院医歯薬学総合研究科精神神経医科学
小早川　誠	広島大学大学院医歯薬学総合研究科精神神経医科学
吉野　敦雄	広島大学大学院医歯薬学総合研究科精神神経医科学
淵上　学	広島大学大学院医歯薬学総合研究科精神神経医科学
瀬川　昌弘	広島大学大学院医歯薬学総合研究科精神神経医科学
神人　蘭	広島大学大学院医歯薬学総合研究科精神神経医科学
岡本　泰昌	広島大学大学院医歯薬学総合研究科精神神経医科学
山脇　成人	広島大学大学院医歯薬学総合研究科精神神経医科学 教授
濱　聖司	広島大学大学院医歯薬学総合研究科脳神経外科学
村上　太郎	広島大学大学院医歯薬学総合研究科脳神経外科学
橋本　学	国立病院機構肥前精神医療センター
岡﨑　哲也	産業医科大学若松病院リハビリテーション科
生駒　一憲	北海道大学病院リハビリテーション科 教授
三村　將	慶應義塾大学医学部精神・神経科学教室 教授

小野田慶一	島根大学医学部内科学講座内科学第三 講師
小畔美弥子	おぐる医院 院長
立花　久大	西宮協立脳神経外科病院 名誉院長
萬谷　昭夫	まんたに心療内科クリニック 院長
藤川　徳美	ふじかわ心療内科クリニック 院長
山口　晴保	認知症介護研究・研修東京センター センター長

(執筆順)

改訂の序

　アパシーが一般的にはうつ病の一症状とみなされていた2008年に，脳疾患による器質的アパシーを独立した症候群としてまとめた本書を上梓してからすでに8年が経過した．1982年にRobinsonらが『Post-stroke depressive disorders：A follow-up study of 103 patients』をStrokeに発表して以来，脳卒中後のうつ状態は器質性うつ病として世界的に注目された．私どももいち早くこれに注目し，脳卒中例やアルツハイマー型認知症などを中心に認知機能，脳血流や事象関連電位も含めた臨床研究を行ってきた．また，脳ドックで無症候性脳梗塞や白質病変との関係を縦断的に追跡調査してきた．これらの研究において1997年にAlexopoulosが発表したvascular depressionの定義は，うつ症状が乏しく遂行機能障害が特徴という典型的なうつ病とは異なるアパシーに近い病態と感じていた．Robinsonらが抗うつ薬による幾つかの治験を行ったが，明らかな有効性は証明されなかった．Robinsonらが後に脳卒中患者などに用いたMarinのapathy scale短縮版を翻訳して日本人向けに標準化した「やる気スコア」を1998年に作成し，Zungのself-rating depression scale（SDS）とともにルーチンに検査したところ，脳卒中後うつ状態の多くはアパシーが主体である可能性を見出した．また，典型的な多発性ラクナ梗塞による血管性認知症は，基底核と前頭白質病変によるアパシーが引き起こす廃用症候群であることも示唆した．Post-stroke depressionを提唱していたRobinsonらも2010年以降は，post-stroke apathyと改称して治験を含む多くの研究を報告するようになり，いわゆる脳卒中後うつ状態は脳卒中後アパシーが主体であることが示されたといえる．今回の改訂では最新の安静時機能的MRIによって初めて科学的にうつ状態とアパシーのネットワーク機能の違いを証明した内容を含む項目を新たに追加し，アパシーがうつ状態とは独立した症候群であることを示した．また，アパシーへのリハビリテーション実践の項目を追加し，認知症の進行抑制の具体的対応の可能性を示した．今後さらにアパシーへの関心が高まり，高齢者の健康寿命を延ばす対策が普及することに貢献できることを期待している．

　精神科的見地からのアパシー解説，アパシー検査の評価，そして標準意欲評価法（日本高次脳機能障害学会）解説の項目を担当いただいた加藤元一郎先生がこの間にお亡くなりになったことが本当に残念である．ご冥福をお祈りしたい．なお，今回の改訂にあたって，加藤元一郎先生の項目については執筆者名はそのままに三村將先生に担当していただいた．

2016年8月吉日

島根大学名誉教授・島根大学医学部特任教授
小林祥泰

序にかえて

島根大学理事・島根大学医学部附属病院病院長　小林祥泰

　脳疾患によるアパシー（意欲障害）についてはうつ状態と混同されやすく，独立した精神症状としてきちんと認識されていなかった。
　しかし，近年，アパシーとうつ状態とは機序も予後も異なることが明らかにされ，脳卒中後の精神症状やパーキンソン病などの皮質下性認知症を呈する疾患の精神症状の中核をなす重要な症状であることが判明し注目されつつある。
　なかでも脳血管障害は単一疾患では最大の医療費，介護費を必要としている疾患であり，特に後遺症対策が問題である。その中でも問題になるのが高率にアパシーをきたす血管性認知症である。アパシーはうつ状態と混同されやすくきちんと認識されていなかった。筆者は以前から，アパシーは脳血管障害の結果として起こる症状としても重要であるが，これ自体が血管性認知症の多くを占める廃用性認知症の原因として重要であることを強調してきた。なぜならば，アパシーを早期に診断し，外的刺激の増加や薬物療法などの対策を講じることにより血管性認知症への進展を抑制，遅延させることが可能であると考えるからである。血管性認知症の多くは初回発作の急性期に起こるのではなく，発作後かなり年数が経ってから発症してくる。Framingham studyの12年間の追跡調査でも脳卒中発症者に発症6ヵ月後の認知機能低下がみられ，多変量解析では抑うつとは独立して脳卒中罹患が認知機能低下の危険因子であったとしている。尾状核脳梗塞群では退院時には正常であった認知機能が発症2年後には有意に低下するのに比してそれ以外の基底核梗塞群ではむしろ改善を認めたことが報告されている。この結果は尾状核頭部病変自体が認知機能低下の原因ではなく，前頭前野への投射系障害をきたし，アパシーをきたした結果，認知機能低下の進行を促進する原因となった可能性を示唆している。すなわち，これはアパシーによる廃用性認知機能低下である可能性が強いと考えられる。同様の機序が皮質下性認知症とされるパーキンソン病や進行性核上性麻痺などでも考えられる。アルツハイマー型認知症においても進行して前頭葉機能低下を起こしてくるとアパシーが目立ってくるが，神経細胞の脱落による機能低下であり，皮質下性認知症とは機序が異なるものである。
　本書ではまず，最初にアパシーとは何かを神経内科と精神科の観点から理解してもらった上で，アパシーの評価法を知っていただきたいと思っている。さらに脳血管障害やアルツハイマー型認知症，パーキンソン病，うつ病，頭部外傷などにおけるアパシーの実態を知っていただくとともに，事象関連電位や局所脳血流などによるアパシーの臨床科学的解析についても理解していただきたいと考えている。アパシーの治療についてはまだ十分確立されていないが現在可能な治療法でエビデンスのあるものをできるだけ取り上げた。アパシーを単なる結果ではなく廃用性認知症の要因であることを認識していただければ幸いである。

目　次

改訂の序 …………………………………………………………………………… 5

序にかえて ………………………………………………………………………… 6

第❶章　総論
1. アパシー（意欲障害）とは―神経内科の立場から― ……………………… 11
2. アパシー（意欲障害）とは―精神科の立場から― ………………………… 19

第❷章　アパシー（意欲障害）の評価
1. 高度の意欲低下でも測定可能なアパシー（意欲障害）の評価―Vitality Index …… 29
2. 軽～中等度例のアパシー（意欲障害）の評価―やる気スコア …………… 35
3. 高齢者の総合的機能評価 ……………………………………………………… 41
4. 脳卒中感情障害（うつ・情動障害）スケール ……………………………… 49
5. 脳卒中後のアパシー（意欲障害）はADLに影響を及ぼすか ……………… 59

第❸章　脳疾患とアパシー（意欲障害）
1. 脳血管障害におけるアパシー（意欲障害） ………………………………… 71
2. 無症候性脳血管障害におけるアパシー（意欲障害） ……………………… 79
3. アルツハイマー型認知症におけるアパシー（意欲障害） ………………… 83
4. パーキンソン病におけるアパシー（意欲障害） …………………………… 91
5. うつ病におけるアパシー（意欲障害） ……………………………………… 98
6. 外傷性脳損傷におけるアパシー（意欲障害） ……………………………… 104

第❹章　アパシー（意欲障害）の検査
1. アパシー（意欲障害）の客観的評価 ………………………………………… 113
2. アパシー（意欲障害）と事象関連電位 ……………………………………… 119
3. アパシー（意欲障害）と脳血流 ……………………………………………… 125
4. アパシー（意欲障害）と認知機能検査 ……………………………………… 135
5. アパシー（意欲障害）と安静時機能的MRI ………………………………… 146

第❺章　アパシー（意欲障害）の治療

1. 脳血管性アパシー（意欲障害）の治療……………………………………………157
2. アルツハイマー型認知症におけるアパシー（意欲障害）の治療………………166
3. パーキンソン病におけるアパシー（意欲障害）の治療…………………………174
4. うつ病におけるアパシー（意欲障害）の治療……………………………………180
5. アパシー（意欲障害）のリハビリテーション……………………………………188
6. アパシー（意欲障害）へのリハビリテーション実践……………………………194

索引……………………………………………………………………………………………202

第1章

総論

1. アパシー（意欲障害）とは —神経内科の立場から—
2. アパシー（意欲障害）とは —精神科の立場から—

1 アパシー（意欲障害）とは
―神経内科の立場から―

島根大学医学部内科学講座内科学第三　山口修平

A アパシーの定義

　アパシー（apathy）の"a"は「ない（without）」という意味の接頭語で、"pathos"はギリシア語で「passion」を意味する。したがってアパシーは一般的には興味や意欲の欠如と定義され、無関心（indifference）や感情の平板化（flat affect）と同様の意味で使われている。しかしその使われ方にばらつきがあることも事実である。特に神経内科疾患と精神科疾患ではその捉え方に差があるように思われる。神経内科疾患では関心や意欲の低下に基づく自発行動の減少を問題にし、精神科疾患では感情の平板化といった情動面での変化を重視する傾向がある。

　Marin[1]は臨床症状としてのアパシーの定義付けを初めて試みた。彼はアパシーを「意識障害、認知障害、感情障害によらない動機付けの減弱」と定義し、せん妄、認知症、うつを除外した。さらに無意志症（abulia）、無動症（akinesia）、無言無動症（akinetic mutism）なども除外した。その後BerriosとGili[2]はアパシーを能動的意志の欠如（absence of will）と定義し、行動における自発性（self-initiated）の低下を重視した。その後Stussら[3]は、臨床的に動機付けの有無を判断することは困難であり、内的な衝動の評価は表出された行動や感情の観察に基づかざるを得ないことから、アパシーを「自発的な行動の欠如で特徴付けられ、刺激に対する反応の減弱した状態」と定義し、客観的な行動学的指標との関連付けを重視した。つまり、客観的評価の難しい内的側面より外に表れる行動的側面を評価の基準とした。Stussらはアパシーのもっとも極端な状態が無意志症や無言無動症であると考えている。これらの状態では意識レベルの低下はなく、睡眠覚醒リズムは保たれているが自発動作はほとんどない。

B アパシーの原因疾患

　アパシーの原因となる疾患としては表1に示すように、大きくわけて①脳の局所性障害、②神経変性疾患、③その他があり、前2者が神経内科の対象疾患となる。まず脳の局所性病変の中で、アパシーをきたすことがもっとも多い脳内損傷部位は前頭葉である。歴史的に精神疾患に対して前頭葉切除（ロボトミー）が治療として行われたことがある。その目的は前頭葉を損傷することで行動を穏やかにすることであった。すなわち人為的にアパシーを作ることで、行動異常を抑制しようとした。前頭葉損傷によるアパシーの中核症状は自発行動の減少である。

表1 アパシーをきたす主な神経内科疾患

① 脳の局所性障害
1. 背外側前頭前野障害
2. 前頭葉内側障害（前帯状回および補足運動野）
3. 前頭葉と皮質下部位（基底核，視床）との連絡の障害
4. 中脳線条体系損傷によるドパミン障害
5. 脳幹損傷によるカテコールアミン障害
6. 辺縁系損傷による衝動低下（扁桃体や側頭極）

② 神経変性疾患
1. 前頭葉および皮質下性認知症
2. すべての認知症の進行期
3. パーキンソン病，ハンチントン病，多系統萎縮症などの基底核変性疾患

② その他
1. 周囲からの報酬や動機付けの喪失
2. 一次感覚の喪失（失明，聾）
3. 代謝性障害
4. 睡眠障害
5. 慢性疼痛

　前頭葉に続いてアパシーを生ずる頻度の高い部位は基底核障害である。Bhatiaら[4]は尾状核，被殻，淡蒼球の障害を含む脳卒中240例の検討で，もっとも頻度の高い行動異常はアパシー（約13％）であったとし，その内容として自発的行動や思考の減弱，情動反応の欠如を挙げている。基底核の中では尾状核損傷がもっともアパシーをきたす頻度が高い（26％）。脳卒中後のアパシーに関する脳血流研究でも基底核の重要性が指摘されている[5]。基底核障害による行動異常はloss of psychic autoactivation[6]とも呼ばれ，精神の自発的活動が障害された状態を指し，中脳線条体系ドパミン路の障害と関連している[7]。患者は外部からの刺激や命令には反応は可能であるが，操り人形と同じで自らの意志で行動を起こそうとはしない。両側の淡蒼球・内包病変でも無言無動症が生ずることが報告されている。

　これら以外でアパシーが出現する部位は，前頭葉と密な神経連絡を有している部位，あるいは連絡線維が走行する前頭葉の深部白質である。内包膝部梗塞によるアパシーは前および下視床脚の障害で生じ，同側の前頭葉機能低下を伴っている[8]。視床障害によるアパシー例でも前頭葉の血流低下が確められている。両側の側頭葉極および扁桃体の障害はKlüber-Bucy症候群として知られる症状を呈するが，アパシーがしばしば随伴する。この場合には辺縁系からの出力の障害が考えられる。以上のことから，アパシーを生ずるにはその障害が前頭葉あるいは辺縁系出力に関連した部位を含むことが重要と考えられる。

　認知症はアパシーを呈する頻度がきわめて高い疾患である。そして認知症の予後や治療薬の選択にも関連する重要な症状である。前頭側頭型認知症ではアパシーは，人格変化とならんでしばしば問題となる重要な症状である。アルツハイマー型認知症もアパシーを呈する頻度は非常に高い。アルツハイマー型認知症での身の回りに対する無頓着性はアパシーに関連しているとされ，他の症状と独立して認められる[9]。アパシーの出現時期については，前頭側頭型認知症と比較すると遅いとされる。またパーキンソン病，ハンチントン病，多系統萎縮症，進行性核上性麻痺，大脳皮質基底核萎縮症などの基底核を障害する変性疾患でも，行動の自発性が失われさまざまな程度のアパシーが認められる。以下にいくつかの疾患でのアパシーの頻度について述べる。

C アパシーの頻度

　アルツハイマー型認知症でのアパシーの頻度は，評価方法によりばらつきはあるが，約60％（37～86％）とされる[10, 11]。母集団が通院をしている患者群では重症度の関係からやや頻度が高く，地域住民での検討からはもう少し低い頻度とされる[12]。いずれにしてもアパシーはアルツハイ

マー型認知症で頻度の高い症状である。外傷性脳損傷患者での頻度は小児や若年例を除くと約60％（46〜71％）と報告され[13]，アルツハイマー型認知症に匹敵する頻度となっている。前頭葉損傷により出現するアパシーもほぼ同様の頻度で出現し，平均すると60％（13〜90％）と報告されている[14, 15]。前頭葉内の損傷部位により頻度に差があり，どの部位がもっとも高頻度にアパシーを伴うか関しては議論がある。

一方，線条体あるいは淡蒼球病変，パーキンソン病，ハンチントン病，進行性核上性麻痺など基底核疾患でのアパシーの頻度は平均41％と，前述の皮質病変での頻度に比べやや低いとされる[16]。皮質と基底核の両方に障害をきたす大脳皮質基底核萎縮症でも約40％の頻度が報告されている[17]。血管性認知症におけるアパシーの頻度は34％で，脳卒中後のアパシーも35％（23〜57％）と報告されほぼ同程度である。レビー小体型認知症では22％と報告されている[18]。その他，エイズ関連認知症では50％[19, 20]，多発性硬化症では21％[21]とされる。頻度は不明であるが，筋緊張性ジストロフィーでも頻度が高いとされる。また，疾患単位ではないが，養護施設での入所者では84％と非常に高い頻度が報告されている[22]。以上，アパシーの頻度をまとめると，前頭葉を主体とする大脳皮質を障害する疾患で約60％，次いで基底核疾患で約40％とこの両者が重要である。これらの頻度統計から判断して，アパシーの出現には辺縁系―前頭葉―基底核の神経回路障害が重要であると考えられる。

D アパシーの成因

アパシーの出現には動機付けの障害が根底にあるが，その動機付けの中には外発的動機付けと内発的動機付けがある。外発的動機付けとは外部から供給される命令，金銭報酬，名声などが引き起こす動機付けと解釈できる。アパシーではそれらの外因性の刺激に対する反応や感受性が低下する。内発的動機付けは自らの興味，楽しみ，欲望（drive）などが動機付けとなり，アパシーではこれらの内因性の発動性の低下，あるいは意志決定力の欠如が主体となる。これには外からの報酬に依存しない自己賦活のメカニズムがかかわると考えられる。

これまで外発的な動機付けについては，報酬系にかかわる神経回路の研究が多く行われ，ドパミンやノルエピネフリンなどの神経伝達物質との関連が指摘されている。ドパミン代謝の重要性はその代謝酵素の遺伝子多型の検討でも明らかにされている[23]。そして関連する脳部位としては，脳幹網様体，中脳，線条体（尾状核，被殻，側坐核），前頭前野（前頭葉内側面，前頭眼窩部，背外側前頭前野），扁桃体などが神経画像研究により明らかにされている。そして報酬価値の直接評価には線条体，扁桃体などがかかわっている。さらに背外側前頭前野，前頭眼窩部，前頭葉内側面（前部帯状回）などは学習された価値に基づく評価（強化学習）を行っている。

一方，内的な動機付けの神経機構に関しては，近年検討がなされており，内的な欲求や満足感に関連する部位として島皮質が指摘されている[24]。自らの興味に基づく決定を行った際には，行動の成績がよくなることがわかっている。この効果が内側前頭前野の活動と関連することが示されている。強制された行動が失敗に終わると，内側前頭前野の活動が低下するのに対し，自己決定による場合には失敗にもかかわらず同部位の活動低下は認められなかった[25]。そしてその活動の失敗に対する抵抗性が，行動成績と関連していたとされる。

一方，線条体の活動は自己決定と他者決定の間に差を認めなかった．自己決定あるいは自己欲求など内発的な動機付けの機構の解明は始まったところであり，今後の研究が待たれる．

E アパシーの分類

アパシーを分類することの意義は，これにより病態生理をより詳細に分析することが可能となり，治療にも生かせる点にある．アパシーはその表現型により3つに分類される．すなわち，①目的指向性行動の減弱による努力あるいは発動性の低下，運動行為の減少（行動面），②目的指向性思考の減弱による関心や計画性の欠如（認知面），③目的指向性行動に伴う情動表出の減弱（情動面）の3つのタイプである．行動面の障害では，基本的な日常生活動作や日常会話の障害が目立つ．認知面での障害では目標を設定したり，行動計画を立てたりすることが困難となり，場当たり的な行動が目立つようになる．そして情動面での障害は，楽しさや悲しさといった感情表出が乏しく感情変化が平坦となる．この分類は，2009年に欧米の精神医学会から提唱されたアパシーの診断基準（表2）[26]に基づいたものである．

また障害部位との関連でアパシーを分類することも可能である．まず注意に影響を及ぼす疾患に

表2　アパシーの診断基準（2009）

	アパシーの診断にはA，B，C，Dのすべての基準を満たす必要がある．
A	患者の以前の機能レベルと比較して，年齢や環境を考慮しても，明らかに自発性の喪失あるいは低下が存在し，その変化は患者自身あるいは他者の観察から確認されること．
B	次の3つの領域のうち少なくとも2つの領域で，少なくとも1つの症候が存在し，それが少なくとも4週間にわたり大部分の時間持続すること． 領域B1－行動： 以下の少なくとも1つの症候で示されるような目的指向的行動の喪失または減弱： 　自発的症候：自発的行動の喪失（たとえば，会話の開始，日常生活の基本的活動，社会的活動の探求） 　反応的症候：環境誘発的行動の喪失（たとえば，会話への応答，社会的活動への参加） 領域B2－認知： 以下の少なくとも1つの症候で示されるような目的指向的認知活動の喪失または減弱： 　自発的症候：日常的または新たな出来事への自発的思考や興味の喪失（たとえば，挑戦的な仕事，社会的活動） 　反応的症候：日常的または新たな出来事への環境誘発的考えや興味の喪失（たとえば，自宅，近所，地域社会での出来事） 領域B3－情動： 以下の少なくとも1つの症候で示されるような情動の喪失または減弱： 　自発的症候：情動の喪失または減弱の観察あるいは自己報告（たとえば，感情が減弱あるいは喪失したという自覚，他者による感情の平坦化の観察） 　反応的症候：好ましいあるいは否定的な刺激や出来事に対する感情的反応の喪失または減弱（たとえば，興奮するような出来事，個人的な喪失，重篤な疾病，あるいは感情を揺さぶるニュースなどに対して感情変化がないあるいは情動反応が乏しいという観察者の報告）
C	基準AおよびBの症候が，個人生活面，社会生活面，職業面あるいは他の重要な活動面で，著しい障害をもたらす．
D	基準AおよびBの症候が，次のいずれの項目によっても完全に説明ができない：身体的障害（たとえば，視覚や聴覚の障害），運動障害，意識レベルの低下，あるいは物質（たとえば薬物中毒や服薬）の身体的影響．

（Robert P, et al.：Eur Psychiatry. 24：98-104, 2009.[26] より引用）

伴う症状としてしばしばアパシーが認められる。注意は一般に3つのシステム，すなわち脳幹網様体からの上行性賦活系と関連した覚醒度が関与するシステム，頭頂葉を中心とした空間への注意志向が関与するシステム，そして前頭葉内側面での選択的注意が関与するシステムが存在する。このうち脳幹網様体システムの障害による覚醒度の変化は，昏迷や昏睡などを生じ必然的に自発活動の減弱を伴う。しかしこの場合，臨床的には意識障害として扱われることが多く，アパシーが問題にされることは少ない。さらに大脳皮質が広範に障害されたいわゆる遷延性の植物状態をアパシーに含めることにも問題がある。この場合大脳全体の皮質機能が低下しており，睡眠―覚醒サイクルに障害があるという特徴がある。しかし先にも述べたように無言無動症に関しては，アパシーと関連付ける立場がある。無言無動症は中脳被蓋部ドパミン中枢の障害，あるいはそれからの前頭葉への投射路の障害により，外界に対する反応が高度に減弱した状態とみなされる。この場合には，睡眠―覚醒のリズムと大脳皮質の機能がほぼ保たれており，このことが無言無動症をアパシーに含める根拠となっている。患者には目的を持った行動反応は認められないが，情動刺激や簡単な問いかけには反応を示すことがある。このタイプのアパシーは注意関連アパシー（arousal apathy）と呼ぶことができる。

もう1つは前頭葉機能障害に関連したアパシーである。前頭葉内のどの部位が障害されるかにより，異なったタイプのアパシーが出現し得る。これには前頭葉そのものの障害に加え，前頭葉と皮質下との連絡の障害が含まれる。このアパシーには3つの神経回路が存在し，それぞれ背外側前頭前野，外側眼窩面，前帯状回が関連している(図)[27]。背外側前頭前野障害による自発行為の減弱は，行動の能動的選択の障害として現れる。行動の能動的選択は実行機能のなかで重要な位置を占めており，目的に適合した柔軟で創造的な行動を生み出し，自動的で不適切な反応行動を抑制するという特徴を有している。外側眼窩面の障害では人格の変容をきたし，辺縁系からの情動入力の障害によりアパシーが出現すると考えられる。この場合，注意力の障害はないが自発行動の減少が生ずる。もっとも典型的な前頭葉型のアパシーは前帯状回

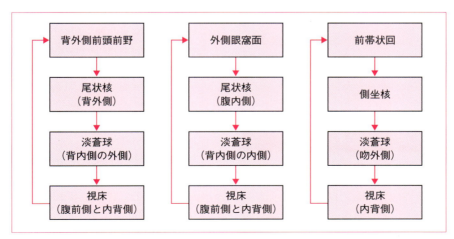

図　実行機能に関連する前頭葉―皮質下神経回路
(Cummings JL：Arch Neurol. 50：873-880, 1993.[27] より引用)

の障害で生ずる。この部位の病変，特に両側性の病変で自発行動の減少が生ずる。前帯状回は多くの脳内部位と連絡があり，いくつかのアパシーの機序が考えられている。

F アパシーの評価

　アパシーの病態把握や治療にはその評価方法の確立が不可欠である。アパシーの評価には自己評価と他者評価（医療者あるいは介護者）があり，いずれの評価方法が最適かは，患者の重症度や認知機能の障害度により異なる。いずれの評価方法も，アパシーの有無の判定に加えて重症度の判定ができる必要がある。さらに上記したような，アパシーの多様な側面を評価できるものが望ましい。他者による評価としては，neuropsychiatric inventory（NPI）の「無為」の項目，vitality index，日本高次脳機能障害学会による標準意欲評価法（CAS）などが使用されている。一方，自己評価法としてapathy evaluation scaleがMarinにより最初に報告され[28]，それを元に簡略化したStarksteinらのapathy scaleがある[29]。岡田らはこれを「やる気スコア」として日本語訳し，わが国でも使用可能であることを報告した[30]。これらは自己評価であるため認知機能がある程度保たれていることが必要であり，アパシーの程度が軽〜中等度の場合に有用と考えられる。

G アパシーの臨床的意義

　最後に，アパシーの存在が臨床的にどのような意義があるのかを考えてみる。おそらくもっとも重要な点は，アパシーが日常生活機能との間に密接な関連があることである。たとえばアルツハイマー型認知症でアパシーのある患者では，ない患者に比して機能障害は高度であり，アパシーの程度と機能障害程度に相関関係が認められる[11]。さらにドネペジルによる認知機能の改善効果もアパシーのない患者の方がよいとされる。またアパシーとうつの両者を有する脳卒中患者は，アパシーのみを有する患者より日常生活機能低下度が大きい。しかし，アパシーのみを有する患者とうつのみを有する患者を比較すると，前者の方が機能低下度は大きく，アパシーはうつよりも日常生活機能に対する影響が大である可能性がある[31]。またアパシーは患者本人より介護者にとってより負担を大きくする要因である。アルツハイマー型認知症の介護者の負担度合いは患者のアパシースコアと強い相関（$r=0.5$）がある[32]。種々の神経内科疾患においてアパシーの早期診断と対策が，患者だけでなく介護者のADLの改善にも重要である。2000年以降アパシーの認知度は上昇し，その病態研究は着実に進歩を遂げている。今後この成果を臨床に生かし，患者に加え家族や介護者の生活機能を向上させることが求められている。

文　献

1）Marin RS：Differential diagnosis and classification of apathy. Am J Psychiatry. 147：22-30, 1990.
2）Berrios GE, Gili M：Abulia and impulsiveness revisited：a conceptual history. Acta Psychiatr Scand. 92：161-167, 1995.
3）Stuss DT, Van Reekum R, Murphy KJ：Differentiation of status and causes of apathy. In：Borod JC ed.：The Neuropsychology of Emotion. Oxford University Press, New York, 2000.
4）Bhatia KP, Marsden CD：The behavioural and motor consequences of focal lesions of the basal ganglia in man. Brain. 117（Pt 4）：859-876, 1994.
5）Onoda K, Kuroda Y, Yamamoto Y, et al.：Post-stroke apathy and hypoperfusion in basal ganglia：SPECT study. Cerebrovasc Dis. 31：6-11, 2011.

6) Laplane D, Dubois B : [Affective disorders due to the loss of mental self-activation. Comparison with athymhormia]. Rev Neurol (Paris). 154 : 35-39, 1998.
7) Poncet M, Habib M : [Isolated involvement of motivated behavior and basal ganglia diseases]. Rev Neurol (Paris). 150 : 588-593, 1994.
8) Tatemichi TK, Desmond DW, Prohovnik I, et al. : Confusion and memory loss from capsular genu infarction : a thalamocortical disconnection syndrome? Neurology. 42 : 1966-1979, 1992.
9) Reichman WE, Coyne AC, Amirneni S, et al. : Negative symptoms in Alzheimer's disease. Am J Psychiatry. 153 : 424-426, 1996.
10) Thomas P, Clement JP, Hazif-Thomas C, et al. : Family, Alzheimer's disease and negative symptoms. Int J Geriatr Psychiatry. 16 : 192-202, 2001.
11) Starkstein SE, Petracca G, Chemerinski E, et al. : Syndromic validity of apathy in Alzheimer's disease. Am J Psychiatry. 158 : 872-877, 2001.
12) Lyketsos CG, Steinberg M, Tschanz JT, et al. : Mental and behavioral disturbances in dementia : findings from the Cache County Study on Memory in Aging. Am J Psychiatry. 157 : 708-714, 2000.
13) Kant R, Duffy JD, Pivovarnik A : Prevalence of apathy following head injury. Brain Inj. 12 : 87-92, 1998.
14) Levy ML, Cummings JL, Fairbanks LA, et al. : Apathy is not depression. J Neuropsychiatry Clin Neurosci. 10 : 314-319, 1998.
15) Paradiso S, Chemerinski E, Yazici KM, et al. : Frontal lobe syndrome reassessed : comparison of patients with lateral or medial frontal brain damage. J Neurol Neurosurg Psychiatry. 67 : 664-667, 1999.
16) van Reekum R, Stuss DT, Ostrander L : Apathy : why care? J Neuropsychiatry Clin Neurosci. 17 : 7-19, 2005.
17) Litvan I, Cummings JL, Mega M : Neuropsychiatric features of corticobasal degeneration. J Neurol Neurosurg Psychiatry. 65 : 717-721, 1998.
18) Simard M, van Reekum R, Cohen T : A review of the cognitive and behavioral symptoms in dementia with Lewy bodies. J Neuropsychiatry Clin Neurosci. 12 : 425-450, 2000.
19) Castellon SA, Hinkin CH, Wood S, et al. : Apathy, depression, and cognitive performance in HIV-1 infection. J Neuropsychiatry Clin Neurosci. 10 : 320-329, 1998.
20) Rabkin JG, Ferrando SJ, van Gorp W, et al. : Relationships among apathy, depression, and cognitive impairment in HIV/AIDS. J Neuropsychiatry Clin Neurosci. 12 : 451-457, 2000.
21) Diaz-Olavarrieta C, Cummings JL, Velazquez J, et al. : Neuropsychiatric manifestations of multiple sclerosis. J Neuropsychiatry Clin Neurosci. 11 : 51-57, 1999.
22) Wood S, Cummings JL, Hsu MA, et al. : The use of the neuropsychiatric inventory in nursing home residents. Characterization and measurement. Am J Geriatr Psychiatry. 8 : 75-83, 2000.
23) Mitaki S, Isomura M, Maniwa K, et al. : Apathy is associated with a single-nucleotide polymorphism in a dopamine-related gene. Neurosci Lett. 549 : 87-91, 2013.
24) Lee W, Reeve J : Self-determined, but not non-self-determined, motivation predicts activations in the anterior insular cortex : an fMRI study of personal agency. Soc Cogn Affect Neurosci. 8 : 538-545, 2013.
25) Murayama K, Matsumoto M, Izuma K, et al. : How self-determined choice facilitates performance : a key role of the ventromedial prefrontal cortex. Cereb Cortex. 25 : 1241-1251, 2015.
26) Robert P, Onyike CU, Leentjens AF, et al. : Proposed diagnostic criteria for apathy in Alzheimer's disease and other neuropsychiatric disorders. Eur Psychiatry. 24 : 98-104, 2009.
27) Cummings JL : Frontal-subcortical circuits and human behavior. Arch Neurol. 50 : 873-880, 1993.
28) Marin RS, Biedrzycki RC, Firinciogullari S : Reliability and validity of the Apathy Evaluation Scale. Psychiatry Res. 38 : 143-162, 1991.
29) Starkstein SE, Fedoroff JP, Price TR, et al. : Apathy following cerebrovascular lesions. Stroke. 24 : 1625-1630, 1993.

30) 岡田和悟, 小林祥泰, 青木　耕, 他：やる気スコアを用いた脳卒中後の意欲低下の評価. 脳卒中. 20：318-323, 1998.
31) Hama S, Yamashita H, Shigenobu M, et al.：Depression or apathy and functional recovery after stroke. Int J Geriatr Psychiatry. 22：1046-1051, 2007.
32) Kaufer DI, Cummings JL, Christine D, et al.：Assessing the impact of neuropsychiatric symptoms in Alzheimer's disease：the Neuropsychiatric Inventory Caregiver Distress Scale. J Am Geriatr Soc. 46：210-215, 1998.

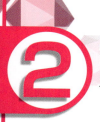

2 アパシー（意欲障害）とは
―精神科の立場から―

慶應義塾大学医学部精神神経科　加藤元一郎

A アパシーとは？

　意欲（volition）や発動性（antrieb）は，人間の行動を引き起こす原動力であり，人を行動に駆り立てる種々の動因の総称である。意欲には，生得的生理的なもので食欲や性欲を代表とする「欲動」と，後天的社会的なものである「欲望」が含まれる。また，意欲は，生体における認知行動発現，そして，意思決定の基本的な動因となる。発動性とは，意欲の動的側面を捉えた言葉であり，歴史的には，精神運動性の心身活動を支えかつ駆動する生命エネルギーに近縁の潜在的な駆動力を意味する[1～3]。意欲や発動性は，人間の認知・行動や意思決定の最初の段階で働くものであり，運動量の多寡（多動，寡動，麻痺），気分（躁，抑うつ），注意力とは明らかに区別されるべきものである。ただし，怒り，恐れ，悲しみ，喜びなどの情動とは深い関連を持っている。

　アパシー（apathy）とは，元来，"パトス（pathos）"すなわち"情念ないしは感情的・熱情的な精神"の消失した状態を意味し，「無感情状態」とも訳される。また，一般精神医学や心理学の領域では，アパシーは生きてゆく上でのパトスが失われた状態，すなわち，「感情，情動，興味，関心が失われた心理的な状態」を指して用いられてきた。学生の不登校・引きこもりを指すスチューデント・アパシーや成人において出社拒否などを伴う軽度の気分障害を指す語としてのアパシーなどが，この例である。しかし，近年の脳損傷例の臨床では，アパシーという語は，意欲の障害の全体を表す言葉として用いられることが多く，「意識障害，認知障害，そして情動的苦悩によらない動機付け（モチベーション）の欠如ないしは減弱した状態」を指すことが多い[4～6]。この場合のモチベーションとは，目的ある行動（goal-directed behavior）の開始，持続，方向性，そしてその活力に対して必要な駆動力を指す。生物学的なドライブ（食欲，飲水，性欲，自己保存など）だけでなく，社会的な行動の達成への欲求のような高次の認知レベルにおけるドライブも含んでいる。なお，このアパシーという用語は，その語源から推察されるように，上記の単にモチベーションの障害だけでなく，意欲の障害における情動障害の関与の重要性を示唆しており，特に情動的な反応や情動の喚起障害に基礎づけられた意欲の低下という状態を暗に示唆している。

　意欲や発動性の障害は，脳損傷後にしばしば観察されるものであり，疾病や障害の回復における重大な阻害因子となる。特に脳卒中後や頭部外傷例の運動療法や認知訓練などに対してリハビリ

テーションを開始し継続する際に大きな妨げとなる。また社会復帰における就労を困難にし，さらに老人では意欲の障害が廃用症候群の一因ともなり，介護を困難にする。したがって，意欲や発動性の障害，およびアパシーに関する理解を深めることは，臨床的にきわめて重要である。

意欲・発動性の障害は，まず，脳損傷後の運動障害と区別されるべきであり，麻痺やパーキンソン症状で運動量が減少している状態とこの意欲・発動性の障害とを混同してはならない。すなわち，意欲・発動性の障害の程度は，単純に行動や運動の量の減少ではないことに注意すべきである。また，せん妄（特に寡運動性せん妄：hypokinetic delirium）を含む軽度の意識障害や，いわゆるぼんやりしている状態である覚醒度の障害，さらには外的刺激に対する検出・把握の障害である焦点性注意の障害とアパシーとの区別をすることも臨床的には非常に重要である。さらに，持続的な気分の障害である感情障害との区別や異同には十分な注意を払うべきである。後述するように，うつ状態では，気分の障害に基づいた意欲の低下が認められることがあり，この場合にはうつ状態全体の症候に目を向け，これに対処すべきである。また，躁状態における多動な行動も，必ずしも意欲的といえないことを念頭におくべきである。

Ⓑ アパシーとうつ状態

アパシーとうつ状態は，概念的にも臨床的にも混同されることが多い。しかし，まず概念的には，うつ状態とは持続的な気分（mood）の障害であり，意欲そのものの障害ではない。たしかに，うつ病には，不快な気分，抑うつ感，悲哀感，焦燥感などの気分の障害以外に，興味・関心・楽しみの消失，精神運動制止，心的なエネルギーの喪失が伴う。この点では，アパシーは，うつ状態の1つの臨床的表現ないしは症候といえる[5,7]。しかし，うつ状態には，うつ感情や意欲の障害以外に，睡眠障害，食欲低下，注意集中困難に加えて，罪業感や自殺念慮がしばしば伴う。これらの中で，うつ状態にあるケースが持つ本来の悲哀感および罪業感や自殺念慮は，アパシーに伴うことはなく，うつ病に独特のものである。すなわち，うつ状態という気分の障害が，アパシーを引き起こすことがあると考えるべきである。アパシーはうつ病の1つの症候として観察されることもあり，また，うつ状態を伴わないアパシーも当然あり得ることになる（むしろ，アパシーには基本的にうつ状態を伴わない）。したがって，臨床的には，アパシーとうつ状態は，その原因や神経基盤を異にする独立したものであり，局在性脳損傷例や変性疾患，特にアルツハイマー型認知症やパーキンソン病では，この両者は併発することがあると考えたほうがよい。

以上の議論には，いくつかの問題がある。1つは，本来のアパシーと，うつ状態により引き起こされたアパシーとには，その原因，神経基盤，詳細な臨床症状に差があるかという問題である。この点については，アルツハイマー型認知症やパーキンソン病におけるうつ状態とアパシーでは，随伴する他の症候や病巣部位が異なるといういくつかの研究があるが，なおも今後の検討が必要であろう[7〜9]。また，うつ病がアパシーを引き起こすメカニズムは何かという問題がある。これについては，うつ病における情動的・感情的な情報処理の変化により，アパシーが生じるという説がある[10]。すなわち，陰性の情動を伴う状況（不快・恐怖などを引き起こす状況）への感度の上昇が，注意資源の活用や遂行機能能力を減少させるような変化を引き起こすことによりアパシーが引き起こされ

るという可能性や，また，うつ病でみられるアンヘドニア（anhedonia：無快感症，快感消失），すなわち，喜びや楽しみへの感度の低下の結果として，行動への意欲が減弱するという可能性が挙げられている。これについても今後の検討が必要である。

C アパシーの多様性と脳損傷部位

まず，アパシーの分類ないしは多様性について，歴史的な用語を簡単に解説し，またそれに伴う脳損傷部位を述べる。発動性の障害は，古くはドイツ語圏におけるantriebsmangel（発動性欠如）という言葉で記載されてきた。これは，あらゆる心的・身体的活動を可能にしている生命エネルギーにおける駆動力の障害を指している。これとは別に，英語およびフランス語圏では，意欲・発動性の障害を記述する用語として，abulia（意志欠如），apathy（無感情状態），psychic akinesia（心的無動），loss of psychic self activation（perte d'auto-activation psychique：PAAP，心的自己賦活の喪失），athymhormia（生気，本能，情性の欠如）などが用いられてきている[3,4,11〜18]。

abuliaとは，「意志発動性を欠き，自発的思考を欠き，情動性反応を欠く，無感情状態」といわれている。apathyは，「パトス（情念）が消失した状態」を意味するが，脳損傷例の臨床では，前述したとおり，近年では動機付け（モチベーション）が欠如ないしは減弱した状態を指すことが多く，abuliaと共通点が多い。この2つは，動機付け障害と情動障害とを含む臨床的には類似した概念と考えてよく，特に情動障害に基礎づけられた意欲・発動性の低下を意味すると考えてよいであろう。歴史的には，antriebsmangel, abuliaは，前頭葉，特に背外側部の損傷後にしばしば観察されるとさ

れてきた。一方，前頭葉眼窩部の病変でも，臨床的にはぼんやりしているという印象を受ける自発性の欠如状態が認められることもある。しかし，眼窩部損傷では，発動性の障害とは反対の多動な脱抑制状態も観察されることもあり，一定の見解が得られていない。

akinesia（アキネジア）とは，神経学的なレベルでは運動性の無動を指し，パーキンソン病などの基底核疾患でしばしば観察される。また，akinetic mutism（無言無動）は，両側帯状回前部病変で生じることが有名である。psychic akinesiaは，精神面における無動を指す。この状態では，運動障害や他の認知障害を伴わず，純粋に精神面のみにおける無動が出現する。さらに，この無動は，環境からの適切な刺激が与えられると改善することが指摘されている。この状態は，皮質下疾患において，認知症や認知障害を伴わず出現するとされている。

PAAPは，近年になって記載された用語であり，以下の特徴を持つとされている。
①自己賦活が障害される。すなわち，自分からは何もしないという傾向が強い。
②しかし，外界からの環境刺激による賦活は保たれている。すなわち，外界からの刺激や誘導により，発動性・意欲障害が改善する。
③患者の主観的な自分の心理状態についての訴えでは，「何も興味がわかない，別にうれしいことも悲しいこともない，ただ関心がわかないだけ」と述べられることが多いという。すなわち，心的な内容が空虚である。
④同じ運動や行動を繰り返し行うという常同的強迫的行動がみられることがある。
⑤一般の知能検査はよく保たれるが，Wisconsin card sorting testや語流暢検査などのいわゆる前頭葉機能検査で軽度の障害を示す。

表　アパシーの3型

	損傷部位	心理学的メカニズム
1）情動的処理の障害によるアパシー	前頭葉眼窩部・前頭葉内側部—線条体・淡蒼球腹側部回路	情動・価値（報酬）による行動の制御の障害
2）認知処理の障害によるアパシー	前頭葉背外側部—尾状核背側部回路	重度の遂行機能障害
3）心的自己賦活の障害によるアパシー	両側尾状核，淡蒼球内側部視床背内側核，帯状回前部，前頭葉（広範，白質）	行動・思考の自己賦活障害外界刺激には良好な反応

（Levy R, et al.：Cerebral Cortex. 16（7）：916-928, 2006.[10]）より引用）

この状態は，両側レンズ核（特に淡蒼球）損傷，両側線条体，両側前頭葉損傷で認められることが報告されている．臨床的には，重度の一酸化炭素中毒の後遺症として，しばしば観察される．

また，athymhormiaとして記載されている症状も，上記の心的自己賦活の喪失と類似しており，自発的行動における強い不活発さ，外的刺激で行動が触発されること，明確な運動知覚障害や認知障害がないなどがその特徴とされ，特に両側線状体病変で生じるとされている．以上から，psychic akinesia，PAAP，athymhormiaは，ほぼ同じ状態を指していると考えてよいと思われる．また，この障害を引き起こす損傷部位としては，前頭葉（特に背外側部），両側線条体（被殻と尾状核），両側レンズ核（被殻と淡蒼球）が重要と考えられている．なお，視床（背内側核）の病変により，PAAPを示したケースも報告されている．

以上，アパシーの分類についてのこれまでの考え方を述べた．次に，これらの所見を踏まえた上で，近年の神経科学の知見を包括的に取り入れ，アパシー概念を再構築しようとするフランスの研究者達の試みを紹介したい[10]）．彼らの基本原則は，アパシーを動機付けの障害というやや曖昧な心理学的コンセプトで捉えるのではなく，目標に向けられた随意的行動の量的な減少として把握し，これを3型に分類し，それぞれの神経基盤と出現メカニズムを考えることにある．アパシーの3型とは，以下のような分類である（表）．

1）情動的処理の障害によるアパシー

主に前頭葉眼窩部ないしは前頭葉内側部の損傷と，腹側線条体と腹側淡蒼球（基底核辺縁領域）の損傷により生じるアパシーである．現在ないしは未来の行動とそれが持つ情動的な情報・価値を連合することができないために生じるとされる．また，行動を制御する情動的な価値を正確に捉えることができず，行動の帰結の「よい」「悪い」を評価できないために生じるとされる．感情の鈍麿，日常生活活動における興味の喪失，対人関係における不活発さ，報酬への感度の低下がみられる．認知検査としては，逆転学習やギャブリング検査での成績低下により評価可能であるとされる．うつ状態は伴わない．また，必ずしも一般的な認知障害を伴わない．外部からの強い誘導によって，アパシーは必ずしも改善されない．

2）認知処理の障害によるアパシー

主に前頭葉背外側部ないしは尾状核背側部（基

底核認知領域）の損傷により生じるアパシーである。行動の計画障害（ゴールの維持障害，認知セットの変換障害，ルールをみつけることの障害など）によって生じる。認知的病的惰性（イナーシャ）を伴った随意活動の量的な減弱が生じる。認知検査では，遂行機能障害に関する検査やワーキングメモリの検査で障害が認められる[19]。うつ状態は伴わない。また，必ずしも情動的な障害を伴わない。外部からの強い誘導によって，アパシーは必ずしも改善されない。

3）心的自己賦活の障害によるアパシー

主に基底核の認知領域と辺縁領域の損傷（大きな尾状核損傷，淡蒼球内側部損傷，視床背内側核損傷）や，帯状回前部を含む前頭葉内側部の損傷，また，大きな前頭葉損傷（白質を含む）により生じるアパシーである。思考や行動における自己賦活の障害により生じる。心的セットや情動反応の自発的な賦活の欠損，思考の自発的な生産の欠如（心的空虚），情動的反応の持続が短いことなどに伴って，随意的行動の量的減少が生じる。外界からの刺激や誘導に対する反応や行動は正常に維持されるが，自己賦活による行動の減少があり，この著しい解離が特徴とされる。

以上の3型のうち，情動的処理の障害によるアパシーは，従来からの用語でいえば，前頭葉眼窩部の障害によるapathyにあたると考えられる。この障害を，DamasioらやRollsらによる情動研究，すなわち，行動が情動により潜在的に制御されているという知見に基づいて整理したものと思われる。認知処理の障害によるアパシーは，前頭葉背外側部の損傷によるabuliaに相当すると思われる。このタイプのアパシーは，いわゆる重度の遂行機能障害ないしは行動の計画障害に起因すると考えられている。心的自己賦活の障害によるアパシーは，psychic akinesia，PAAP，athymhormiaに一致すると考えられ，本来の限局的な発動性障害に近縁であろう。このタイプのアパシーでは，外界からの刺激や誘導に対する正常な反応と自己賦活による行動の減少という解離が特徴であり，この点で，他のタイプのアパシーとその臨床症候が異なる。狭義かつ本来のアパシーといえるかもしれない。

なお，近年の内因性うつ病に関する認知神経科学的研究によると，うつ病では，前頭葉背外側部の代謝が低下し，一方で，帯状回前部の脳梁膝下部の代謝の亢進が認められるという[20]。脳梁膝下部は，陰性の感情や情動によりその活動が賦活される部位である。うつ病で異常とされるこれらの脳領域は，上述したアパシーを引き起こす脳部位と重なっている。また，脳卒中後のうつ病についても，左半球左前頭葉外側部皮質ないしは左基底核（主に尾状核頭）の損傷と関連しており，損傷部位が前頭極に近づくほどうつ状態の重症度が増加するという見解がある[21]。これらの病態を引き起こす脳損傷部位が，どのような関係にあるかについても今後の研究が望まれる。

D 意欲と発動性の障害の評価

脳損傷例における意欲および発動性の評価のために，これまでにいくつかの方法が開発されている[22, 23]。しかし，上述したように，意欲障害は多様な側面を持つ。このため，意欲障害の評価法としては，まず，評価の対象を，狭い意味での意欲のみに絞らず，発動性の程度，情動や興味・関心のレベル，計画的行動の有無，自己賦活の状態などを含めた広い領域をターゲットとした検査であることが重要であろう。したがって，意欲の

評価には，いくつかの測定法を組み合わせたバッテリーを用いることが好ましいと思われる。また，臨床検査であるからには，その信頼性の検討，健常例データの集積と加齢変化の検討，脳損傷例データの解析，健常例と脳損傷例とのカットオフ値の設定などが行われていることも重要である。このような目的で作成されたのが，標準意欲評価法（Clinical Assessment for Spontaneity：CAS）である[24]。

CASは，他覚的，自覚的（主観的），行動観察的な視点からの評価を統合して，意欲の低下や発動性欠乏のレベルの評価を可能な限り定量的に行うことを試みている。意欲・発動性の低下にはさまざまな側面がある。本検査は，便宜上「意欲評価法」と称しているが，対象としているのは必ずしも狭義の「意欲」のみではない。英語名が"assessment for spontaneity"となっていることからもわかるように，かなり広義における「自発性の障害」を対象とした検査である。CASでは，意欲があることではなく，意欲の低下を得点化している。したがって，得点や評価点（％を含む）が高いほど，意欲・発動性の障害が重度となる。CASには，以下の5つの検査が含まれる。

1）面接による意欲評価スケール

対象との直接的な面接（インタビュー）を通し，観察を行い，それに基づいて意欲状態が評価される。チェック項目は，表情，視線（アイコンタクト），仕草，身だしなみ，会話，話題に対する関心，反応の仕方，気力，自らの状況についての理解，周囲の出来事に対する関心，将来に対する希望などである。

2）質問紙法による意欲評価スケール

対象例が自ら意欲に関する質問紙をチェックすることにより行われる。すなわち，「主観的」な意欲評価テスト（質問紙法，基本的に自記式）である。興味の喪失（認知面），情緒障害や感情平板化などの情動の喪失（情動面），エネルギーの喪失（行動面）などに関連する33の質問項目が採用された。回答は，「よくある」「少しある」「あまりない」「ない」で答えられる。

3）日常生活行動の意欲評価スケール

検者は，対象例の意欲状態を日常生活の行動項目別に観察して評価する。このスケールは，対象例の日常生活行動を，共通した行動項目において，可及的に体系的に観察・評価し，また可能な限り定量化を試みようとするものである。評価される行動項目は，食事をする，排泄の一連の動作をする，洗面・歯磨きをする，衣服の着脱をする，入浴を行う，服薬をする，訓練を行う，テレビをみる，新聞または雑誌を読む，他者と挨拶をする，他者と話をする，電話をする，手紙を書く，行事に参加する，趣味を行うなどの16項目である。

4）自由時間日常行動観察

自由時間の日常行動を観察することにより，被検者の意欲の水準が記録される。すなわち，リハビリテーションなどのスケジュールのない時間（たとえば午後3時半ごろなど）における被検者の行為が具体的に記録される。評価事項は，a. 行為する場所，b. 行為内容，c. 行為の質の評価，d. 談話の質の評価などである。行為の質の評価では，1：意欲的能動的生産的行為，自発的問題解決行為，2：自発的行為，習慣的行為，3：依存的生活，4：無動，が区別される。

5）最後に臨床的総合評価

臨床場面における総合的印象に基づき，①通常

の意欲がある，②軽度の意欲低下，③中程度の意欲低下，④著しい意欲低下，⑤ほとんど意欲がない，の5段階が評価される。

　以上，アパシーに関する解説，うつ病とアパシーとの関係，アパシーに関する歴史的な概説，近年におけるアパシー概念の新たな再分類・再構築，そして，アパシーの評価法について述べた。アパシーという病態を深く理解し，その重症度を知ることは，脳疾患の治療，特にリハビリテーションを行う上できわめて重要である。今後，アパシーに対する薬物療法，認知リハビリテーション，行動療法的ないしは精神療法的アプローチの進展が期待される。

文　献

1) Kleist K：Gehirnpathologie. Leipzig, Barth, 1934.
2) Kleist K：Die psychomotoorischen Stöungen und ihr Verhaltnis zu den Motilitätstörungen bei Erkrankungen der Stammganglien. Mschr Psychiat Neurol. 52：253-302, 1922.
3) 大東祥孝：発動性の障害. 濱中淑彦, 倉知正佳 編：臨床精神医学講座 21 脳と行動. 中山書店, 東京, pp. 428-438, 1999.
4) Marin RS：Apathy：a neuropsychiatric syndrome. J Neuropsychiatry Clin Neurosci 3：243-254, 1991.
5) Marin RS, Firinciogullari S, Biedrzycki RC：The sources of convergence between measures of apathy and depression. J Affect Disord. 28：117-124, 1993.
6) Marin RS：Apathy：concept, syndrome, neural mechanisms, and treatment. Semin Clin Neuropsychiatry. 1：304-314, 1996.
7) Marin RS, Firinciogullari S, Biedrzycki RC：Group differences in the relationship between apathy and depression. J Nerv Ment Dis. 182：235-239, 1994.
8) Levy ML, Cummings JL, Fairbanks LA, et al.：Apathy is not depression. J Neuropsychiatry Clin Neurosci. 10：314-319, 1998.
9) Andersson S, Krogstad JM, Finset A：Apathy and depressed mood in acquired brain damage：relationship to lesion localization and psychophysiological reactivity. Psychol Med. 29：447-456, 1999.
10) Levy R, Dubois B：Apathy and the functional anatomy of the prefrontal cortex-basal ganglia circuits. Cereb Cortex. 16 (7)：916-928, 2006.
11) Laplane D, Baulac M, Pillon B, et al.：Perte de l'auto-activation psychique；Activitécompulsive d'allure obsessionnelle. Léion lenticulaire bilaterale. Rev Neurol（Paris）. 138：137-141, 1982.
12) Laplane D, Baulac M, Widlöcher D, et al.：Pure psychic akinesia with bilateral lesions of basal ganglia. J Neurol Neurosurg Psychiatry. 47：377-385, 1984.
13) Laplane D, Dubois B, Pillon B, et al.：Perte d'auto-acitvation psychique et activité mentale stéréotypée par lésion frontale. Rev Neurol（Paris）. 144：564-570, 1988.
14) Laplane D, Levasseur M, Pillon B, et al.：Obsessive-compulsive and other behavioural changes with bilateral basal ganglia lesions. A neuropsychological, magnetic resonance imaging and positron tomography study. Brain. 112 (Pt 3)：699-725, 1989.
15) Ali-Cherif A, Royere ML, Gosset A, et al.：Troubles du comportement et de l'activité mentale aprés intoxication oxycarbonée. Lésions pallidales bilatérales. Rev Neurol.（Paris）140：401-405, 1984.
16) Habib M, Poncet M：Perte de l'éan vital, de l'intérét et de l'affectivité（syndrome athymormique）au cours des léions lacunaires des corps striés. Rev Neurol.（Paris）144：571-577, 1988.
17) Starkstein SE, Berthier ML, Leiguarda R：Psychic akinesia following bilateral pallidal lesions. Int J Psychiatry Med. 19：155-164, 1989.
18) Bogousslavsky J, Regli F, Delaloye B, et al.：Loss of psychic self-activation with bithalamic infarction. Neurobehaviour-al, CT, MRI and SPECT correlates. Acta Neurol Scand. 83：309-316, 1991.
19) 加藤元一郎, 鹿島晴雄：神経心理学的検査法 遂行機能. 精神科臨床検査法マニュアル. 臨精医. 25 (12月増刊)：171-179, 1996.
20) Mayberg HS：Positron emission tomography imag-

ing in depression : a neural systems perspective. Neuroimaging Clin N Am. 13 : 805-815, 2003.
21) 加藤元一郎, 鹿島晴雄：情動障害, 基本症候と責任病巣. 平山惠造, 田川皓一 編：脳血管障害と神経心理学. 医学書院, 東京, pp.130-134, 1995.
22) Starkstein SE, Mayberg HS, Preziosi TJ, et al. : Reliability, validity, and clinical correlates of apathy in Parkinson's disease. J Neuropsychiatry Clin Neurosci. 4 : 134-139, 1992.
23) 岡田和悟, 小林祥泰, 青木 耕, 他：やる気スコアを用いた脳卒中後の意欲低下の評価. 脳卒中. 20 : 318-323, 1998.
24) 日本高次脳機能障害学会 編：標準注意検査法・標準意欲検査法 (CAT・CAS). 新興医学出版社, 東京, 2006.

第2章

アパシー（意欲障害）の評価

1. 高度の意欲低下でも測定可能なアパシー（意欲障害）の評価 —Vitality Index
2. 軽〜中等度例のアパシー（意欲障害）の評価 —やる気スコア
3. 高齢者の総合的機能評価
4. 脳卒中感情障害（うつ・情動障害）スケール
5. 脳卒中後のアパシー（意欲障害）はADLに影響を及ぼすか

1 高度の意欲低下でも測定可能なアパシー（意欲障害）の評価―Vitality Index

国立長寿医療研究センター　鳥羽研二

　意欲の測定方法は質問紙法（やる気スコアなど）と行動観察療法がある。質問紙法は軽度の意欲低下の抽出に優れるが、中等度以上の認知症や要介護者には適応が難しい。行動観察法である意欲の指標（Vitality Index）は我が国で開発された数少ない評価指標の1つで、進行した認知症や要介護高齢者の意欲の測定に優れる。Vitality Indexは、再現性、内的整合性、妥当性、介入効果の測定感度、生命予後との関連が検討され、その有用性が確立している。軽度の意欲低下には「天井効果」（機能のよい人を判別できない）がある限界を考慮して、アパシースコアと使い分けることが望ましい。

A 開発の経緯

　1996年初頭、長期療養型医療施設でパート勤務をしていたころ、看護師や介護者の日々よいケアが患者の幸福に結びつくよう苦闘する姿を目の当たりにした。その努力は、患者の笑顔や意欲が出てきたといった「定性的、主観的」な印象で語られ、尊い努力と敬意を払いつつも、「どのケアがより優れているか」「どんな対象に効果が大きいか」「別の施設で同じ効果が得られるか」などといった素朴な疑問にどう答えたらよいか日々悩んでいた。高齢者向けの抑うつスコアGeriatric Depression Scale（GDS）や満足感を計るMorale Scaleなどには、「自分が活力に満ちていると感じますか」とか、「今の生活に満足していますか」などという設問があるが、寝たきりの中等度以上の認知症患者に聞くことすらナンセンスな内容ではないかという呻吟も日々感じていた。

　ある日、病棟で何気なくみていた患者が、声に出せなくても会釈でおはようといっていることがわかり、ベッドからおこすと手招きでオムツが濡れていると訴えた。その脇には、まったく排泄に無関心になって便のついたオムツを受動的に交換され、食事も口に運ばないと食べない患者がいた。

　「そうだ、日々の暮らしの時系列で考えればいいのだ」

　一閃のひらめきのあとは一瀉千里、5項目10点満点のVitality Indexの原案をその日のうちに作成した。共同研究者の飯島節（現国立障害者リハビリテーションセンター）、西永正典（現さいたま記念病院内科）、中居龍平（現杏林大学非常勤講師）に言葉の若干の修正のアドバイスをもらい完成した（表1）[1]。

表1 意欲の指標（Vitality Index）

1）起床（Wake up）	
いつも定時に起床している	2
起こさないと起床しないことがある	1
自分から起床することがない	0
2）意志疎通（Communication）	
自分から挨拶する，話し掛ける	2
挨拶，呼び掛けに対し返答や笑顔がみられる	1
反応がない	0
3）食事（Feeding）	
自分で進んで食べようとする	2
促されると食べようとする	1
食事に関心がない，全く食べようとしない	0
4）排泄（On and Off Toilet）	
いつも自ら便意尿意を伝える，あるいは，自分で排尿，排便を行う	2
時々尿意，便意を伝える	1
排泄に全く関心がない	0
5）リハビリ，活動（Rehabilitation, Activity）	
自らリハビリに向かう，活動を求める	2
促されて向かう	1
拒否，無関心	0
除外規定	
意識障害，高度の臓器障害，急性疾患（肺炎などの発熱）	
判定上の注意	
①薬剤の影響（睡眠薬など）を除外。起座できない場合，開眼し覚醒していれば2点	
②失語の合併がある場合，言語以外の表現でよい	
③器質的消化器疾患を除外。麻痺で食事の介助が必要な場合，介助により摂食意欲があれば2点（口まで運んでやった場合も積極的に食べようとすれば2点）	
④失禁の有無は問わない。尿意不明の場合，失禁後にいつも不快を伝えれば2点	
⑤リハビリでなくとも散歩やリクリエーション，テレビなどでもよい。寝たきりの場合，受動的理学運動に対する反応で判定する	

（Toba K, et al.：Geriatr Gerontol Int. 2（1）：23-29, 2002.[1] より引用）

B 意欲の指標の完成までに行った基礎的検討

新しい指標の完成には，さまざまな手続きが必要であり，多くの共同研究者と莫大な対象や年月を要する。1997年にVitality Indexの原案を考案し，論文発表まで4年を要した（表2）。

C 測定限界と指標の使い分け

モラールスケール，GDS，Apathy Score，MOS-SF 36は質問紙法といって直接本人の回答を求める。一方意欲の指標は介護者による観察法で，要介護者の協力は要しない。

MOS-SF 36は70歳以上では有効回答率は50％に低下。要介護者での調査ではモラールスケール，GDSともに60％しか有効でなかった。また中等度以上（HDSR＜10）の高齢者では全例施行不能であった（機能の悪い人を判別できない：床効果）。意欲の指標はどのような症例でも100％測定可能であった。意欲の低下した症例はしばしば認知症を合併しており，測定能力では意欲の指標が勝っている。虚弱高齢者などで，極わずかに意欲の低下した症例を検出する能力はApathy Score，モラールスケール，GDSが優れている。意欲の指標は，健康老人に近い対象には「天井効果」がある。

D 意欲の低下した人はどれくらいいるか？

「うつ」症状の発現率は意外に多く，慢性の療養施設では30％に上る。

意欲の指標（Vitality Index）を用いて急性医療機関と療養型病床群で比較すると，急性医療機関では30％未満である意欲の低下症例（Vitality Index 10点満点で7点以下）は，慢性療養施設である療養型病床群では70％以上になる（図1）。急性病院でも極端に意欲の低下した症例があり，病状の軽重との関連が示唆される。

介護施設における，要介護主疾患別の意欲の指標の平均値では，脳血管障害，認知症が飛び抜けて意欲が低下している（図2）。一方関節疾患（骨

表2 Vitality Index の基礎的検討

測定可能率	鳥羽（埼玉回生病院；療養型病床群）　100％，n＝350
測定時間	中居龍平（旭神経内科病院）　平均1分15秒
観察者間一致率	鳥羽（埼玉回生病院；療養型病床群）　CV＝13.8％
再現性	中居龍平（旭神経内科病院）　r＝0.96，p＜0.001，n＝55
内的整合性	鳥羽，中居龍平（療養型病床群，老人保健施設）Cronbach α＝0.88
妥当性	Barthel Index との関係 　鳥羽（療養型病床群）　r＝0.74，p＜0.01，n＝550 　中居龍平（療養型病床群，老人保健施設）　r＝0.82，p＜0.01，n＝243 GDS との相関 　溝口環（東京都多摩老人医療センター）r＝0.7，p＜0.01 モラールスケールとの相関 　中居龍平（神経内科病院）ns
介護保険要介護度との相関	鳥羽（療養型病床群；n＝292）良好な相関，要介護度の予測可能性
医療費との相関	鳥羽（療養型病床群；n＝292）良好な相関
生命予後との相関	鳥羽（療養型病床群；n＝220）Vitality Index と性のみが予後決定因子（ADL，年齢は有意でない）
施設入所の自然経過	鳥羽，山田思鶴（老人保健施設，n＝40）意欲は減退しない
自宅復帰阻害要因	西永（東京都老人医療センター）独立した阻害要因
介入試験（介入で意欲向上，鋭敏な指標）	環境療法，リクリエーション療法　鳥羽（n＝50）有意な上昇 集団リハビリテーション（多角機能評価比較検討）中居龍平（n＝11） 　SDS と VI のみ有意（p＜0.05）の改善 排尿誘導にて，コントロール群，誘導前と比較しいずれも有意な向上（p＜0.01）

CV：Coefficient of Variance，SDS：Self Depression Scale，VI：Vitality Index

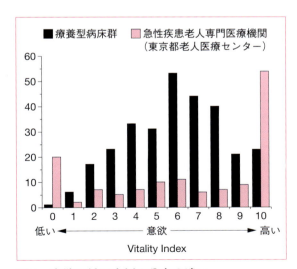

図1　意欲の低下症例の分布の違い
急性疾患病院では，大多数の症例の意欲は保たれているが，極端に意欲の低下した症例もみられ，2極化している。療養型病床群では中等度意欲が低下した群が多数を占める。

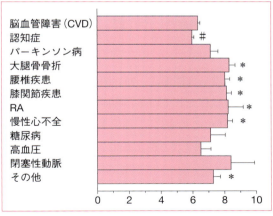

図2　疾患と意欲，慢性療養環境における成績（n＝1190）

＊：p＜0.05, signficantly higher than CVD
＃：p＜0.05, signficantly lower than CVD

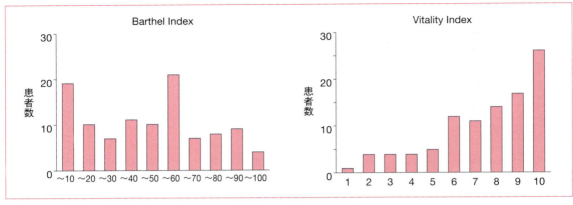

図3　基本的ADLと意欲の指標の分布　札幌N病院（n＝99）

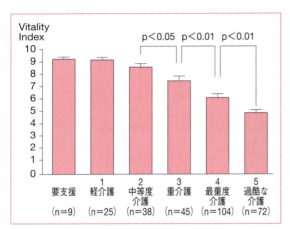

図4　要介護認定度別の意欲の指標
　　　療養型病症群　n＝292

粗鬆症，変形性関節症，慢性関節リウマチ）などでは意欲は保たれている。高血圧では予想に反し意欲が低い。この中には，検索されていないラクナ梗塞や，白質病変などが含まれている可能性がある。

E 意欲の低下はどのような意味を持つか？

　日常生活活動度（Activities of Daily Living：ADL）をバーセル指数（Barthel Index）で測定し，Vitality Index と分布を比較すると，ADL低下者にも意欲が保たれている一連のグループがあり，リハビリテーションを行う必要性が示唆される（図3）。

　意欲の低下度と介護保険要介護度を比較すると，意欲の低下は要介護度のアップにつながり，Vitality Index が5点未満では，要介護度は4または5がほとんどである（図4）。

　意欲の向上は介護負担を軽減する可能性がある。

F 意欲を高めるには？

　うつ症状の高齢者に対してさまざまな手段がとられている。集団リハビリテーション（ボール投げ，水中リハビリテーション），行動療法，リクリエーション療法（音楽療法，散策療法，言葉遊び），作業療法，心理療法（集団療法，個別回想法），薬物療法（抗うつ薬，SSRI），電気刺激療法などである。

　集団リハビリテーションでは，軽度の意欲低下症例で，1ヵ月程度で意欲の向上が観察される。行動療法の1つである，排尿誘導を行った症例では，2週間くらいから意欲が先行して向上し，通常のリハビリテーションを持続していて得られなかった他のADL改善効果がみられた（図5）[1]。

　さらにADL向上の意欲の持続には，行動療法で

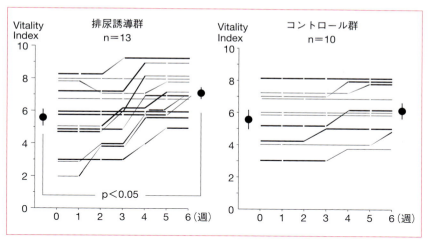

図5　排尿誘導による意欲の変化
(Toba K, et al.：Geriatr Gerontol Int. 2 (1)：23-29, 2002[1] より引用)

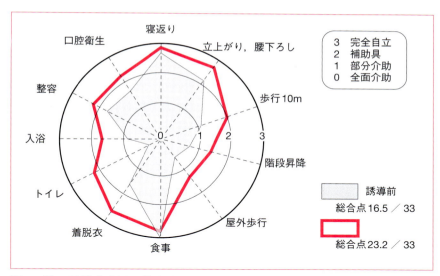

図6　排尿誘導成功例の基本的ADLの変化　n＝21

は，個人のもっとも求める機能を回復すべく，集中的に行うのが効果的であることが示される。意欲の向上が排尿機能以外にもADL向上につながり（図6），介護負担も軽減させる好例と考えられる。

さまざまなリクリエーション療法による意欲の向上が意欲の測定抜きに，介護者の印象として主観的に報告されている。リクリエーション頻度を増加させた場合，3ヵ月後に，Vitality Indexで1点弱の向上が認められている。

集団療法では，悲しみ，落ち込みについて，グループで話し合いをすることによって，客観的に自分の心理を観察でき，問題解決のための方法を共有し，施療者とのコミュニケーションが向上し，心理療法への受け入れ度（コンプライアンス）が向上する。

回想法は，もっとも注目されている方法で，個

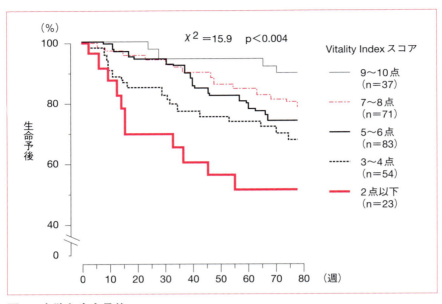

図7　意欲と生命予後

(Toba K, et al.：Geriatr Gerontol Int. 2 (1)：23-29, 2002[1] より引用)

人の歴史（自分史）に基づいて，特有の強い印象のある事象に注目し，そこを強調回想することによる大脳賦活療法である．集団療法より効果的で，肉親との昔話，同級生との交歓などに類似した効果を期待できる．

G 意欲と生命予後

疾患以外に，ADLは生命予後との相関がすでに知られている．

前向きコホート研究で，GDSが6点以上の患者は，1.5倍3年死亡率が高いことが示されている[2]．我々は，より認知症の進んだ症例で，GDSと負の相関を有する意欲の指標（Vitality Index）（表1）

を用いて，入院高齢者の生命予後調査を行い，意欲の点数と生命予後に用量依存性の負の関係を見い出した（図7）[1]．

このように，抑うつや意欲の低下は，疾患の原因となるばかりでなく，疾患の予後や生命予後に悪影響を与える．

文　献

1) Toba K, Nakai R, Akishita M, et al.：Vitality Index as a useful tool to assess elderly with dementia. Geriatr Gerontol Int. 2 (1)：23-29, 2002.
2) Covinsky KE, Kahana E, Chin MH, et al.：Depressive symptoms and 3-year mortality in older hospitalized medical patients. Ann Intern Med. 130 (7)：563-569, 1999.

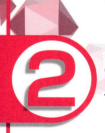

2 軽～中等度例のアパシー（意欲障害）の評価
―やる気スコア

大田シルバークリニック　岡田和悟

　脳疾患におけるアパシー（意欲障害）は，「感情，情動，興味，関心の欠如と行動に対する動機付けの欠如」と定義され，脳血管障害患者やパーキンソン病（PD），アルツハイマー型認知症（AD）を始めとする認知症などでしばしば認められる[1～4]。動機付けとは，心理学的には人を行動へ駆り立て，目標へ向かわせるような内的過程であり，行動の原因となる生活体内部の動因とその目標となる外部の誘因が元となるとされる。アパシーの診断にあたっては，目標指向的な行動・認知および付随する行動の欠如が重要であることが指摘されている[1,4]。この病態は，うつ病とは異なり罪業感や自殺念慮を伴わず周囲に対する関心のなさや自発性の障害を中心とする感情障害である。うつ状態と合併する場合もあるが独立した症候と考えられている。2009年にRobertら[5]により，新たなアパシーの診断基準が提唱され，それによれば「アパシーは自発性の障害と定義され，それが一定以上持続する状態」とされた。また行動・認知・情動の3つの領域のうち2つ以上の領域で，自発性ないし反応性において少なくとも1つの症候が存在し，それが少なくとも4週間以上大部分の時間存在することとされた。今後アパシーは，この診断基準に基づいて国際的にも統一された形で診断される方向になると考えられる。ここでは，アパシーの評価法について概説し，そのうち我々が紹介してきたアパシースケール（やる気スコア）について解説する。また脳血管障害を中心とする臨床例の報告について触れ，アパシーを評価することの具体的な意義を解説する。

A アパシーの評価尺度について

　従来，精神神経疾患における精神感情障害の評価法としては，客観的評価法を中心に各分野からいくつかの評価尺度が提唱されてきた。このなかでアパシーは，うつ状態の一部や意欲低下や感情鈍麻として取り扱われることが多かったが，認知症における精神症状と介護者の負担度を評価する国際的な包括的評価尺度であるneuropsychiatric inventory（NPI）では，アパシーは無関心とともに1つの項目として取り上げられ，日本語版における妥当性も報告されている[6,7]。また日本脳卒中学会で作成された脳卒中感情障害（うつ・情動障害）スケール（JSS-DE）は，評価の対象とする症候はより広範であるが，各症候の重み付けがなされた尺度スケールであり，治療効果をみる上でも使用しやすい[8]。このスケールでは，気分，日常生活動作（ADL）に対する自発性と意欲の低下などの8項目からなる情動障害スケール（JSS-E）

と気分，罪責感・自殺念慮などの7つの項目からなるうつスケール（JSS-D）の2つのスケールで構成され，11項目について連続して評価すれば同時に算出可能である。

アパシーに限定した評価法としては，大別して客観的評価法と主観的評価法があり，また対象例の重症度によっても適切な評価法を用いる必要がある。鳥羽らによって開発されたvitality index（意欲の指標）も介護者による観察で意欲を評価しようとする客観的スケールであり，比較的重症例を対象としたものである[9]。国際的に使用されている評価法としてapathy inventry[10]は，全般的なアパシー評価と別個に感情鈍麻，率先や興味の欠如も評価する。このスケールでは，患者自身および介護者による2種の評価法がある。Lille apathy rating scaleは，9つのドメインから構成される33項目からなる構造的なインタビュー法である[11]。The frontal systems behavior scale[12]は，46項目からなる前頭葉障害の評価を目的としたスケールで，アパシーの他，脱抑制や遂行機能の評価などを含む。apathy inventryと同様に自己評価と介護者評価のバージョンがある。また日本高次脳機能障害学会から標準意欲評価法（Clinical Assessment for Spontaneity：CAS）[13]が提唱されており，質問紙法と合わせて，面接評価，日常生活行動，自由時間の日常生活行動観察について段階的に評価するもので総合的な評価が可能となっている。

主観的なアパシーの評価法としては，Marinらのapathy evaluation scale[14]（患者評価，介護者評価，医師評価の3バージョンあり）とこれを短縮したStarksteinのアパシースケールが頻用されている。我々は，1992年にSterksteinら[15]が提唱したアパシースケールを日本語訳して「やる気スコア」として紹介してきた[16]。本評価法は，質問紙法であるため質問に対する反応のないようなアパシーの高度な例や，認知症や失語症を示す例では実施困難であり，軽度から中等度のアパシーを有する症例の評価に適している。最近，葛西ら[17]により，Marinのapathy evaluation scale介護者評価版が日本語訳され，apathy evaluation scale介護者評価の日本語版（AES-I-J）として信頼性・妥当性の検討を経て紹介された。この評価法は，患者の主たる介護者に18項目（例：興味を持っていることがある）について4段階の重症度から1つ選択する形であり，72点満点で高いほどアパシーが重度であることを示す。感度・特異度については，認知症外来受診の入所または在宅患者40名を対象として検討され，カットオフ値を45/46とすると感度89.5％，特異度81.0％であったと報告されている。今後，アパシーを示す各種疾患での検討が期待される。

B アパシースケール日本語版「やる気スコア」の検討

表[16]にアパシースケール日本語版である「やる気スコア」を示す。このスケールは，14項目からなり，8項目は意欲に対する積極性，6項目は消極性を問う形となっている。我々は脳卒中後の患者135名において日本語版を用いて，この評価法の信頼性，妥当性を検討した。再現性は $\rho = 0.936$，$p < 0.001$ と良好であり，面接法による問診方式と自己記入においても $\rho = 0.959$，$p < 0.02$ と良好な相関を認めた。オリジナルの報告では，Strakstein らはカットオフポイントを14点として感度66％，特異度100％と報告しているが，我々は日本人における判定基準の妥当性を客観的な評価で検討し，16点以上を示す場合にもっとも良好な感度（81.3％）および特異度（85.3％）を示したことから，我が国におけるカットオフポイン

表　やる気スコア

		3点	2点	1点	0点
1	新しいことを学びたいと思いますか？	全くない	少し	かなり	おおいに
2	何か興味を持っていることがありますか？	全くない	少し	かなり	おおいに
3	健康状態に関心がありますか？	全くない	少し	かなり	おおいに
4	物事に打ち込めますか？	全くない	少し	かなり	おおいに
5	いつも何かしたいと思っていますか？	全くない	少し	かなり	おおいに
6	将来のことについて計画や目標を持ってますか？	全くない	少し	かなり	おおいに
7	何かやろうとする意欲はありますか？	全くない	少し	かなり	おおいに
8	毎日張り切って過ごしていますか？	全くない	少し	かなり	おおいに
		0点	1点	2点	3点
9	毎日何をしたらいいか誰かにいってもらわなければなりませんか？	全く違う	少し	かなり	まさに
10	何事にも無関心ですか？	全く違う	少し	かなり	まさに
11	関心を惹かれるものなど何もないですか？	全く違う	少し	かなり	まさに
12	誰かにいわれないと何もしませんか？	全く違う	少し	かなり	まさに
13	楽しくもなく，悲しくもなく，その中間くらいの気持ちですか？	全く違う	少し	かなり	まさに
14	自分自身にやる気がないと思いますか？	全く違う	少し	かなり	まさに

合計16点以上で「アパシー」の診断となる

(岡田和悟, 他：脳卒中 20：318-323, 1998.[16] より引用)

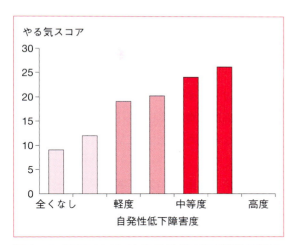

図1　SKETCHにおける自発性低下障害度別のやる気スコアの平均得点

(岡田和悟, 他：脳卒中. 20：318-323, 1998.[17] より引用して一部改変)

トを16点として提唱した。図1に脳血管障害後遺症にみられる精神症状の客観的評価法であるSKETCH[18] を用いて評価した自発性低下とやる気スコア[16] の分布を示す。SKETCHで軽度以上の障害を示す例のやる気スコアの平均点は20点以上となり、障害なし群との間に明らかな差が認められ、スクリーニングに適していることが示される。注意点として、やる気スコアは問診ないしは自己記入式スケールであるため対象例に限界があり、アパシーの高度な例や失語症や認知症があって質問に答えられない、あるいは質問が理解できない症例では施行困難である。この場合、介護者や観察者による客観的な評価方法を用いる必要がある。

C やる気スコアを用いた意欲障害評価の意義

脳卒中患者におけるアパシーと臨床症状を比較検討した報告では、Starksteinら[19] は、平均年齢60歳の脳卒中患者80名を対象とした報告で、アパシーは22.5％に認められ、年齢、認知機能、ADLとの関連がみられたとしている。我々の脳血管障害患者99例を対象とした検討では、平均

年齢69.4歳であったが，アパシーの頻度は51％であり，年齢，発症後期間と正相関し，認知機能，特に前頭葉機能検査と強い相関がみられた。臨床症状では，認知機能障害やパーキンソニズムを有するビンスワンガー病を含む群で有意に高度であった[20]。Kajiら[2]は，日本人100例の亜急性期脳卒中患者を対象にうつ状態とアパシーを検討し，うつ状態が20.0％，大うつ病が5.0％の患者でみられたのに対して，アパシーがうつ状態を認めない患者も含めて40.2％に認められ，この点が欧米と比較した日本人における特徴であると報告している。

またアパシーは前頭葉機能障害の指標の1つであり，この点で血管性認知症（VD）の初期症状として重要であり，ADとの対比からも特徴的である[21, 22]。我々の検討では，VDではADに比して，認知機能検査における，見当識・遅延再生の低下が軽度であるとともにアパシーの頻度が多く，やる気スコアでみた意欲障害が高度な点が特徴であった（図2）。この点で，アパシーのスクリーニングは，VDの早期発見や進展予防に役立つ可能性が高い。

脳卒中リハビリテーションにおけるアパシーは，阻害因子の1つとして重要であり，リハビリテーションスタッフを対象としたアンケート調査でもリハビリテーションの阻害因子として，失認症に次いでその頻度が高く，重要度では，アパシーがもっとも重要であった[22]。脳卒中患者のADLやリハビリテーションの場面における報告として，ZawackiらはADLとアパシーの関連を検討し，アパシーの関与はADL全体で36％，基本的ADLで27％，道具使用ADLで14％に及び，道具使用ADLを除いて認知症重症度や実行機能よりも関与が大きく，VDのADL自立に対してアパシーが独立した重要な因子であることを強調している[23]。また横関ら[24]は脳卒中患者とその介護者120組240名を対象とした心理因子分析の検討から，「即時のやる気」「想像的やる気」「抽象的やる気」のうち患者群では，「即時のやる気」の低下がみられ，高次脳機能障害を有する左麻痺群でもっとも意欲低下が強く，高次脳機能障害がある右麻痺群では意欲低下が少なかったと報告している。やる気の低下に対するリハビリテーションでは，患者に対する行動に直結した働きかけと同時に家族に対する指導も含めた多面的なアプローチと環境調整が必要であるとしている。

これらの報告にもみられるように我が国の脳卒中患者におけるアパシーの頻度は高く，本人の生活の質（QOL）やADLに好ましくない影響を与え，リハビリテーションの阻害因子として社会復帰を妨げ，廃用症候群，VDへとその症状を進展させる因子となるだけでなく，家族や介護者のQOLにも深刻な影響を与える。アパシーの有無と重症度を評価することは，正確な病態の把握につながり，適切な患者指導，リハビリテーション，薬剤

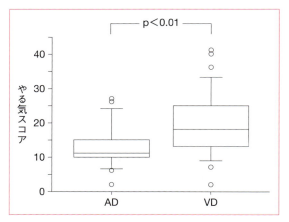

図2　初期のVD（n＝34）とAD（n＝18）におけるアパシーの比較

（岡田和悟，他：脳卒中．20：318-323，1998.[17] より引用して一部改変）

処方などが可能となり，介護者における負担軽減などにも役立つと考えられる．

　ADを始めとする神経変性疾患においてもアパシーの頻度は高く，世界的にも注目されている[4]．ADの自験例では図2で示したように，初期からアパシーを呈することはまれでむしろ多幸的な印象を受ける症例が多い．しかし経過とともに認知機能障害が進行するとアパシーが出現し，寝たきりとなるような末期には高頻度に認められる．この時期には，画像診断で海馬萎縮や脳萎縮が進行し，脳血流検査では初期の海馬や頭頂後頭葉に限局していた血流低下が前頭葉に及ぶ広範な血流低下を示すことが特徴である．PDでもうつ状態というよりはアパシーと表現する方が適当と考えられる，悲壮感がなくむしろ平坦化した感情障害や周囲への無関心さが認められる．PDにおけるうつとアパシーについて，Kirsch-Darrowらは，Marinのapathy evaluation scaleを用いて評価し，アパシーが80例のPD患者の51％に認められ，うつ状態とは別個に存在する中核症状であると報告している[25]．PDにおけるアパシーは中脳辺縁系および中脳皮質系のドパミン投射系の障害が想定され，ことに腹側被蓋野（VTA）の障害やノルアドレナリン，セロトニン系の関与も想定されている[3]．パーキンソン症候群を示す疾患である進行性核上性麻痺（PSP）では，アパシーが高頻度に認められることが報告されており[26]，臨床的にも診断や家族への指導，リハビリテーションを含めた治療に際して注意すべき点である．神経変性疾患に伴うアパシーは，脳卒中におけるアパシーと同様に患者自身だけでなく介護する家族のQOLにもつながるため適切な評価と対策が重要である．

まとめ

　アパシーの評価法について概説し，アパシースケール日本語版「やる気スコア」について説明した．また脳卒中患者を中心とするアパシーの報告について触れ，その意義について解説した．アパシーが疑われる症例ではスクリーニング検査を行って，早期の対策を実施することが重要である．

文　献

1) Marin RS：Apathy：a neuropsychiatric syndrome. J Neuropsychiatry Clin Neurosci. 3：243-254, 1991.
2) Kaji Y, Hirata K, Ebata A：Characteristics of post-stroke depression in Japanese patients. Neuropsychobiology. 53：148-152, 2006.
3) 三村　將：パーキンソン病のうつとアパシー. Brain Nerve. 59：935-942, 2007.
4) Strakstein SE, Petracca G, Chemerinski E, et al.：Syndromic validity of apathy in Alzheimer's disease. Am J Psychiatry. 158：872-877, 2001.
5) Robert P, Onyike CU, Leentjens AF, et al.：Proposed diagnostic criteria for apathy in Alzheimer's disease and other neuropsychiatric disorders. Eur Psychiatry 24：98-104, 2009.
6) Cummings JL, Mega M, Gray K, et al.：The neuropsychiatric inventory：comprehensive assessment of psychopathology in dementia. Neurology. 44：2308-2314, 1994.
7) 松本直美，池田　学，福原竜治，他：日本語版NPI-DとNPI-Qの妥当性と信頼性の検討. 脳と神経. 58：785-790, 2006.
8) 日本脳卒中学会Stroke Scale委員会：日本脳卒中学会・脳卒中感情障害（うつ・情動障害）スケール Japan Strok Scale（Emotional Disturbance Scale）＜JSS-D・JSS-E＞. 脳卒中. 25：206-214, 2003.
9) Toba K, Nakai R, Akishita M, et al.：Vitality Index as a useful tool to assess elderly with dementia. Geratr Gerontolo Int. 2（1）：23-29, 2002.
10) Robert PH, Clairet S, Benoit M, et al.：The apathy inventory：assessment of apathy and awareness in

Alzheimer's disease, Parkinson's disease and mild cognitive impairment. Int J Geriatr Psychiatry 17：1099-1105, 2002.

11) Sockeel P, Dujardin K, Devos D, et al.：The Lille apathy rating scale (LARS), a new instrument for detecting and quantifying apathy：validation in Parkinson's disease. J Neurol Neurosurg Psychiatry. 77：579-584, 2006.

12) Stout JC, Ready RE, Grace J, et al.：Factor analysis of the frontal systems behavior scale (FrSBe). Assessment. 10：79-85, 2003.

13) 日本高次脳機能障害学会 編：標準注意検査法・標準意欲検査法 (CAT・CAS). 新興医学出版社, 東京, 2006.

14) Marin RS, Biedrzycki RC, Firinciogullari S, et al.：Reliability and validity of the Apathy Evaluation Scale. Psychiatry Res. 38：143-162, 1991.

15) Starkstein SE, Mayberg HS, Preziosi TJ, et al.：Reliability, validity and clinical correlates of apathy in Parkinson's disease. J Neuropsychiatry Clin Neurosci. 4：134-139, 1992.

16) 岡田和悟, 小林祥泰, 青木 耕, 他：やる気スコアを用いた脳卒中後の意欲低下の評価. 脳卒中. 20：318-323, 1998.

17) 葛西真理, 目黒謙一, 中村 馨：Apathy Evaluation Scale介護者評価の日本語版 (AES-I-J) 作成. 日老医誌. 51：445-452, 2014.

18) Homma A, Kusunoki T, Sawada T, et al.：Reliability in assessing psychiatric symptoms of patients in chronic stage after stroke. in Proceeding of 13th Internatinaol Conference and 7th European Annual Meeting. 29 September, 1997.

19) Starkstein SE, Fedoroff JP, Price TR, et al.：Apathy following cerebrovascular lesions. Stroke. 24：1625-1630, 1993.

20) 岡田和悟, 小林祥泰：脳卒中後の意欲低下の評価と知的機能, 臨床症状, 脳血流変化. 老年期痴呆研究会. 11：139-142, 1998.

21) 岡田和悟：血管性痴呆の前駆症状. 老年精神医学. 16：322-328, 2005.

22) 岡田和悟, 山口修平：脳卒中リハビリテーションの新しい展開：うつ, アパシー. 総合リハビリテーション. 39：1165-1170, 2011.

23) Zawacki TM, Grace J, Paul R, et al.：Behavioral problems as predictors of functional abilities of vascular dementia patients. Neuropsychiatry Clin Neurosci. 14：296-302, 2002.

24) 横関真理, 前田真治, 梅田裕貴, 他：Apathy Scaleにみる脳卒中患者・介護者の心理分析を通じて. 北里理学療法学. 5：133-136, 2002.

25) Kirsch-Darrow L, Fernandez HH, Marsiske M, et al.：Dissociating apathy and depression in Parkinson disease. Neurology. 67：33-38, 2006.

26) Aarsland D, Litvan I, Larsen JP：Neuropsychiatric symptoms of patients with progressive supranuclear palsy and Parkinson's disease. J Neuropsychiatry Clin Neurosci. 13：42-49, 2001.

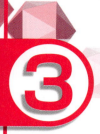

3 高齢者の総合的機能評価

国立長寿医療研究センター　鳥羽研二

A 高齢者の機能評価の意義

　高齢者においては，疾患（Disease）は臓器や運動器（筋肉，腱，骨関節）の障害（Impairment）を引き起こすが，これらは移動（起立，歩行），排泄などの能力の低下（Disability）をもたらす。この能力低下は，職場復帰などの妨げになるなどの不利益（Handicap）につながることもまれではない。

　こうした，一連の流れを把握する上で，機能評価方法の理解は医療介護にかかわるすべての職種に必須の知識である。

　注意すべきは，この流れは逆の方向にも存在することである。

　たとえば，妻に先立たれた夫が，意欲の低下傾向になることはありふれたことであるが，高齢者の場合はこうしたことから床に伏しがちになり，嚥下性の肺炎をおこすことが少なくない（図1）。

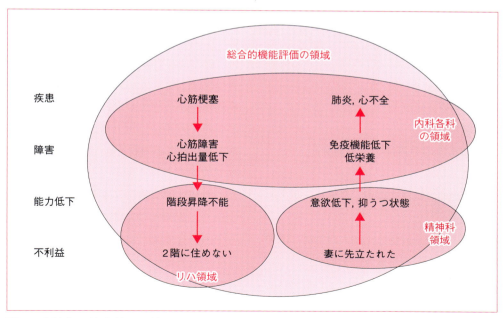

図1　高齢者の能力低下の流れ

このように，機能評価はある断面を測定するものであるが，患者のおかれた状況をよく把握し，最近の機能の変化を知ることによって，どのような機能向上プログラムを行うのがよいかを判断できる。精神医学では，心身の面を十分把握するが，これによって起き得る生活状況の理解は十分でなく，内科的疾患，老年症候群との関連の把握は，きわめて不十分である。心理療法や精神療法はこのプログラムの中核でかつ有効性が確立した領域であるが，機能評価の臨床応用は十分とはいえない。

B 総合的機能評価の構成成分と意味

疾患評価（普遍的評価）だけでなく，
①日常生活活動度（ADL）
　最低限の生活の自立
②手段的日常生活活動度（IADL）
　家庭での生活手段の自立
③認知機能
　物忘れ，認知症の程度
④行動異常
　いわゆる問題行動，認知症の周辺症状の評価
⑤気分
　抑うつ，不安，意欲
⑥人的環境
　家族・介護者の介護能力，介護負担
⑦介護環境
　家庭の物理的，経済的環境，介護サービスの利用

以上を総合的に検査，評価し，個人の生活，個別性を重視したケアを選択する方法を指す。

C 高齢者総合的機能評価（CGA）の生い立ち

1935年，英国の女医Wallenは，当時捨て置かれた患者の状態を，医学的評価のみならずADL，ムード，コミュニケーションなどの評価もあわせて判断し，評価結果に基づいて老人ホームに入所させたり，在院を続けさせるといったサービスの提供を行った。こうした取り組みによって，多くの人の症状が改善した。これが高齢者総合的機能評価（comprehensive geriatric assessment：CGA）の始まりとされている。

その後，1984年，米国の医師Rubensteinは，CGAが生命予後や機能予後を改善するための評価手技であることを発表した[1～4]。それ以来，北米にもこの考え方は急速に広がり，メタアナリシスを使ったCGAの成績が発表され[2]，CGAの利用が定着した。

欧米から遅れること10年，1990年初め，高知医科大学小澤利男教授（当時）がCGAを臨床研究として導入し，国内外から評価される成績を挙げ[3,4]，1993年に東京都老人医療センターで我が国初の総合的機能評価病棟を開設した。95年，著者は東京大学老年病科でCGAを電子カルテに組み込み，65歳以上の症例に必ずCGAを行うこととした。97年には国立療養所中部病院で総合的機能評価外来が開設され，翌年包括的機能病棟が機能的配置を持ったモデル病棟として運用された。当初は研究機関においてのみ知られていたCGAも，以降その知識が急速に普及した。99年の全国調査では，知っていると答えたのは60％，一部でも実施している医療機関は40％に昇った。しかしながら，個別の評価方法に関する知識はけっして高くなく，HDS-Rなどごく一部の指標を除くと実施率は低い傾向にあった。2000年には介

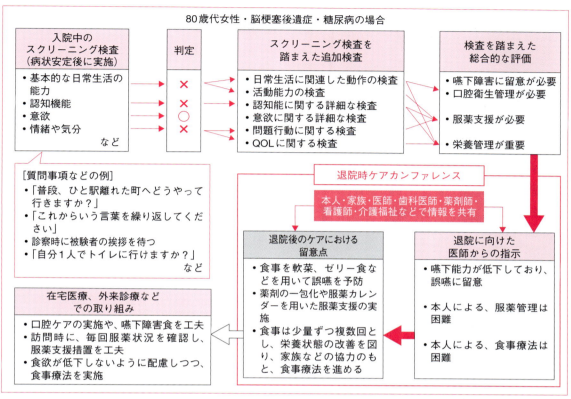

図2 高齢者の総合的な評価のイメージ

護保険制度が施行され，要介護認定の認定調査の項目にCGAの評価項目のかなりの部分が採用された．さらに，2001〜2002年にわたって行われた要介護認定調査検討委員会で調査項目の見直しが行われ，CGAを骨格とした認定調査となる方向で検討が加えられた．

2008年施行される後期高齢者医療制度では，主治医は生活自立，認知機能，「意欲」など包括的に評価し多職種ケア会議することが骨子に盛り込まれた（図2）．

ここでは，急性期病院においても，意欲を含めた生活機能を早めに評価することによって，退院時ケアカンファレンスによって，退院後の地域医療・福祉の資源を最大限有効活用することにより，再入院の予防や，在宅医療を円滑に進めるこ

とが後期高齢者に有用であることが謳われている．

D 総合的機能評価方法の実際

1）スクリーニング方法

厚生労働省研究班総合的機能評価ガイドラインでは，外来で短時間で可能なスクリーニングCGA7（表）を開発提案した．

外来で可能な機能評価方法は以下の項目が重要と思われる．

①日常診療で可能なもの

②特別な協力者（心理療法士，言語聴覚士，作業療法士，看護師）がいなくても可能

③スクリーニングとして，感度が高いこと（初

表　CGA 7（7項目）

1）意欲（Vitality Index 2）	外来または診察時や訪問時に，被験者の挨拶を待つ
	自分からすすんで挨拶をする＝〇，返事はするまたは反応なし＝×
2）認知機能　復唱	これからいう言葉を繰り返して下さい。あとでまた聞きますから覚えておいて下さいね 桜，猫，電車
	可能＝〇，不能＝×（できなければ 4）認知機能は省略）
3）手段的ADL　交通機関の利用	外来の場合：ここへどうやって来ましたか？ それ以外の場合：普段ひと駅離れた町へどうやって行くかを尋ねる
	自分でバス電車タクシー自家用車を使って移動＝〇，付添が必要＝×
4）認知機能　遅延再生（桜，猫，電車）の再生	先程覚えていただいた言葉をいって下さい
	ヒントなしで全部可能＝〇，左記以外＝×
5）基本的ADL　入浴	お風呂は自分1人で入って，洗うのも手助けは要りませんか？
	自立＝〇，部分介助または全介助＝×
6）基本的ADL　排泄	漏らすことはありませんか？トイレに行けないときは，尿瓶は自分で使えますか？
	失禁なし，集尿器自立＝〇，左記以外＝×
7）情緒	GDS（8）自分が無力だと思いますか？
	いいえ＝〇，はい＝×
解釈	あくまでスクリーニングなので，異常（×）が検出された場合は，標準的方法で評価することが必要
おおまかな解釈	1）挨拶意欲が×――趣味，レクリエーションもしていない可能性が大きい 2）復唱ができない――失語，難聴などなければ，中等度以上の認知症が疑われる 3）タクシーも自分で使えなければ，虚弱か中等度の認知症が疑われる 4）遅延再生ができなければ軽度の認知症が疑われる，遅延再生が可能なら認知症の可能性は低い 5）6）入浴と排泄が自立していれば他の基本的ADLは自立していることが多い．入浴，排泄の両者が介助であれば，要介護状態の可能性が高い 7）無力であると思う人は，うつの傾向がある

（鳥羽研二 監修：高齢者総合的機能評価ガイドライン．厚生科学研究所，東京，2003．より引用）

期の異常を検出できる）
④論文として再現性や妥当性が検討されている指標の下位項目
⑤異常が検出された場合に，異常の程度を診断できる，標準的方法が示されている
⑥代替の質問項目が用意され，患者の尊厳を損なわない配慮がなされている

2）簡易版の抽出根拠

①ADL（Barthel Index）でもっとも早期に低下しやすい項目は入浴である．入浴・排尿の組み合わせは，ともに自立で，Barthel Index＝94/100，両者部分依存で50/100と寝たきりに近くなり（JABCランクでB以下），どちらか部分依存で77～81/100と階層的に分かれる．
②IADLでは，男女共通調査項目で，もっとも低下しやすく，問診に合致している公共交通機関の利用を採用した．
③認知機能では，もっとも早期に得点減となるものが遅延再生であり，もっとも晩期に障害されるものが復唱で，遅延再生が可能/不可

能な症例の平均HDS-R得点は26.1/17.7，復唱の可能/不可能な症例の平均HDS-R得点は19.0/13.3．

④意欲は，外来で観察可能な項目は挨拶のみ．挨拶を自発的にする症例の平均Vitality Index得点は8.8/10，返答はする症例では5.3/10，返答がない症例では1.3/10．

⑤ムードはGDS5（満足，退屈，無力感，家の中が好き，無価値）のうち，出現頻度がもっとも高い無力感（68％）を選択．

E 意欲を含めた総合的機能評価の必要性

加齢に伴い軽うつ傾向が強まる．我々の調査でも，一般市民で50歳以降ほぼ直線的に増加し，さらに後期高齢者で一段と急増する．65歳以上の高齢者では，入院症例の3人に1人，在宅住民の10人に1人はうつ傾向である．

一方，加齢に伴い，疾患数は増加し，自覚症状や他覚所見は増加する．高齢者に多く，原因はさまざまであるが，その治療やケアが重要である一群の症候を老年症候群（Geriatric Syndrome）という．これらは文献上で50個以上挙げられているが，いくつ老年症候群を持つかについて，その総数をGeriatric Scale（症候数）と呼んでいる．老年症候群の保有数は，中年以降直線的に増加し，年齢を10で割った数くらいの異常所見を有する（図3）．

老年症候群は大きく3つに分類される．

1つ目は，おもに急性疾患に付随する症候で，若い人と同じくらいの頻度でおき，対処方法は高齢者では若い人と違って工夫が必要な症候群で，めまい，転倒，腹痛，意識障害などがこれに該当する．

2つ目は，おもに慢性疾患に付随する症候で，65歳の前期老年者から徐々に増加する症候群である．これらは高血圧，糖尿病，慢性閉塞性肺疾患（COPD），関節疾患などに付随する症状で，浮腫，呼吸困難，認知症，関節痛などがこれに含まれる．

3番目に，ADLの低下と密接な関連を持ち，75歳以上の後期高齢者に急増する症候で，介護が重要な一連の症候群がある．この中でもっとも頻度の高いのがADL低下であり，廃用症候群と多くの共通点がある．

これには，骨粗鬆症，低栄養，嚥下困難，便秘，尿失禁，褥瘡，せん妄，抑うつなどが挙げられる．

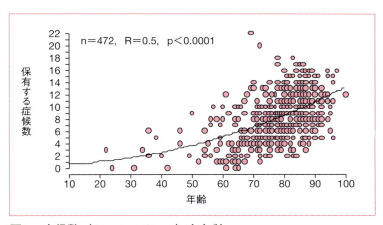

図3　症候数（Geriatric Scale）と年齢

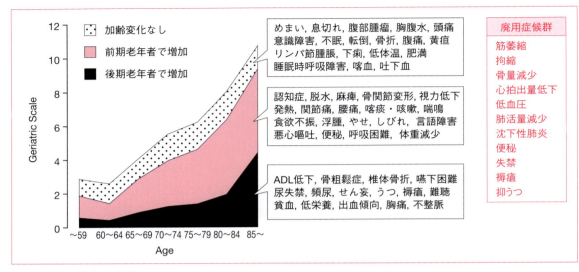

図4　3つの老年症候群
(鳥羽研二：日老医誌. 34 (12)：981-986, 1997.[5] より)

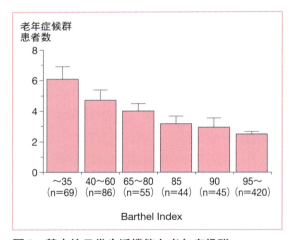

図5　基本的日常生活機能と老年症候群
(鳥羽研二：治療学. 38 (7)：716-719, 2004.[6] より)

この3層構造を持つ老年症候群の意義は，高齢者は慢性疾患を持ち，ある時急変して救急医療が必要になり，油断すると寝たきりに関連する多くのケア労力を必要とする症候群が急増してしまうことを示している（図4）[5]。

老年症候群と日常生活機能の関連では，基本的日常生活機能（Barthel Index，後述）の低下した症例では，老年症候群の数が比例して増加し，寝たきりに近い症例では，自立群が平均2個なのに対し，約3倍の6個の老年症候群を保有する（図5）[6]。

多数例の縦断調査によって，認知症，転倒，膝関節痛，発熱，食思不振，低栄養，抑うつ，視力低下などは，生活機能低下の独立した危険因子であることが示されている。

このように，意欲と身体疾患を考える場合，疾患と疾患特有の症状，疾患の合併症や共存疾患，症状の数と程度，日常生活活動度（ADL）といった要素と意欲との関連を有機的に論じる必要がある。実際意欲（Vitality Index）はADLや認知機能と密接な関連がある（図6）

1) 共存疾患が意欲・抑うつに与える影響

Comorbidityは因果関係が明確でない複数の共存する疾患の合併を意味するが，この高齢者における意義が注目されている。前述のGeriatric Scaleと近似した概念である。

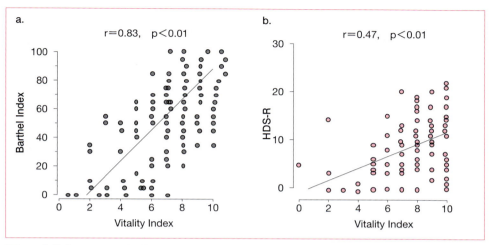

図6　意欲とADL，認知機能の関連
a：Scattergram of Vitality Index and Barthel Index，b：Vitality Index and Hasegawa Dementia Scale Revised（HDS-R）version

地域においては，Comorbidityは交流やADLなどを加味しても，抑うつの独立した危険因子で，共存疾患数と抑うつ度は直線関係にあることが，韓国の地域住民2,058名の調査で明らかにされている[7]。入院高齢者（平均79歳573名）を調査した検討では，Geriatric Depression Scale（GDS）6点以上のうつ傾向を示す患者は，Comorbidityの指数（Charlson comorbidity index）が1.3倍と高く，また，疾患としては，慢性心不全，慢性閉塞性肺疾患，ADL低下が有意に多いことが示された[8]が，糖尿病，がん，陳旧性心筋梗塞は有意差がなかった。治療中のうつ病患者の身体問題で，抑うつの悪化に関与する症状を縦断的に調査比較した成績では[9]，関節症状，循環器症状，失語，皮膚症状が悪化に関与した。このように，併存疾患でも疾患により，抑うつへの関与に濃淡があり，ADLの要素を考慮する重要性が示唆される。

ADLに関する意欲と疾患を慢性療養環境で調査した我々の成績では，認知症，脳血管障害がもっとも意欲が低下しており，関節系疾患は意欲が保たれており，安定期の心不全や糖尿病は中間に位置していた。

しかしながら，骨粗鬆症において我々が調査した結果では，骨粗鬆症で圧迫骨折が多発すると円背となるが，円背者では，抑うつ状態の症例が多く，抑うつ度（GDS）は非円背者に比し有意に高値であったが意欲は保持されていた[10]。これらより，疾患名より，疾患からもたらされる症状や生活上の不利益，美容上の観点など，心理面に及ぼす影響はより多角的に詳細に検討される必要がある。

2）抑うつ・意欲低下が病態に与える影響

①疾患に対する影響

抑うつ状態にある人は3倍風邪を引きやすく，インフルエンザワクチンの抗体価が上昇しにくいことが佐々木によって示されている[11]。

抑うつと喘息の予後を調査した研究では，うつ傾向が強い患者は，喘息特異的なQOL調査の点数が低く[12]，地域住民744名を1年間追跡した腰痛研究では，20.6％に抑うつを認め（CESD11項目），25％に腰痛を認めたが，抑うつ者では2.3倍

多く，活動に支障のある腰痛の独立した症状悪化因子であると結論付けている[13]。

②生活機能（ADL）に対する影響

70歳以上の入院高齢者572名の1〜3ヵ月予後をADLや満足度で調査判定した成績では，抑うつ者では重病感は改善せず，退院に必要な生活自立度（手段的ADL）も有意に低かった[14]。

我が国においても，松林ら[3]は，香北町の10年間の縦断調査において，ADL依存になる危険度が抑うつ者は1.5倍であることを示している。

我々は，入院高齢者のADL低下に関し，意欲の低下は独立した危険因子であることを示している（長寿科学研究 鳥羽班報告書2005）。

以上より，意欲の評価は，単なる障害者の機能低下の物差しとなるだけでなく，高齢者の疾患との悪循環の中で捉えるべき状態と考えられ，急性期医療，慢性期医療の中で，生活自立を保持するうえで重要な要素と考えなくてはならない。

文　献

1) Rubenstein LZ, Josephson KR, Wieland GD, et al.：Effectiveness of a geriatric evaluation unit. A randomized clinical trial. N Engl J Med. 311：1664-1670, 1984.
2) Stuck AE, Siu AL, Wieland GD, et al.：Comprehensive geriatric assessment：a meta-analysis of controlled trials. Lancet. 342：1032-1036, 1993.
3) 松林公蔵, 奥宮清人, 河本昭子, 他：地域在住老年者の自立度に関する経年的変化―香北町研究―. 日老医誌. 31（10）：752-758, 1994.
4) Matsubayashi K, Okumiya K, Wada T, et al.：Secular improvement in self-care independence of old people living in community in Kahoku Japan. Lancet. 347：60, 1996.
5) 鳥羽研二：施設介護の問題点. 日老医誌. 34（12）：981-986, 1997.
6) 鳥羽研二：老年症候群とは何か. 治療学. 38（7）：716-719, 2004.
7) Lee Y, Choi K, Lee YK：Association of comorbidity with depressive symptoms in community-dwelling older persons. Gerontology. 47（5）：254-262, 2001.
8) Covinsky KE, Kahana E, Chin MH, et al.：Depressive symptoms and 3-year mortality in older hospitalized medical patients. Ann Intern Med. 130（7）：563-569, 1999.
9) Oslin DW, Datto CJ, Kallan MJ, et al.：Assocation between medical comorbidity and treatment outcomes in late-life depression. J Am Geriatr Soc. 50（5）：823-828, 2002.
10) 細井孝之, 鳥羽研二, 中村哲郎, 他：骨粗鬆症の高齢者に対する日常生活のあり方の調査研究. 平成9年度長寿社会福祉基金事業報告書, 1998.
11) 佐々木英忠：高齢者の病態と疾患の一般的特徴. 日本老年医学会 編：老年医学テキスト. メディカルビュー社, 東京, pp. 22-24, 2002.
12) Mancuso CA, Peterson MG, Charlson ME：Effect of depressive symptoms on health-related quality of life in asthma patients. J Gen Intern Med. 15（5）：301-310, 2000.
13) Reid MC, Wiiliams CS, Concato J, et al.：Depressive symptoms as a risk factor for disabling back pain in community-dwelling older persons. J am Geritric Soc. 51：1710-1717, 2003.
14) Covinsky KE, Fortinsky RH, Palmer RM, et al.：Relation between symptoms of depression and health status outcome in acutely ill hospitalized older persons. Ann Intern Med. 126（6）：417-425, 1997.

4 脳卒中感情障害（うつ・情動障害）スケール

慶應義塾大学医学部精神神経科　加藤元一郎

　アパシーないしは意欲障害と感情障害は，近縁の症状である。ここでは，日本脳卒中学会Stroke Scale委員会により開発された，脳卒中後に生じるうつ症状と情動障害を定量的に計測するスケールを紹介する[1]。まず，脳卒中感情障害（うつ・情動障害）スケール（Japan Stroke Scale：JSS-DE）は，①急性期脳卒中重症度スケール（Japan Stroke Scale：JSS急性期），②脳卒中運動機能障害重症度スケール［Japan Stroke Scale（Motor Function）：JSS-M］，③脳卒中高次脳機能スケール［Japan Stroke Scale（Higher Cortical Function）：JSS-H］に引き続いて作成された，定量性を重視したスケールであることを最初に記載しておきたい[2～5]。このスケールの開発の目的は，前述したように，脳器質性疾患，特に脳卒中後に生じるうつ状態や情動障害を定量的に評価することである。

　脳卒中後に生じる情動障害やうつ状態については，多くの研究が行われている。しかし，脳卒中後の情動障害やうつ状態の頻度，うつ症状と病巣の局在との関係，さらに情動障害やうつ状態が予後に与える影響などに関しては，なおも議論が多く一定の見解がない[6～10]。この不一致の原因の1つは，用いられているスケールが報告ごとに異なることである。また，結論の不明確さは，脳卒中後の情動障害やうつ状態の存在やその重症度を的確に評価するスケールが欠如していることにもよる。以前までの測定法やスケールには，いくつかの問題点がある。まず，以前までのスケールでは，情動障害やうつ状態を構成する項目の重み付けがなく，重症度を定量的に評価することができなかった。すなわち，ごく簡単にいうと，うつ状態の極期にみられる重度の症状である「自殺念慮」と，軽度の「気分不快感」や「心気症状」に同じ得点が与えられるため，症状の重症度測定の定量性に問題が残るのである。正確な定量性を求めるスケールでは，「自殺念慮」に多くの得点が与えられるべきである。さらに多くの報告で用いられてきた，いわゆるうつ症状測定のゴールデンスタンダードであるHamilton Depression Scale[11,12]などの評価法は，精神科領域の疾患（内因性うつ病など）におけるうつ状態を評価することを目的として作成されたものであり，このスケールを神経学的症候がある脳卒中後の病態に直接に適用することには限界がある。特に，運動の制限や嚥下障害などによる食行動の障害など神経学的症状に直接的に起因する可能性のある症状が評価項目に含まれる場合には，評価にある種の混同が生じる。JSS-DEは，上記の問題点を解消すべく，脳器質性疾患，特に脳卒中後に生じる情動障害やうつ状

態の重症度を定量的に評価できるスケールを作成しようとする意図の下に作られた。

A スケール作成の手続きと結果

以下では，このスケールの内容と利点の理解のために，作成の手続きとその結果を紹介する。多施設共同研究により，以下の手続きの後，最終的な2つのスケールが作成された。

1）評価項目の選定

うつ症状，不安，焦燥感などを評価するとされる既存のスケール（表1），DSM-Ⅳ（大うつ病エピソードなどの気分障害の診断項目）とICD-10（うつ病エピソードなどの気分障害［感情］障害の診断項目）の2つの診断基準，および臨床的な観察に基づき，情動障害やうつ状態を適切に表現していると思われる18項目が選択された。これにより，スケールの試案が作成された。

2）各評価項目のカテゴリー配分の検討

パイロットスタディとして，この試案を用いて，89例の脳障害患者（脳血管障害65例，アルツハイマー型認知症24例）について評価が行われ，各項目における各カテゴリーへの分布が検討された。これにより，出現の少ない項目やカテゴリーが削除され，またいくつかの項目が1つに統合された。さらに，各カテゴリーが症状を適切に表現しているか否か，客観的に評価可能かなどについて慎重かつ注意深い検討が行われ，いくつかの項目が削除された。特に，食欲不振や身体的な訴えなどは，脳卒中そのものによる症候との区別が困難であることにより除外された。

3）修正スケールの作成

上記の結果に基づき，2つの修正スケールが作成された。1つは，7項目からなる脳卒中うつスケール［Japan Stroke Scale（Depression Scale）：JSS-D］であり，もう1つは8項目からなる脳卒中情動障害スケール［Japan Stroke Scale（Emotional Disturbance Scale）：JSS-E］である。これを図1と図2に示す（各評価項目におけるアンカー・ポイントの評点については後述する）。2つのスケールが作成された理由は，脱抑制行動，意欲の障害，病態・治療への態度，対人関係などを含むより広い意味での情動の障害の重症度と，

表1　評価項目の選定のために参考とした評価スケール

うつ症状
Hamilton Depression Scale（HDS）[12]
Zung's Self-rating Depression Scale（SDS）[13]
Center for Epidemiological Studies Depression Scale（CES-D）[14]
Profile of Mood States（POMS）[15]
Dementia Mood Assessment Scale（DMAS）[16]
不安
Hamilton Anxiety Scale（HAS）[11]
General Health Questionnaire（GHQ）[17]
Hospital anxiety and depression scale（HADS）[18]
焦燥感
Cohen-Mansfield Agitation Inventory（CMAI）[19]
Ryden Aggression Scale（RAS）[10]

[1] 気分
　A：気分爽快やうつ気分はなく，普通にみえる
　B：気分がふさいでいる様子がある
　C：気分が沈む，寂しい，悲しいという明らかな訴えや素ぶりがある

☐ A=-0.98
☐ B=-0.54
☐ C= 1.52

[2] 罪責感，絶望感，悲観的考え，自殺念慮
　A：特に自分を責める気持ちはなく，将来に希望がある
　B：自分は価値がない人間だと思い，将来に希望をなくしている
　C：明らかな罪責感をもつ(過去に過ちをした,罪深い行為をしたなどと考える)ないしは死にたいという気持ちを持つ

☐ A=-2.32
☐ B=-0.88
☐ C= 3.19

[3] 日常活動(仕事，趣味，娯楽)への興味，楽しみ
　A：仕事ないしは趣味・娯楽に対して，生き生きと取り組める
　B：仕事ないしは趣味・娯楽に対して，気乗りがしない
　C：仕事ないしは趣味・娯楽に対して完全に興味を喪失し，活動に取り組まない

☐ A=-1.17
☐ B=-0.94
☐ C= 2.11

[4] 精神運動抑制または思考制止
　A：十分な活気があり自発的な会話や活動が普通にできる
　B：やや生気や意欲に欠け，集中力も鈍い
　C：全く無気力で，ぼんやりしている

☐ A=-0.84
☐ B=-0.53
☐ C= 1.37

[5] 不安・焦燥
　A：不安感やいらいら感はない
　B：不安感やいらいら感が認められる
　C：いらいら感をコントロールできず，落ち着きない動作・行動がしばしばみられる

☐ A=-1.11
☐ B=-0.64
☐ C= 1.75

[6] 睡眠障害
　A：よく眠れる
　B：よく眠れない(入眠障害,熟眠障害ないしは早朝覚醒)
　C：夜間の不穏(せん妄をふくむ)がある
　　※付加情報：Bを選択した場合,以下のうち認められるものに
　　　〇をする.複数選択可.
　　　入眠障害（　） 途中覚醒・熟眠障害（　） 早朝覚醒（　）

☐ A=-1.83
☐ B=-0.64
☐ C= 2.47

[7] 表情
　A：表情は豊かで，明るい
　B：表情が乏しく，暗い
　C：不適切な感情表現(情動失禁など)がある

☐ A=-0.52
☐ B=-0.79
☐ C= 1.31

Total	
Constant	+9.50
Total score =	

図1　日本脳卒中学会・脳卒中うつスケール
　　　Japan Stroke Scale (Depression Scale)：JSS-D
(日本脳卒中学会Stroke Scale委員会：脳卒中. 25：211, 2003.)

[1] 気分
　　A：気分爽快やうつ気分はなく，普通にみえる
　　B：気分がふさいでいる様子がある
　　C：気分が沈む，寂しい，悲しいという明らかな訴えや素ぶりがある

□ A=-0.93
□ B=-0.68
□ C= 1.61

[2] 日常生活動作・行動（入浴・着替え・洗面・娯楽など）に関する自発性と意欲の低下
　　A：自発的に活動し，通常の意欲がある
　　B：日常生活動作に働きかけが必要で，意欲に欠ける
　　C：働きかけても活動せず，まったく無気力である

□ A=-1.05
□ B=-0.67
□ C= 1.72

[3] 不安・焦燥
　　A：不安感やいらいら感はない
　　B：不安感やいらいら感が認められる
　　C：いらいら感をコントロールできず，落ち着きない動作・行動がしばしばみられる

□ A=-2.04
□ B=-0.44
□ C= 2.47

[4] 脱抑制行動（易怒性，性的逸脱行動）
　　A：感情や異常な行動を抑制できる
　　B：悪態や乱暴な言葉，または軽い性的な言動が見られる（エロチックな発言や体にさわるなど）
　　C：異常で明らかな怒りや逸脱行為が見られる（物を投げる，つねる，たたく，ひっかく，蹴る，噛みつく，つばを吐く，叫ぶ，服をかってに脱ぐなどの行動）

□ A=-5.53
□ B=-0.78
□ C= 6.31

[5] 睡眠障害
　　A：よく眠れる
　　B：よく眠れない（入眠障害，熟眠障害ないしは早朝覚醒）
　　C：夜間の不穏（せん妄をふくむ）がある
　　※付加情報：Bを選択した場合，以下のうち認められるものに○をする．複数選択可．
　　　入眠障害（　）　途中覚醒・熟眠障害（　）　早朝覚醒（　）

□ A=-1.72
□ B=-0.98
□ C= 2.70

[6] 表情
　　A：表情は豊かで,明るい
　　B：表情が乏しく,暗い
　　C：不適切な感情表現(情動失禁など)がある

□ A=-0.80
□ B=-0.45
□ C= 1.25

[7] 病態・治療に対する対応
　　A：自分の身体の状態を認識し，その治療に前向きである
　　B：自分の身体の状態を認識しているが，治療への積極性がない
　　C：自分の身体の状態を認識していない

□ A=-1.18
□ B=-0.29
□ C= 1.47

[8] 対人関係
　　A：家族やスタッフとの交流は良好である
　　B：家族やスタッフとのかかわりに消極的で，関心が薄い
　　C：周囲との交流はほとんどなく，人との接触に拒否的である

□ A=-1.30
□ B=-0.58
□ C= 1.89

Total	
Constant	+14.00
Total score =	

図2　日本脳卒中学会・脳卒中情動障害スケール
　　　Japan Stroke Scale (Emotional Disturbance Scale)：JSS-E
(日本脳卒中学会 Stroke Scale 委員会：脳卒中．25：210, 2003.)

本来のうつ状態の重症度は区別して評価されるべきであると考えられたためである。

JSS-Dは，①気分，②罪責感，絶望感，悲観的考え，自殺念慮，③日常生活への興味，楽しみ，④精神運動抑制または思考制止，⑤不安・焦燥，⑥睡眠障害，⑦表情により構成される。また，JSS-Eは，①気分，②日常生活動作・行動に関する自発性と意欲の低下，③不安・焦燥，④脱抑制行動，⑤睡眠障害，⑥表情，⑦病態・治療に対する対応，⑧対人関係の8項目よりなる。すべての項目が3つのカテゴリー（アンカー・ポイント）を持つ。

この2つのスケールは，気分，不安・焦燥，睡眠障害，表情の4つの項目を共有しており，両スケールを通したすべての項目数は11である。2つのスケールは同時に評価可能であり，両者をあわせて，脳卒中感情障害（うつ・情動障害）スケール（JSS-DE）と呼ぶ。その同時評価表を図3に示す。臨床的には，この同時評価表を使用すると便利である。

[1] 気分
　A：気分爽快やうつ気分はなく，普通にみえる　　うつ A=-0.98　情動障害 A=-0.93
　B：気分がふさいでいる様子がある　　B=-0.54　B=-0.68
　C：気分が沈む，寂しい，悲しいという明らかな訴えや素ぶりがある　　C=1.52　C=1.61

[2] 罪責感，絶望感，悲観的考え，自殺念慮
　A：特に自分を責める気持ちはなく，将来に希望がある　　A=-2.32
　B：自分は価値がない人間だと思い，将来に希望をなくしている　　B=-0.88
　C：明らかな罪責感をもつ（過去に過ちをした，罪深い行為をしたなどと考える）ないしは死にたいという気持ちを持つ　　C=3.19

[3] 日常活動（仕事，趣味，娯楽）への興味，楽しみ
　A：仕事ないしは趣味・娯楽に対して，生き生きと取り組める　　A=-1.17
　B：仕事ないしは趣味・娯楽に対して，気乗りがしない　　B=-0.94
　C：仕事ないしは趣味・娯楽に対して完全に興味を喪失し，活動に取り組まない　　C=2.11

[4] 精神運動抑制または思考制止
　A：十分な活気があり自発的な会話や活動が普通にできる　　A=-0.84
　B：やや生気や意欲に欠け，集中力も鈍い　　B=-0.53
　C：全く無気力で，ほんやりしている　　C=1.37

[5] 不安・焦燥
　A：不安感やいらいら感はない　　A=-1.11　A=-2.04
　B：不安感やいらいら感が認められる　　B=-0.64　B=-0.44
　C：いらいら感をコントロールできず，落ち着きない動作・行動がしばしばみられる　　C=1.75　C=2.47

図3　日本脳卒中学会・脳卒中感情障害（うつ・情動障害）スケール同時評価表
　　　Japan Stroke Scale：JSS-DE

	うつ	情動障害

[6] 睡眠障害
　　A：よく眠れる　　　　　　　　　　　　　　　　　A = -1.83　A = -1.72
　　B：よく眠れない（入眠障害，熟眠障害ないしは早朝覚醒）　B = -0.64　B = -0.98
　　C：夜間の不穏（せん妄をふくむ）がある　　　　　　C = 2.47　C = 2.70
　　　※付加情報：Bを選択した場合，以下のうち認められるものに
　　　　○をする．複数選択可．
　　　　入眠障害（　）　途中覚醒・熟眠障害（　）　早朝覚醒（　）

[7] 表情
　　A：表情は豊かで，明るい　　　　　　　　　　　　A = -0.52　A = -0.80
　　B：表情が乏しく，暗い　　　　　　　　　　　　　B = -0.79　B = -0.45
　　C：不適切な感情表現（情動失禁など）がある　　　　C = 1.31　C = 1.25

[8] 日常生活動作・行動（入浴・着替え・洗面・娯楽など）に関する
　　自発性と意欲の低下
　　A：自発的に活動し，通常の意欲がある　　　　　　　　　　A = -1.05
　　B：日常生活動作に働きかけが必要で，意欲に欠ける　　　　B = -0.67
　　C：働きかけても活動せず，まったく無気力である　　　　　C = 1.72

[9] 脱抑制行動（易怒性，性的逸脱行動）
　　A：感情や異常な行動を抑制できる　　　　　　　　　　　　A = -5.53
　　B：悪態や乱暴な言葉，または軽い性的な言動が見られる（エロチック　B = -0.78
　　　　な発言や体にさわるなど）
　　C：異常で明らかな怒りや逸脱行為が見られる（物を投げる，つねる，　C = 6.31
　　　　たたく，ひっかく，蹴る，噛みつく，つばを吐く，叫ぶ，服をかっ
　　　　てに脱ぐなどの行動）

[10] 病態・治療に対する対応
　　A：自分の身体の状態を認識し，その治療に前向きである　　A = -1.18
　　B：自分の身体の状態を認識しているが，治療への積極性がない　B = -0.29
　　C：自分の身体の状態を認識していない　　　　　　　　　　C = 1.47

[11] 対人関係
　　A：家族やスタッフとの交流は良好である　　　　　　　　　A = -1.30
　　B：家族やスタッフとのかかわりに消極的で，関心が薄い　　B = -0.58
　　C：周囲との交流はほとんどなく，人との接触に拒否的である　C = 1.89

脳卒中うつスケール
Total ☐
Constant　+9.50
Total score = ☐

脳卒中情動障害スケール
Total ☐
Constant　+14.00
Total score = ☐

図3の続き
(日本脳卒中学会Stroke Scale委員会：脳卒中．25：212-213, 2003.)

4) JSS-DおよびJSS-Eの各項目における3つのアンカー・ポイントへの配分の検討

この2つのスケールを用いて，新たな77人の脳卒中例が評価された．図4に，脳卒中後の77例における修正スケールにおける3つのアンカー・ポイントへの配分の検討の結果を示す．各項目の3つのアンカー・ポイントへの分布を図に示した．満足のゆく3つのアンカー・ポイントへの分布が認められた．

5) JSS-DとJSS-Eの信頼性検討

次に，77人の脳卒中例に対して10人の検者が評価を行い，評価者間信頼度（inter-rater reliability）が検討された．また，77人の脳卒中例に対して18人の検者が3日間の間隔をあけ同一ケースを評価することにより，再試験法による信頼度（test-retest reliability）が検討された．表2に，JSS-DとJSS-Eに用いられた11項目の評価者間信頼度および再試験法による信頼度をkappa係数を用いて示す．評価者間信頼度のkappa係数は0.65〜0.89に分布し，再試験法による信頼度のkappa係数は0.80〜0.97に分布し，すべての項目で高い信頼度が得られた．

6) スケールの各項目の重み付け

Conjoint analysisの手法[20〜22]を用いて，各評価項目の相対的重要度および各アンカー・ポイントの評点を算出した．具体的には，Orthoplanのプログラムにより各項目の異なったアンカー・ポイントの代表的組み合わせを持つ仮想患者を作成した．仮想患者の数は，JSS-Eでは27組，JSS-Dでは18組である．次に，Plancardプログラムを

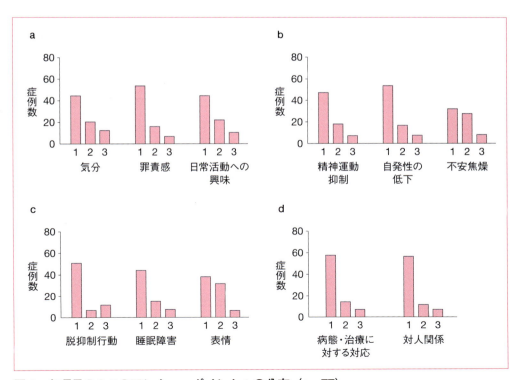

図4 各項目の3つのアンカー・ポイントへの分布（n＝77）

表2　11項目の信頼性検討の結果（N＝77）

	Inter-rater reliability	Test-retest reliability
1. Depressive mood	0.74	0.87
2. Ideas of guilt	0.70	0.84
3. Loss of interest	0.73	0.84
4. Psychomotor retardation	0.81	0.80
5. Decrease in spontaneity	0.89	0.86
6. Anxiety and agitation	0.65	0.84
7. Disinhibited behavior	0.86	0.97
8. Sleep disorder	0.67	0.92
9. Decreased facial expression	0.66	0.80
10. Attitude towards illness	0.83	0.84
11. Interpersonal relationships	0.76	0.85

表4　JSS-Eにおける各項目の相対的重要度

	Averaged importance
1. Depressive mood	7.49 %
2. Decrease in spontaneity	8.16 %
3. Anxiety and agitation	13.27 %
4. Disinhibited behavior	34.85 %
5. Sleep disorder	13.02 %
6. Decreased facial expression	6.01 %
7. Attitude towards illness	7.82 %
8. Interpersonal relationships	9.38 %

Pearson's R ＝0.995（p＜ .00001）
Kendall's tau ＝ 0.954（p＜ .00001）

表3　JSS-Dにおける各項目の相対的重要度

	Averaged importance
1. Depressive mood	10.99 %
2. Ideas of guilt and suicidal ideation	24.19 %
3. Loss of interest and pleasure	14.39 %
4. Psychomotor retardation	9.69 %
5. Anxiety, irritability, and agitation	12.58 %
6. Sleep disorder	18.90 %
7. Decreased facial expression	9.25 %

Pearson's R ＝ 0.999（p＜..00001）
Kendall's tau ＝ 0.948（p＜ .00001）

用いてその仮想患者カードを作成し，100名の専門医による仮想患者の重症度の順位付けを行った。

この結果から，Conjoint analysisにより，相対的重要度と評点を算出した。まず，Conjoint analysisにより得られたJSS-DおよびJSS-Eにおける各項目の相対的重要度を表3と表4に示す。JSS-Dでは，罪責感，絶望感，悲観的考え，自殺念慮の項目の重要度がもっとも高く，ついで睡眠障害の重要性が高いと判定された。これは，臨床的な印象，すなわち，うつ状態において自殺念慮を語り不眠を伴うケースには十分な注意をする必要があるとい

う判断と一致するものである。また，JSS-Eでは，脱抑制行動の重要度が非常に高かった。脳損傷後の暴力的・攻撃的な言動，易怒性，性的な逸脱行為は，臨床上の大きな問題となることはいうまでもないことであり，臨床的な判断に一致している。Conjoint analysisにより算出された各アンカー・ポイントの評点が，図1～3の右側に示されている。図3の使い方としては，11の各項目についてそれぞれ該当するアンカー・ポイントの空欄にチェックを入れ，それに割り当てられたスコア値を合計し，最後に常数の＋9.50または＋14.00を加えれば重症度スコアが計算される。この場合，該当するアンカー・ポイントが同じでも，JSS-DとJSS-Eのどちらのスコアを計算するかにより割り当てられたスコアが異なることに注意する必要がある。

7）重み付けされたスケールの総合得点分布の検討

これまでとは独立した，新たな60例の脳卒中患者においてJSS-Dの重み付け後の総合得点の分布が検討された。この結果を図5に示す。JSS-Dの総合得点は，理論的には，＋0.73から＋23.22の間の値に分布する。ここでも，良好な分布が認められた。また，新たな70例の脳卒中患者において，JSS-Eの重み付け後の総合得点の分布が検討され

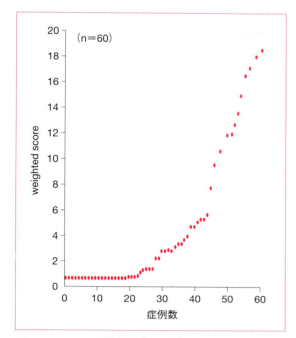

図5　JSS-Dの総合得点の分布

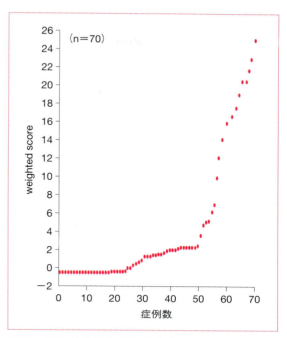

図6　JSS-Eの総合得点の分布

た。JSS-Eの総合得点は，−0.55から＋33.42の間の値に分布し得る。図6に示された結果から，良好な分布が確認された。

ケールに分割すると評価しやすい。

まとめ

以上より，JSS-EおよびJSS-Dは，脳器質疾患，特に脳卒中後に生じる情動障害やうつ状態を評価する測定法として，高い信頼度と良好な分布をもつ定量的なスケールといえる。また，両スケールともに，項目数が少ないことにより臨床使用上簡便であることも特徴である。脳損傷後の脱抑制行動，意欲の障害，病態・治療への態度，対人関係などを含むより広義の情動の障害の重症度の判定にはJSS-Eを用い，より純粋な意味でのうつ状態の重症度の評価にはJSS-Dを用いることが望まれる。実際の採点の場合には，図3を用いて，11項目を連続して評価し，得点の計算の際に2つのス

文　献

1）日本脳卒中学会 Stroke Scale 委員会：日本脳卒中学会・脳卒中感情障害（うつ・情動障害）スケール Japan Stroke Scale（Emotional Disturbance Scale）＜JSS-D・JSS-E＞．脳卒中．25（2）：206-214，2003．

2）Gotoh F, Terayama Y, Amano T；Stroke Scale Committee of the Japan Stroke Society：Development of a novel, weighted, quantified stroke scale：Japan stroke scale. Stroke. 32：1800-1807, 2001.

3）日本脳卒中学会 Stroke Scale 委員会：日本脳卒中学会・脳卒中重症度スケール（急性期）Japan Stroke Scale（JSS）．脳卒中．19（1）：2-5, 1997．

4）日本脳卒中学会 Stroke Scale 委員会：日本脳卒中学会・脳卒中運動機能障害重症度スケール Japan Stroke Scale（Motor Function）（JSS-M）．脳卒中．21（3）：353-356, 1999．

5）日本脳卒中学会 Stroke Scale 委員会：日本脳卒中学会・脳卒中高次脳機能スケール Japan Stroke

Scale (Higher Cortical Function) (JSS-H). 脳卒中. 23 (4): 284-291, 2001.

6) Carson AJ, MacHale S, Allen K, et al.: Depression after stroke and lesion location: a systematic review. Lancet. 356: 122-126, 2000.

7) Gustafson Y, Nilsson I, Mattson M, et al.: Epidemiology and treatment of post-stroke depression. Drugs Aging. 7: 298-309, 1995.

8) Paolucci S, Antonucci G, Pratesi L, et al.: Poststroke depression and its role in rehabilitation of inpatients. Arch Phys Med Rehabil. 80: 985-990, 1999.

9) Robinson RG, Starkstein SE: Heterogeneity in clinical presentation following stroke: neuropathological correlates. Neuropsychiatry Neuropsychol Behav Neurol. 4: 4-11, 1991.

10) Ryden MB: Aggressive behavior in persons with dementia who live in the community. Alzheimer Dis Assoc Disord. 2: 342-355, 1988.

11) Hamilton M: The assessment of anxiety states by rating. Br J Med Psychol. 32: 50-55, 1959.

12) Hamilton M: A rating scale for depression. J Neurol Neurosurg Psychiatry. 23: 56-62, 1960.

13) Zung WWK: A self-rating depression scale. Arch Gen Psychiatry. 12: 63-70, 1965.

14) Radloff LS: The CES-D scale: a self-report depression scale for research in the general population. Appl Psychol Measurement. 1: 385-401, 1977.

15) McNair DM, Lorr M, Droppleman LF: Manual for the Profile of Mood States (POMS), Revised. Educational and Industrial Testing Service (EdITS), San Diego, CA, 1992.

16) Sunderland T, Alterman IS, Yount D, et al.: A new scale for the assessment of depressed mood in demented patients. Am J Psychiatry. 145: 955-959, 1988.

17) Goldberg DP, Hillier VF: A scaled version of the General Health Questionnaire. Psychol Med. 9: 139-145, 1979.

18) Zigmond AS, Snaith RP: The hospital anxiety and depression scale. Acta Psychiatr Scand. 67: 361-370, 1983.

19) Cohen-Mansfield J: Agitated behaviors in the elderly. II. Preliminary results in the cognitively deteriorated. J Am Geriatr Soc. 34: 722-727, 1986.

20) Akaah IP, Korgaonkar PK: A conjoint investigation of the relative importance of risk relievers in direct marketing. J Advert Res. 28: 38-44, 1988.

21) Graf MA, Tanner DD, Swinyard WR: Optimizing the delivery of patient and physician satisfaction: a conjoint analysis approach. Health Care Manage Rev. 18: 34-43, 1993.

22) Terayama Y, Gotoh F, Amano T: A preliminary study of developing QOL-oriented neurological scale in acute stroke. J Stroke Cerebrovasc Dis. 6 (Suppl 1): 70-79, 1996.

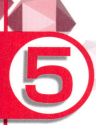 脳卒中後のアパシー（意欲障害）は
ADLに影響を及ぼすか

社会福祉法人仁生社 江戸川病院　森　俊子
九州労災病院門司メディカルセンター　蜂須賀研二

　アパシー（apathy）について，Marinは「意識障害，認知障害，感情障害によらない動機付けの減弱」と定義し[1]，Levy & Duboisは，「目的に向けられた随意的で意図的な行動の量的な減少」と定義した[2]。また脳卒中後うつ（poststroke depression：PSD）は脳卒中後にしばしば出現する病態で，アパシーも脳卒中後に高率に出現するので，臨床的に両者が混同されていることが多い。うつとアパシーは類似した症状であるため明確に分離しがたい要素もあるが，本来うつとアパシーは異なった症候である。それぞれに適切に対応しなければリハビリテーション（以下，リハビリ）の阻害因子となる可能性があり，的確に診断を行ったうえでの対応が求められる[3]。脳卒中リハビリの立場からは，うつとアパシーの関係やこれらが日常生活動作（ADL）や機能訓練の遂行にどんな影響を与えるかは重要な問題である。

A 脳卒中後アパシーの発症頻度とリハビリへの影響

　脳卒中後アパシーの発症頻度はChaseによれば35％[4]，脳卒中後アパシーに関するレビューでは，発症頻度は平均36.3（15.2〜71.1％）であり，PSDより発症頻度が高いと報告されている[5]。小林らの脳梗塞245症例の分析では，うつを単独で呈するのは12％，うつとアパシーの合併が24％，アパシー単独が21％であり，うつよりもアパシーの頻度が明らかに高く，いわゆる脳卒中後うつ状態といわれているもののうち，かなりの例はアパシーの要素が強いと述べている[6]。

　Matsuzakiらは，脳卒中亜急性期の入院リハビリを行った患者117例について分析し，アパシーはうつよりもFIM（Functional Independence Measurement）の改善に強い影響を与えたと報告している[7]。Hamaらは脳卒中患者ではアパシーと認知機能低下はADLの改善を阻害するが，うつにはその傾向を認めなかったと報告した[8]。

　リハビリ病院での日常臨床経験からは，アパシーは更衣や歩行など日常生活に基本的な活動であるADLよりも，食事の用意や買い物など応用的な生活活動や精神心理的要素を含んだ生活の質（QOL）などを低下させる印象があるが，これらの関係は必ずしも明確ではない。そこで，リハビリ病院で遭遇する脳卒中患者を対象にして，うつとアパシーについて横断的調査を行ったので概要を紹介する。さらにこの調査結果に基づきうつとアパシーの関連を検討し文献的考察を加え，アパシーはADLよりも応用的な生活活動や日常生活満足度（satisfaction in daily life：SDL）に影響を

及ぼすことを概説する。

Ⓑ 調査対象の選定

　脳卒中後うつやアパシーに関しては，回復期や維持期の対応がもっともニーズが高いので，リハビリ関連施設の共同研究として調査を実施することにした。参加施設は産業医科大学リハビリ科が中心となり北九州および近隣でリハビリ科専門医が管理している3ヵ所の病院リハビリ科と，5ヵ所の回復期リハビリ病院であった。対象患者は回復期リハビリ病院に訓練目的で入院している脳卒中患者連続症例と，病院リハビリ科通院中の在宅脳卒中患者連続症例であった。対象選択基準は，年齢は50〜80歳，CTまたはMRIにて脳血管障害が確認できること，症状が安定し認知症や高度の失語症がなく，自記式調査票への回答が可能であること，入院患者は発症後9ヵ月以内（当時の回復期リハビリ病棟入院基準の者），外来患者は脳卒中発症後，入院リハビリ訓練を終了して在宅で生活している者とした。

Ⓒ アパシーとADLの評価

　患者のプロフィールとして，年齢，性別，疾病（脳梗塞，脳出血，クモ膜下出血，その他），障害部位（頭部MRIまたはCTにて，大皮質障害，小皮質障害，皮質下障害，テント下障害，その他）[9]，発症後月数，初発/再発，片麻痺（右・左・両側・なし），片麻痺重症度，失語症の有無，抗うつ薬使用の有無，居住環境（入院/在宅）などを，主治医が診療録より調査した。
　アパシーの評価はStarksteinらが作成したアパシースケール短縮版[10]の日本語版を用いた[11]。岡田らはアパシースケールをやる気スコアと呼び，14項目の質問に対して各項目とも0〜3点に自己評価し合計点（0〜42点）を求め，16点以上をアパシーと判定した。このカットオフ値を用いると感度：81.3%，特異度：85.3%となる[11]。
　うつの評価は，Zungのうつ性自己評価尺度（SDS）[12]の日本語版と日本脳卒中学会・脳卒中うつスケール（JSS-D）[13]を用いた。JSS-Dはハミルトンうつ病評価尺度（HAM-D）をもとに日本脳卒中学会が脳卒中後のうつ状態を評価するために作成した評価尺度であり，HAM-Dと強い相関を示す。主治医が7項目の症状に関して評価表に従いA，B，Cに判定し，それぞれの項目ごとに重み付けされた評価値を集計し定数を加えて合計点を求める。カットオフ値は3.0である[14]。
　ADLの評価はSelf-rating Barthel index（SB）を用いた[15]。SBはBI[16]を基に疫学調査用に改訂したものであり，BI原法や機能的自立度評価との互換性が確保され，自記式評価としての信頼性も確立している[17]。SBは，食事，整容，入浴，上半身更衣，下半身更衣，トイレ，排尿管理，排便管理，ベッド移乗，便器移乗，浴槽移乗，歩行，階段昇降の13項目に関して，被験者が「できる，少しできる，できない」の3段階に判定し，すべてできない場合は0点，すべてできる場合は100点であり，我が国の在宅中高年齢者標準値も設定されている[15]。
　応用的な生活活動はFrenchay Activities Index（FAI）自己評価表（SR-FAI）を用いた[18]。SR-FAIはFAI[19]を疫学調査向きに改訂した日本語版自己評価表であり，食事の用意，食事の後片付け，洗濯，掃除や整頓，力仕事，買い物，外出，屋外歩行，趣味，交通手段の利用，旅行，庭仕事，家や車の手入れ，読書，仕事の15項目からなる。最近の生活の中で応用的な活動の実践状況を0〜3の4段階に被験者が判定し，全項目していない（非

活動的な）場合は0点，すべて十分に実践している（活動的な）場合は45点になり，我が国の在宅中高齢者標準値も設定されている[20]。今回の調査では，入院中の患者は応用的な生活活動は病棟生活のため制限されており，患者固有の活動状況を反映しないので，評価対象は在宅生活をしている外来患者に限定した。

主観的領域のQOLは，在宅高齢者の日常生活満足度に関与する要因調査[21]に基づき改訂した日常生活満足度（Satisfaction in daily life：SDL）を用いた[22]。SDLは，体の健康状態，心の健康状態，身の回りの動作の自立，歩行や移動，家庭内の仕事，住みやすい住居，配偶者や家族とのよい関係，趣味やレクリエーション，社会的交流，年金・補償・蓄え，職業の11項目からなり，項目ごとに満足度を1〜5点に被験者が判定し，合計点を求める。我が国の在宅中高齢者標準値も設定されている[22]。

麻痺の重症度はBrunnstrom recovery stageに準拠して[23]，主治医がⅠ（随意運動なし）〜Ⅵ（分離運動が可能）の6段階に判定した。

D 結果の概要

1）対象の内分け

対象患者は180名（男108名，女72名）であり，入院群は83名，平均年齢68.0±11.7歳，外来群は97名，平均年齢63.6±10.5歳であった。初回発症は148名，再発は32名であり，今回の発症からの経過は入院群6.5ヵ月（中央値：3.0，範囲：1〜9），外来群60.8ヵ月（中央値：35.5，範囲：3〜225）であった。障害部位は大皮質障害26名，小皮質障害24名，皮質下障害90名，テント下障害10名，その他10名であり，麻痺型は右片麻痺84名，左片麻痺66名，両片麻痺8名，麻痺なし13名，その他9名であった。14名が抗うつ薬を使用していた。なお，失語症を呈する患者が28名含まれていたが，いずれも自記式評価への回答に支障のないレベルであった。

やる気スコアが16点以上の者は全対象者中91名（51.1%）であり，入院群の60.2%，外来群の42.3%がアパシーと判定された。SDSが50点以上の者は全対象者中31名（17.2%）であり，入院群の24.1%，外来群の9.8%がこの基準を満たしうつと判定された。JSS-Dが3.0以上の者は全対象者中28名（15.9%）であり，入院群の16.9%，外来群の14.6%がJSS-Dの基準を満たし，うつと判定された。

2）アパシーと患者プロフィル

やる気スコアと患者プロフィルの関係をgeneral liner modelで解析すると，やる気スコアと年齢，性別，障害部位，上肢麻痺の程度とは有意な関係はなかったが，入院群と外来群の間に有意差を認めた（表1）。

やる気スコアを従属変数，SR-FAI，SDL，SB，SDS，JSS-Dを独立変数として重回帰分析を用いて相互関係を解析した（表2）。決定係数は0.347と高くはないが，SR-FAIとSDLが有意な独立変数として抽出され，応用的な生活活動（SR-FAI）や日常生活における満足度（SDL）は，やる気スコアをある程度予測することができた。一方，日常生活動作の自立（SB）やうつ（SDS，JSS-D）は有意な独立変数ではなかった。

3）アパシーとうつの関係

次にアパシーとうつの関係を分析した。図1にSDSとやる気スコアの関係をプロットすると，アパシーとうつの両方を有する者は12.6%であり，アパシーがあってもうつではない者が37.7%，ア

表1　やる気スコアと患者プロフィル

項目	自由度	平均平方	F値	P値
年齢	1	20.417	0.424	0.516
性別（男／女）	1	12.596	0.262	0.610
疾病	3	6.051	0.126	0.945
障害部位	4	19.684	0.409	0.802
上肢麻痺	5	90.539	1.882	0.101
失語症（有／無）	1	170.375	3.541	0.062
入院／外来	1	167.450	3.480	0.033

general liner model；従属変数：やる気スコア，共変量：年齢，疾病：脳梗塞，脳出血，クモ膜下出血，その他，障害部位：大皮質障害，小皮質障害，皮質下障害，テント下障害，その他，上肢麻痺：Brunnstrom recovery stage Ⅰ，Ⅱ，Ⅲ，Ⅳ，Ⅴ，Ⅵ

表2　やる気スコアと評価値

	β	P値
SR-FAI	−0.281	0.025
SDL	−0.275	0.016
SB	0.203	0.084
SDS	0.177	0.130
JSS-D	0.175	0.219

重回帰分析；従属変数：やる気スコア，$R^2=0.347$，$p<0.001$，SB：Barthel Index 自己評価，SR-FAI：Frenchay Activities Index自己評価，SDL：日常生活満足度，SDS：うつ性自己評価尺度，JSS-D：日本脳卒中学会うつ評価スケール

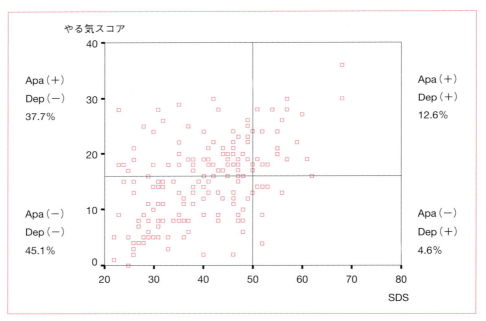

図1　SDSとやる気スコア
Apa（＋）：やる気スコア16点以上，Apa（−）：16点未満
Dep（＋）：自己評価うつスケール50点以上，Dep（−）：50点未満

パシーはないがうつはある者が4.6％であった。
図2にJSS-Dとやる気スコアを散布図に示すと，アパシーとうつの両方を有する者は12.4％であり，アパシーがあってもうつではない者が38.8％，アパシーはないがうつはある者が3.4％であり，

図1とほぼ同様の傾向を示した。すなわち，アパシーと判定された者の中で，約1/4にうつがあり，3/4にはうつはなかった。一方，うつと判定された者の中で約3/4にアパシーがあり，1/4にはアパシーはなかった。

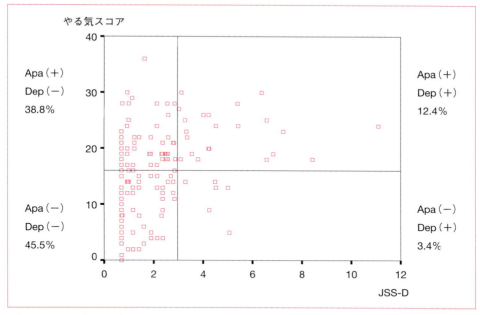

図2　JSS-Dとやる気スコア
Apa（＋）：やる気スコア16点以上，Apa（－）：16点未満
Dep（＋）：日本脳卒中学会うつ評価スケール3点以上，Dep（－）：3点未満

やる気スコアとSDLの関係をプロットすると有意の負の相関（r＝－0.477，図3）を示し，やる気スコアとSR-FAIも同様に有意の負の相関（r＝－0.406，図4）を認めた。やる気スコアとSBには有意な相関関係はなかった。

E 脳卒中後アパシーの概説

1）脳卒中後のうつおよびアパシーの有症率

我が国の一般人口における大うつ病の発症率は2.9％/年であるが[24]，Hamaらによるリハビリ病院入院中の237例の報告では，うつと診断されたのは31.6％であった[8]。海外では，脳卒中後の気分障害に関するレビューで，Caeiroらは，うつ病は12.1％に認められ，アパシーはその3倍の36.3％に認められたと報告している[5]。

今回の我々の調査では，SDSとJSS-Dの評価法の違いによりその頻度は若干異なるが，SDS 50点以上をうつの基準にすると，うつと診断されたのはリハビリ病院全体では17.2％，回復期リハビリ病棟入院患者の24.1％，外来患者の9.8％であり，JSS-Dが3点以上を基準にするとリハビリ病院全体では15.6％，入院患者の16.9％，外来患者の14.6％である。

一方，アパシーの有症率は今回の調査ではリハビリ病院全体では50.5％，入院患者の60.2％，外来患者の42.3％が該当し，発症からの期間や居住環境により異なる可能性もあるが40〜60％の脳卒中患者にアパシーがあると考えられる。これまでの報告では，Starksteinらは脳卒中後アパシーの有症率を22.5％と報告しているが[25]，やる気スコアを用いた評価で，岡田らは56％[11]，Kajiらは40.2％[26]，Hamaらは40.1％[8]と報告している。またHamaらは脳卒中後でリハビリ病院入院中の

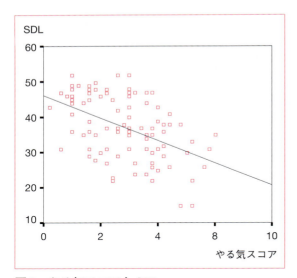

図3　やる気スコアとSDL
Pearsonの相関係数（r：−0.477, p<0.001）

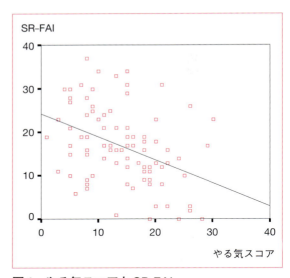

図4　やる気スコアとSR-FAI
Pearsonの相関係数（r：−0.406, p<0.001）

患者243例について解析し，うつのみが11.9％，アパシーのみが19.8％，両者を合併した症例が20.6％にみられると報告した[27]。

以上からアパシーの有症率はうつの2〜3倍程度であり，内科的管理やリハビリ訓練施行上，うつよりもアパシーの方がはるかに遭遇する頻度が高いと考えられる。臨床的には，アパシーと抑うつは類似しているが異なる病態として注意深く対応する必要があり，アパシーとうつではリハビリ訓練内容や薬物療法が異なる可能性もある。

2) アパシーと病変部位

我々の調査ではアパシーと病変部位との間には明らかな関連はなく，岡田ら[11]やStarksteinら[28]の報告と一致する。Levyらは基底核の病変とアパシーの関連性を強調しており[29]，Hamaらも両側の基底核の障害があると有意にアパシースケールが高くなると報告した[27]。また蜂須賀らはアパシーと判定した外傷性脳損傷患者12例に対して，イオマゼニル（I-IMZ）を用いた脳受容体シンチグラフィーを実施し得られた3D-SSP（three-dimensional stereo-tactic surface projections）画像から，前部帯状回・内側前頭野・側頭葉前内側・脳梁〜視床に集積低下を認めたと報告している[30]。

3) アパシーと身体障害

今回の調査ではアパシーと身体障害，特に片麻痺重症度や失語症とは，有意な関連はなく，Starksteinらもアパシーは運動麻痺の重症度や失語症とは関連がないと報告した[25]。一方Kennedyらは発症後30日以内の急性期脳卒中リハビリを行った入院患者96例について解析し，アパシーは失語および麻痺の重症度と強い関連を認めたと報告している[31]。

我々の調査対象患者は，発症から1ヵ月以上経過した回復期リハビリ病院に入院している患者および外来患者は入院リハビリ訓練を終了して自宅で生活している患者で，発症から30日以内の急性期リハビリを施行している患者は含まれていない。今回の調査対象が回復〜慢性期であることと

在宅患者が含まれていることが，アパシーと身体障害に有意な関連を認めなかった原因の1つではないかと考えられ，アパシーの有症率は入院患者の方が外来患者よりも高かったことと矛盾しない。

入院患者にアパシー有症率が高い原因を詳細に分析することは困難であることが，以下の要因が考えられる。①発症からの時間的経過，②生活環境（入院/在宅），③片麻痺の改善，④日常生活自立度の向上などである。現時点では，回復期リハビリ病院に入院中の患者には60％程度にアパシーを認めるが，各種機能訓練を行い歩行やADLが改善して自宅に退院するとアパシーはやや減少する。片麻痺の重症度やADL自立度は今回の結果からは有意な関連はなかったが，これらの改善の程度は何らかの影響を与える可能性があると考えられる。

4）アパシーとADLおよびQOL

我々の調査ではアパシーは応用的生活活動を評価するSR-FAIと主観的QOLを評価するSDLとの間に有意な負の相関を認めたが，日常の基本的な活動を評価するSBとの関連性は少なかった。

Caeiroらは脳卒中後アパシーに関するレビュー19件のメタ解析を行い，アパシーの有無はmodified Rankin Scale（mRS），BI，FIMに影響を及ぼさなかったと報告している[5]。一方Hamaらはリハビリ入院中患者のうつまたはアパシーと入院中の機能改善の程度との関係を調べ，うつ・アパシーのいずれもない群に比べて，アパシー単独あるいはうつとアパシーを合併している患者はFIM改善度が有意に低いと報告した[8]。ただし両者ともアパシーがあると有意に認知機能障害の程度が強くなることは一致していた。

認知機能と機能改善との関係については自験例

表3 FIM利得に関与する因子の重回帰分析

	FIM利得予測値 $p<0.001$ R^2乗$=0.37$		
	推定値	p値	標準β
年齢	-0.26	0.0397	-0.18
MMSE	-0.08	0.7010	-0.03
RCPM	0.82	0.0004	0.38
入院時総FIM	-0.36	<.0001	-0.61

159名に対してFIM利得に関係する因子（年齢・認知機能・FIM）の重回帰分析を行ったところ（表3），RCPM（レーブン色彩マトリックス検査）はFIM利得に対して入院時総FIMに次いで影響度が強く，認知機能と機能改善とに有意な関連を認めた。RCPMは思考力や類推能力を評価する知的機能検査であるが，今後はアパシーとの関連性を検討する必要性がある。

今回の調査では，ミニメンタルステート検査（mini mental state examination：MMSE）やRCPMなどの知的機能との関連を評価していないが，Starkstein[25]やJarzebskaら[32]はアパシーと認知機能低下との関連を指摘している。Onyikeらは，前向き研究にて高齢者のアパシーは認知機能の低下やADL障害と関連が大きいと報告した[33]。今後は，知的機能も含めてBI，FAI，QOLの再検討が必要である。

Wadeらは976名の脳卒中患者についてFAIと年齢，知的レベル，うつ，BIで評価したADLとの関係を調査し，FAIはBIおよび知的レベルと正の相関を，年齢およびうつとは負の相関を示すと報告した[34]。Appelrosは脳卒中発症前後のFAIおよびBIと重症度・年齢MMSEの関連を調査し，FAIは脳卒中後の機能的な変化をBIより敏感に反映すると述べた[35]。Carod-Artalらは，FAIはBIに比較してより高度で複雑な身体的活動と社会的機能を反映し，FAIの社会生活カテゴリはSF-36®

の社会的機能と相関すると報告した[36]。したがって，FAIは基本的なADLではなく，より高いレベルの自立度の評価，いわゆる「社会的生存」を反映する評価であるといえる。

　今回の結果と諸家の報告に基づき，アパシーがADLに及ぼす影響を考えると，「アパシーは基本的ADL自体には大きな影響は及ぼさない」と結論付けることができる。アパシーは認知機能障害と合併することが多いことから，運動機能面でのADLではなく，FAIで評価できる応用的生活活動，すなわち日常生活の基本的な活動ではなく，より高いレベルの社会的生存に影響を及ぼすと考えられる。

　SDLは主観的領域のQOL評価法の1つであり，田中らによるとSDLには生活に関する気分や感情などが含まれ，これに関連するものに幸福感（happiness），志気（morale），気分（mood）がある[37]。志気とは意気込みのことであるが，換言すれば「やる気」に近い概念と捉えることもできる。したがって，SDLは日常生活満足度でありながらやる気の要素が本来的に含まれており，一方，アパシーはこのやる気の低下であるので，アパシーとSDLとの有意な負の相関が示されたのであろう。

5）リハビリ病棟でのアパシーへの対応

　まず記憶障害や注意障害などの認知機能を評価し，重症度と今後の改善の見込みを立てリハビリゴールを決定していく。改善の見込みがある。薬物療法として脳循環代謝改善薬（ニセルゴリン），ドーパミン作動薬（アマンタジンなど）による内服治療を検討する。高橋によると，回復期リハビリ病棟に入院している脳卒中後アパシー患者の多くは，目標・計画を立て行動を開始することが困難であるが，外部からの刺激や誘導には比較的良好な反応を示すので，リハビリを実施するうえでの目標・治療計画を立て，その目標・計画に沿った誘導をする[38]。具体的には，訓練プログラムを作成して1日のスケジュールを立て，そのスケジュール表に沿って活動するように適宜声掛けをしながら促していくなどの方法がある。またアパシーの患者は自宅復帰した後でも，自ら行動しないために活動量が減少し，結果的に筋力やADLが低下するという問題が出てくる。したがって家庭および社会復帰に際しては，活動量維持のための福祉サービスの導入や，麻痺と違って外見だけではわかりにくいアパシーについて周囲に理解してもらうために，家族指導と環境調整を行う必要がある。

まとめ

　脳卒中後に生じるアパシーの有症率は回復期リハビリ病院入院患者の60.2％，リハビリ病院外来患者の42.3％に認め，日常生活に基本的なADLではなく，応用的な生活活動であるFAIや主観的QOLに有意な負の相関関係を認める。脳卒中後アパシーは脳卒中後うつとは異なる病態であり，今後のリハビリ対処方法や薬物療法に関して前向き比較研究が必要である。

謝辞：共同研究に参加した九州労災病院リハビリテーション科（河津隆三），九州労災病院門司メディカルセンターリハビリテーション科（石井麻利央），小倉リハビリテーション病院（浜村明徳），北九州八幡東病院（越智光宏），芳野病院（千坂洋巳），相生リハビリテーションクリニック（牧野健一郎），宗像水光会総合病院リハビリテーション部（松嶋康之）に深謝する。

※所属はすべて第1版発行（2008年）当時。

文献

1) Marin RS：Differential diagnosis and classification of apathy. Am J Psychiatry. 147：22-30, 1990.
2) Levy R, Dubois V：Apathy and the functional anatomy op the prefrontal cortex-basal ganglia circus. Cerebral Cortex. 16：916-928, 2006.
3) 蜂須賀研二：リハビリテーション医療におけるアパシーとその対策. 高次脳機能研究. 34（2）：184-192, 2014.
4) Chase TN：Apathy in neuropsychiatric disease：diagnosis, pathophysiology, and treatment. Neurotox Res. 19：266-278, 2011.
5) Caeiro L, Ferro JM, Costa J：Apathy secondary to stroke：a systemic review and meta-analysis. Cerebrovasc Dis. 35：23-39, 2013.
6) 小林祥泰：脳血管障害における脳血管性うつ状態の診断. 小林祥泰 編：脳血管性うつ状態の病態と診療. メディカルレビュー社, 東京, pp. 99-106, 2001.
7) Matsuzaki S, Hashimoto M, Yuki S, et al.：The relationship between post-stroke depression and physical recovery. J Affect Disord. 176：56-60, 2015.
8) Hama S, Yamashita H, Shigenobu M, et al.：Depression or apathy and functional recovery after stroke. Int J Geriatr Psychiatry. 22：1046-1051, 2007.
9) Wozniak MA, Kittner SJ, Price TR, et al.：Stroke location is not associated with return to work after first ischemic stroke. Stroke. 30：2568-2573, 1999.
10) Starkstein SE, Mayberg HS, Preziosi TJ, et al.：Reliability, validity, and clinical correlates of apathy in Parkinson's disease. J Neuropshychiatry Cli Neurosci. 4：134-139, 1992.
11) 岡田和悟, 小林祥泰, 青木 耕, 他：やる気スコアを用いた脳卒中後の意欲低下の評価. 脳卒中. 20：318-323, 1998.
12) Zung WW, Richards CB, Short MJ：Self-rating depression scale in an outpatient clinic. Further validation of the SDS. J Arch Gen Psychiatry. 13：508-515, 1965.
13) 日本脳卒中Stroke Scale委員会：日本脳卒中学会・脳卒中感情障害（うつ・情動障害）スケール Japan Stroke Scale（Emotional Disturbance Scale）〈JSS-D・JSS-E〉. 脳卒中. 25：206-214, 2003.
14) 加治芳明, 平田幸一, 江幡敦子：亜急性期Post-stroke Depression（PSD）の実態の検討―特にその適正な評価法について―. 脳卒中. 26：441-448, 2004.
15) 千坂洋巳, 佐伯 覚, 筒井由香, 他：無作為抽出法を用いて求めた在宅中高齢者のADL標準値. リハ医学. 37：523-528, 2000.
16) Mahoney FI, Barthel DW：Functional evaluation：the Barthel Index. Md State Med J. 14：61-65, 1965.
17) Hachisuka K, Ogata H, Ohkuma H, et al.：Test-retest and inter-method reliability of the self-rating Barthel Index. Clin Rehabil. 11：28-35, 1997.
18) 白土瑞穂, 佐伯 覚, 蜂須賀研二：日本語版Frenchay Activities Index 自己評価表およびその臨床応用と標準値. 総合リハ. 27：469-474, 1999.
19) Holbrook M, Skilbeck CE：An activities index for use with stroke patients. Age Aging. 12：166-170, 1983.
20) 蜂須賀研二, 千坂洋巳, 河津隆三, 他：応用的日常生活動作と無作為抽出法を用いて定めた在宅中高年齢者のFrenchay Acitvities Index 標準値. リハ医学. 38：287-295, 2001.
21) Tsutsui Y, Hachisuka K, Matsuda S：Items regarded as important for satisfaction in daily life by elderly residents in Kitakyushu, Japan. J UOEH. 23：245-254, 2001.
22) 蜂須賀研二, 千坂洋巳, 佐伯 覚：スモン患者の日常生活満足度と評価方法. 厚生科学研究費補助金（定疾患対策研究事業）スモンに関する調査研究班平成12年度報告書. pp 105-107, 2001.
23) Brunnstrom S：Motor testing procedures in hemiplegia：based on sequential recovery stages. Phys Ther. 46：357-375, 1966.
24) Kawakami N, Takeshima T, Ono Y, et al.：Twelve-month prevalence, severity, and treatment of common mental disorders in communities in Japan：preliminary finding from the World Mental Health Japan Survey 2002-2003. Psychiatry Clin Neurosci. 59（4）：441-452, 2005.
25) Starkstein SE, Fedoroff JP, Price TR, et al.：Apathy

26) Kaji Y, Hirata K, Ebata A：Characteristics of post-stroke depression in Japanese patiens. Neuropsychobiology. 53：148-152, 2006.
27) Hama S, Yamashita H, Shigenobu M, et al.：Post-stroke affective or apathetic depression and lesion location：left frontal lobe and bilateral basal ganglia. Eur Arch Psychiatry Clin Neurosci. 257：149-152, 2007.
28) Starkstein SE, Fedoroff JP, Price TR, et al.：Apathy following cerebrovascular lesions. Stroke. 24：1625-1630, 1993.
29) Levy R, Czernecki V：Apathy and the basal ganglia. J Neurol. 253（suppl 7）：Ⅶ54-61, 2006.
30) 蜂須賀研二, 岡崎哲也, 加藤徳明, 他：外傷性脳損傷による高次脳機能障害者の脳受容体シンチグラフィーの特徴. J J Rehabil Med. 50：5280, 2013.
31) Kennedy JM, Granato DA, Goldfine AM：Natural History of Poststroke Apathy During Acute Rehabilitation. J Neuropsychiatry Clin Neurosci. 27：333-338, 2015.
32) Jarzebska E：Stroke patient's apathy. Pol Merkur Lekarski. 22：280-282, 2007.
33) Onyike CU, Sheppard JM, Tschanz JT, et al.：Epidemiology of apathy in older adults：the Cache Country Study. Am J Geriatr Psychiatry. 15：365-375, 2007.
34) Wade DT, Legh-Smith J, Langton Hewer R：Social activities after stroke：measurement and natural history using the Frenchay Activities Index. Int Rehabil Med. 7：176-181, 1985.
35) Appelros P：Characteristics of the Frenchay Activities Index one year after a stroke：a population-based study. Disabil Rehabil. 29：785-790, 2007.
36) Carod-Artal J, Egido JA, González JL, et al.：Quality of life among stroke survivors evaluated 1 year after stroke：experience of a stroke unit. Stroke. 31：2995-3000, 2000.
37) 田中正一, 蜂須賀研二, 緒方 甫：難病患者におけるADLとSDL（日常生活満足度）. 総合リハ. 21：928-934, 1993.
38) 高橋真紀：回復期リハビリテーション病棟における脳卒中後うつとアパシー. 高次脳機能研究. 34（2）：193-198, 2014.

第3章

脳疾患とアパシー（意欲障害）

1. 脳血管障害におけるアパシー（意欲障害）
2. 無症候性脳血管障害におけるアパシー（意欲障害）
3. アルツハイマー型認知症におけるアパシー（意欲障害）
4. パーキンソン病におけるアパシー（意欲障害）
5. うつ病におけるアパシー（意欲障害）
6. 外傷性脳損傷におけるアパシー（意欲障害）

1 脳血管障害におけるアパシー（意欲障害）

島根大学名誉教授・島根大学医学部特任教授　小林祥泰

　脳血管障害は単一疾患では最大の医療費，介護費を必要としている疾患であり，特に後遺症対策が問題である。その中でも問題になるのが高率にアパシーをきたす血管性認知症である。アパシーは長らくうつ状態の部分症状とされてきたため独立した症候群としてきちんと認識されていなかった。しかし，近年，うつ状態とは機序も予後も異なることが明らかにされ，血管性認知症の中核をなす重要な症状であることが判明しつつある。著者は以前から，アパシーは脳血管障害の結果として起こる症状としても重要であるが，これ自体が廃用性認知症の原因として重要であることを認識すべきであると強調してきた[1,2]。

　ここではその根拠となる臨床データを示して，アパシーを早期に発見し，治療に結び付けることが血管性認知症への進展抑制のために必要であることを述べる。

A アパシーとは？

　アパシーは便宜的には感受性，感情，関心の欠如と定義されている。Marin[3]はアパシーを動機付けの欠如によるものであり，意識レベル低下や認知障害，感情的な悲嘆に起因するものではないとしている。Levy[4]は症候群としてのアパシーは他の心理学的解釈とは独立して客観的に測定可能であるべきものであり，以前の行動に比して自発的な行動と目的指向型行動の量的な減少と定義している。アパシーの背景となる機序には3つのサブタイプがあり，1つ目は喜怒哀楽といった情動と，より高度な感情の連携過程の破綻であり，眼窩内側前頭前野皮質もしくは線状体，淡蒼球腹側の辺縁系の病変に関連する。2つ目は認知処理過程分断による計画策定などの実行機能の低下で背外側前頭前野皮質と，関連する背側尾状核（背外側前頭前野神経回路）の病変と関連している。3つ目は自働的賦活化過程の障害により自ら発想することや自発的な行動が障害されるが外的駆動による行動は保たれるもので，もっとも重度のアパシー（精神的無動）を呈する。両側前頭前野や両側淡蒼球病変によって生じやすいとしている。さらにLevyら[5]はアルツハイマー型認知症やパーキンソン病，進行性核上性麻痺，前頭側頭型認知症などの症例で標準的なneuropsychiatric inventory（NPI）を用いて抑うつとアパシーを評価し，認知機能との関係を検討している。その結果アパシーと抑うつは相関せず，また，MMSE（mini-mental state examination）でみた認知機能もアパシーでのみ有意な相関を認めたことから，「アパシーはうつ状態ではない」ことを強調

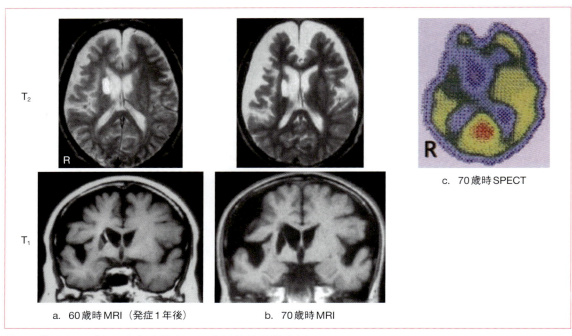

図1 著明なアパシーを主症状とした右尾状核脳梗塞例のMRIとSPECT

している．すなわち，アパシーはうつ状態とはまったく異なった病態であり，独立して存在するものである．しかし，血管性うつ状態などでは合併することも多く，うつ状態の一症状とみなされて見逃されていることが多い．著者[6]はまったくうつ状態がなく著明なアパシーのみを呈した右尾状核脳梗塞例を経験し，アパシーが独立した症候群であることを実感した．図1にそのMRIとSPECTを提示する．症例は60歳男性でアルコール多飲歴あり，ふらつき，幻覚妄想，振戦，体重減少で初診，頭部CT異常なし，ビタミンB_1は18ng/dLと低下しておりアルコール中毒によるものと診断，ビタミンB群と向精神薬で加療し改善した．しかし，外来で数ヵ月経過観察中，妻からその後は酒も飲まず，日常生活はできているが促さないと何もしなくなったという訴えがあった．うつ状態もなく，高度なアパシーを呈していることが考えられたため，頭部MRI検査したところ右尾状核に限局した梗塞と軽度な右前頭葉萎縮が出現していた（図1a）．MRA（血管撮影）では右中大脳動脈高度狭窄も認めた．経過中脳卒中発作はなく，アパシーが主体で認知機能も長谷川式簡易知能評価スケール（HDS）旧版で31.5/32.5と正常範囲であった．約10年間で図1b, cのように右前頭前野の萎縮が著明になったが，70歳時にも最低限のADLは自立しており改訂長谷川式簡易知能評価スケール（HDS-R）は25/30と比較的保たれていた．しかし，後に肺炎を契機に認知症が顕在化した．この例のアパシーは，Levyら[4]の示した第2の機序によるものと思われた．また，著者らの前頭葉皮質病変のない脳卒中患者40名における局所脳血流とアパシーの関連をみた結果では，アパシー群で両側前頭前野の有意な脳血流低下が認められた[7]．さらに，前頭前野機能を反映する新奇刺激による事象関連電位（P300a）とやる気スコア（アパシースケール）の関係を脳卒

中患者でみるとP300a振幅と潜時ともに有意な相関がみられた[8]。すなわち，アパシーが前頭前野機能低下と密接な関係を持っていることを示している。

B 血管性うつ状態の定義はアパシーの要素が強い

うつ病の定義にはアパシーは含まれていないが臨床的表現型の1つになり得る。Alexopoulos[9]による血管性うつ状態の定義では脳血管障害，高齢発症などの基本的特徴の他に二次的特徴として①執行機能の障害に限局しない認知機能障害の存在（計画力，企画力，持続力，抽象力），②精神運動制止，③罪業感などの抑うつ思考の乏しさ，④病識欠如，⑤無力感，⑥感情障害の家族歴がないことを挙げている。しかし，よく考えてみるとこの定義では，うつ病の中核症状である抑うつ思考の乏しさがあり，前頭前野機能の実行機能障害，病識欠如が特徴とされているので，むしろ血管性アパシーといってもよい内容である。

C 脳卒中後うつ状態とアパシーの頻度

前述したように脳卒中後うつ状態とみなされているものの中に，アパシー主体のものが含まれているので，一見うつ状態様にみえても機序が異なるものもあることを念頭に置いて区別する必要がある。これに気づいたStarkstein, Robinsonら[10]は80例の発症10日以内の急性期脳卒中患者でMarinの作成したapathy evaluation scaleを短縮したアパシースケールを用いて，アパシーとうつ状態の有無を検討し，9例（10%）がアパシーを呈し，9例（10%）がアパシーとうつ状態を合併しており，18例（22.5%）がアパシーを呈さずにうつ状態を呈していたとしている。すなわち，うつ状態とアパシーはお互いに独立して存在するが，大うつ病ではアパシーの頻度が増加すると初めて脳卒中後うつ状態の中に脳卒中後アパシーが存在することを報告した。

著者らが，Starksteinら[11]のアパシースケールを翻訳改変した「やる気スコア」（島根医科大学第3内科版）[12]を用いて，脳梗塞245例で調査した結果では，抑うつ単独は12%でアパシーとの合併が24%，アパシー単独が21%と抑うつよりもアパシーの頻度が明らかに高く，いわゆる脳卒中後うつ状態といわれているもののうち，かなりの例はアパシーの要素が強いものであることを示している[13]。年代別にみると，アパシーの頻度は70歳台まではほとんど変わらず20%未満であるが，80歳以上で増加し32.5%にも達していた。これをさらに脳ドック受診健常成人と比較してやる気スコア得点分布をみると，図2のようにアパシーは脳ドック群では7.3%に過ぎなかったが，脳血管障害群では44.9%と高頻度にみられた。また，脳血管障害245例をHDS-Rでの認知症のcut-off値である20点で分けてみると，図3のごとく認知症あり群では抑うつとアパシーの合併が39%ともっとも多く，次いでアパシーのみが29%で，抑うつのみは10%に過ぎなかった。認知症なし群では抑うつとアパシー合併とアパシーのみはいずれも19%でやはり抑うつのみが13%ともっとも低頻度であった。抑うつ，アパシーをすべて含めた頻度は認知症あり群では78%にも達し，認知症なし群の51%に比し有意に高率であった。Brodatyら[14]はSydney stroke studyで135例の脳梗塞（発症3〜6ヵ月後）と92名の対照群でMarinのapathy evaluation scaleを評価した結果，アパシーが26.7%と対照群の5.4%に比し有意に多かったとしている。また，アパシー群では

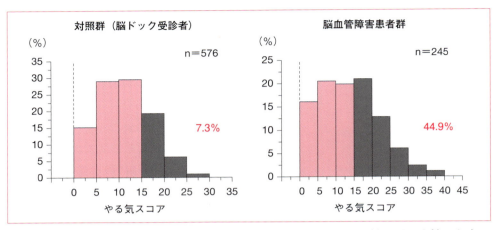

図2　脳血管障害群におけるやる気スコアによるアパシーの頻度を対照群と比較したもの

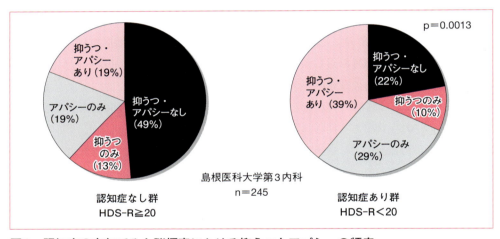

図3　認知症の有無でみた脳梗塞における抑うつとアパシーの頻度
抑うつあり：SDS40以上，アパシーあり：やる気スコア16以上

MMSEが有意に低く，年齢と発病前知能，抑うつ度スコアで補正した後でも注意力低下と情報処理速度の低下が認められたとしており，著者らと類似した結果になっている。

408例の脳卒中を発症後1年間追跡してアパシーの頻度をみたMayoら[15]の報告ではアパシーは20%，うつ状態は8%であったとし，著者らの各々50%，20%[7]，および55%，7%[8]も引用して，明らかに脳卒中後はアパシーが高率であることを報告している。

最近，安静時機能的MRI（rfMRI）が脳内ネットワーク機能の評価に有用であることが注目されているが，島根大学のOnodaとYamaguchi[16]はこれを用いて脳ドックの健常者ではあるが，やる気スコアとうつ状態（Zungのself-rating depression scale：SDS）が前部帯状回と島を中心とする顕著性ネットワーク（salience-related processing）上で逆の関係，すなわち前者では負相関（顕著性ネットワーク機能的結合低下：外界への関心低下），後者では正相関（機能的結合上昇：外界への関心

亢進）を示すことを報告し注目されている。これはまさに無関心と自責の念が顕著性ネットワークで反対方向に関連していることを示しており、長年思い込まれてきた、アパシーがうつ状態の一症状であるとする従来の学説を科学的に否定するものと考えられる。

最近ではアパシー関連の論文数が増加しており、1987〜1997年は年間30件程度だったものが、2000年ごろから右肩上がりに増加し2014年には10倍の300件近くとなっている。すなわち脳障害によるアパシーがうつ状態とは異なるものであり、実行機能障害と密接な関係を有することが実証されつつある。

D 血管性認知症は皮質下性認知症

血管性認知症とアルツハイマー型認知症の基本的な違いは認知症をきたす病変部位の相違にある。すなわち血管性認知症は皮質下性認知症であり、アルツハイマー型認知症などの変性性認知症の発現機序は大脳皮質神経細胞自体が広範に脱落する皮質性認知症である。皮質下性認知症は背外側前頭前野回路を中心とする基底核、視床などの諸核やその投射路である白質が障害されて起こる[17]。血管性認知症以外にはパーキンソン病や進行性核上性麻痺などによるものが多い。血管性認知症の代表であるビンスワンガー型認知症のSEPCTによる脳血流分布をみると図4のようにMRI上前頭葉梗塞はなくびまん性白質障害のみであるにもかかわらず前頭前野血流が著明に低下していることがよくわかる[6]。すなわち、高度な白質障害により前頭前野に集まるネットワーク機能が低下し皮質下性認知症ではアルツハイマー型認知症に比して記憶障害の重症度は比較的軽度で、ヒントによる改善が認められることが特徴である。また、注意力や集中力低下、実行機能の障

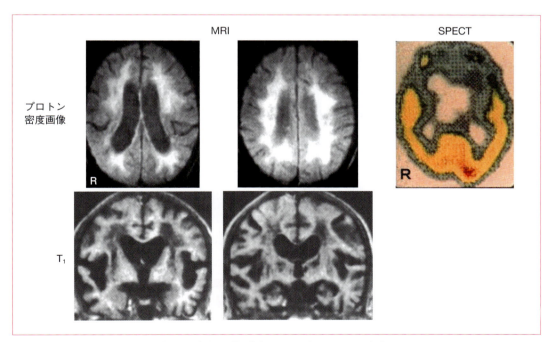

図4 ビンスワンガー型血管性認知症の典型的なMRIとSPECT所見

害が目立つ。実行機能とは以前に蓄積した情報をものごとの予測や計画変更・実行，新しい活動のモニターをするのにうまく利用し，操作する機能であり，前頭前野の重要な機能である。また，認知過程の遅延すなわち情報処理速度の低下が目立つ。感情障害ではうつ状態が特徴であるとされてきたが，実はもっとも多いのは自発性欠如，すなわちやる気の低下（アパシー）である。

E 血管性認知症のADL自立とアパシー

Zawackiら[18]は血管性認知症のADL自立に対してアパシーが独立した重要な因子であることを強調している。すなわち，ADLスコア全体ではアパシーの関与が36％および，認知症の重症度の関与は15％であった。基本的ADLスコアに対してはアパシーの関与が27％ともっとも大きく，認知症重症度や実行機能などは有意な関与を認めなかった。道具使用ADLスコアでは認知症の重症度がもっとも大きく37％を占めたが，アパシーも14％と有意の関与を示した。以上より，血管性認知症では日常生活自立に全般的認知機能よりもアパシーがより密接に関与していることが明らかになったとしている。

F 無症候性脳血管障害とアパシー

著者ら[19]が島根難病研究所（現ヘルスサイエンスセンター島根）脳ドック受診者で無症候性脳血管障害とやる気スコアによるアパシー，SDSによるうつ状態の関係を調査した結果，図5に示すように，無症候性脳梗塞を認めた群および白質病変の指標である脳室周囲高信号域（PVH）3～4度の高度群ではこれらを認めない群よりも有意にやる気スコアが高くアパシー傾向があることが示唆された。特に白質病変高度群ではアパシーの頻度が70％にも達していた。一方，うつ状態はこれらの病変により頻度が増加することはなかった。また，島根難病研究所の健常高齢者の長期追跡研究でもPVH 2～4度群と無症候性脳梗塞あり群において，SDSは12年間の追跡でも有意な変化を認めなかったのに比し，やる気スコアは6年目に両者ともに有意な悪化を示した[2]。この結果は無症候性脳血管障害がアパシー発現に関与していることを示している。また，著者らが脳ドック受診者において，やる気スコアを用いて検討した結果では認知機能との相関がSDSよりも強く，特に前頭前野機能検査ではやる気スコアのみが有意な相関を示した。

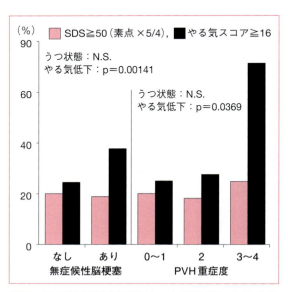

図5 島根難病研究所脳ドック受診者における無症候性脳梗塞，脳室周囲高信号域（PVH）の有無でみたSDSによるうつ状態とやる気スコアによるアパシーの頻度

G 血管性認知症はアパシーによる廃用性認知症か？

Bokuraら[20]は脳卒中で尾状核頭部を含む病変

とそれ以外の皮質下病変例のMMSEの短期（3〜6ヵ月）と長期（1〜2年）の変化を検討し，前者では有意差はなかったが，後者では左右とも尾状核頭部病変例でその他の群に比して有意にMMSEが低下したことを報告している。この結果は尾状核頭部病変それ自体が認知機能低下の原因ではなく，認知機能低下の進行を促進する原因となった可能性を示唆している。前述したように著者らのアパシーと局所脳血流量の関係の検討では，アパシーは前頭前野血流と有意な関連を示していた。すなわち，尾状核頭部病変は前頭前野への投射系障害をきたし，アパシーをきたした可能性が考えられる。その結果，長期的にみると認知機能低下が生じた，すなわち，これはアパシーによる廃用性認知機能低下である可能性が強いと考えられる。

PETによる研究でも血管性認知症では尾状核のドパミン取り込みが低下していることが報告されている[21]。血管性認知症は初回の脳卒中で起こることは少なく再発を繰り返すことが重要とされているが，単なる再発の回数ではなく，尾状核頭部周囲病変の有無が重要である。図6は多発性ラクナ梗塞で認知症のない例（図6a）と認知症例（図6b）のMRI所見である。認知症例では明らかに尾状核萎縮が生じていることがわかる。この認知症例は著者が10年以上治療していた例で，難治性高血圧がありこの間に脳梗塞の再発を繰り返しアパシーが進行して，次第に認知症が顕在化した例である[1]。したがって，典型的な多発性ラクナ梗塞による血管性認知症あるいはビンスワンガー

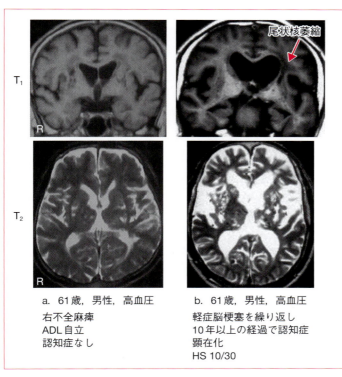

図6 多発性ラクナ梗塞で認知症のない例と明らかな認知症を呈した例のMRI所見の比較
bの認知症例では梗塞による尾状核萎縮が著明である。

型血管性認知症ではアパシーが先行し，白質病変によるネットワーク障害を基礎とした廃用性認知症に進行すると考えた方が妥当と思われる．すなわち，脳血管障害におけるアパシーは血管性認知症の早期症状であると同時に廃用性認知症の原因として認識すべきであると考えている．このことは血管性認知症への治療的介入が進行を抑制する可能性を示唆しており，臨床上きわめて重要である．

文　献

1) 小林祥泰：血管性認知症のリスクと早期診断．認知症の予防と治療．長寿科学振興財団，東京，pp.147-154，2007．
2) 小林祥泰：脳卒中後アパシーと血管性認知症．高次脳機能研究．34：1-8，2014．
3) Marin RS：Apathy：a neuropsychiatric syndrome. J Neuropsychiatry Clin Neurosci. 3：243-254, 1991.
4) Levy R, Dubois B：Apathy and the functional anatomy of the prefrontal cortex-basal ganglia circuits. Cerebral Cortex. 16：916-928, 2006.
5) Levy ML, Cummings JL, Fairbanks LA, et al.：Apathy is not depression. J Neuropsychiatry Clin Neurosci. 10：314-319, 1998.
6) 小林祥泰：血管性痴呆とは—最近の知見から—．平井俊策 編：よくわかって役に立つ痴呆症のすべて 改訂第2版．永井書店，大阪，pp.297-316，2005．
7) Okada K, Kobayashi S, Yamagata S, et al.：Post-stroke apathy and regional cerebral blood flow. Stroke. 28：2437-2441, 1997.
8) Yamagata S, Yamaguchi S, Kobayashi S：Impaired novelty processing in apathy after subcortical stroke. Stroke. 35：1935-1940, 2004.
9) Alexopoulos GS, Meyers BS, Young RC, et al.：'Vascular depression' hypothesis. Arch Gene Psychiat. 54：915-922, 1997.
10) Starkstein SE, Fedoroff JP, Price TR, et al.：Apathy following cerebrovascular lesions. Stroke. 24：1625-1630, 1993.
11) Starkstein SE, Mayberg HS, Preziosi TJ, et al.：Reliability, validity, and clinical correlates of apathy in Parkinson's disease. J Neuropsychiatry Clin Neurosci. 4：134-139, 1992.
12) 岡田和悟，小林祥泰，青木　耕，他：やる気スコアを用いた脳卒中後の意欲低下の評価．脳卒中．20：318-323，1998．
13) 小林祥泰：脳血管障害における脳血管性うつ状態の診断．小林祥泰 編著：脳血管性うつ状態の病態と診療．メディカルレビュー社，東京，pp.99-106，2001．
14) Brodaty H, Sachdev PS, Withall A, et al.：Frequency and clinical, neuropsychological and neuroimaging correlates of apathy following stroke-the Sydney Stroke Study. Psychological Medicine. 35：1707-1716, 2005.
15) Mayo NE, Fellows LK, Scott SC, et al.：A longitudinal view of apathy and its impact after stroke. Stroke. 40：3299-3307, 2009.
16) Onoda K, Yamaguchi S：Dissociative contributions of the anterior cingulate cortex to apathy and depression: Topological evidence from resting-state functional MRI. Neuropsychologia. 77：10-18, 2015.
17) Cummings JL, Millaer MA, Hill A, et al.：Neuropsychiatric aspects of multi-infarct dementia and dementia of the Alzheimer's type. Arch Neurol. 44：389-393, 1987.
18) Zawacki TM, Grace J, Paul R, et al.：Behavioral problems as predictors of functional abilities of vascular dementia patients. Neuropsychiatry Clin Neurosci. 14：296-302, 2002.
19) 小林祥泰：無症候性脳血管病変と痴呆．臨床と研究．79：926-929，2002．
20) Bokura H, Robinson RG：Long-term cognitive impairment associated with caudate stroke. Stroke. 28：970-975, 1997.
21) Allard P, Englund E, Marcusson J：Reduced number of caudate nucleus dopamine uptake sites in vascular dementia. Dement Geriatr Cogn Disord. 10：77-80, 1999.

2 無症候性脳血管障害におけるアパシー（意欲障害）

安来第一病院神経内科　卜蔵浩和

　MRIなど画像診断の発達と，脳ドックなどの普及により，脳血管障害の既往がなく，神経学的診察でも明らかな異常所見がない場合であっても，CTやMRIで脳血管障害と考えられる病変が認められることがあり，無症候性脳血管障害に分類されている。また，このような所見は脳血管障害や認知機能低下の危険因子であるとする報告が多くなされている[1〜4]。我々は脳ドックなどのデータから，無症候性脳血管障害が認知機能や情動障害に与える影響について研究しており，ここではアパシーや前頭葉機能の関連について述べる。

A 無症候性脳血管障害の定義

　無症候性脳血管障害の定義については，厚生労働省研究班による分類[5]によれば，①血管性の脳実質病巣による神経症候（反射の左右差，脳血管性認知症を含む）がない，②一過性脳虚血発作を含む脳卒中の既往がない，③画像診断上（CT，MRIなど）で血管性の脳実質病変（梗塞巣，出血巣など）の存在が確認されることとしている。無症候性脳血管障害には，無症候性脳梗塞と無症候性脳出血があるが，前者の方の頻度が高い。またLeukoaraiosisなどのびまん性の白質病変は，現時点では血管性の脳実質病変とする根拠に乏しいため，無症候性脳血管障害の血管性脳実質病変には含めない。また，局所性の脳実質病変を欠く脳萎縮の場合も無症候性脳血管障害に含めないとしている。しかしながら，びまん性の白質病変は，高血圧などの脳血管障害の危険因子と強く関連し，高度な場合は，認知機能低下や抑うつ状態にも影響するとされており，無視はできない。

　無症候性脳血管障害を診断する際に，自覚症状や，軽微な神経心理学的異常をどう捉えるかが問題となる。たとえば，頭痛やふらつきなど，非特異的な症状がある場合や，軽微な記憶障害，抑うつなどが問題となり，軽度なアパシー（意欲低下）が疑われる場合も同様に，無症候とするかどうかに関しては議論がある。

B 無症候性脳梗塞とアパシー

　無症候性脳梗塞がある例では，認知機能検査の低下や，うつ状態のスケールが高いとする報告があり[3,6,7]，大脳白質病変がアパシーに関与するとする報告もある[8]。我々は脳ドックにおいて，アパシーを評価する目的で，やる気スコア[9]を導入しており，無症候性脳梗塞群でアパシーのスコアが高いかどうかを検討した。また，脳卒中後のアパシーでは大脳の前頭葉，側頭葉の血流低下

や[10]，前頭葉の実行機能が低下するという報告があり[11]，前頭葉機能評価として簡便に検査ができる frontal assessment battery（FAB）も同時に検査した。FAB は類似性，語想起，運動順序，闘争指示，Go-NoGo，把握行為の 6 つの項目よりなり，それぞれ 0～3 点までの 4 段階で評価を行い，総合点で評価した。

2000 年 1 月～2006 年 4 月までに，我々が行っている脳ドックを受診した，脳血管障害の既往がなく，神経学的に異常のない 1,412 例（男 777 例，女 635 例，平均 62.3±8.5 歳）を対象とした。やる気スコアが 16 点以上で，意欲低下が疑われる例は，男 197 例（25.4％），女 140 例（22.0％）で，男女差はなかった。無症候性脳梗塞は，MRI において T1 強調で低信号，T2 強調で高信号をきたす 3mm 以上の限局性病変とし，認められない群，1 つ認められる群，2 つ以上認められる群に分けて検討した。各群における，やる気スコアの結果を図 1 に示す。無症候性脳梗塞が 2 つ以上ある群では，やる気スコアがやや高い傾向ではあったが，有意な差は認められなかった（無症候性脳梗塞なし：11.3±5.7，無症候性脳梗塞 1 個：11.1±5.1，無症候性脳梗塞 2 個以上：12.1±6.9）。しかし，FAB のスコアは無症候性脳梗塞が 2 個以上ある群では，他の群に比して有意に低下していた（無症候性脳梗塞なし：15.9±1.4，無症候性脳梗塞 1 個：15.9±1.6，無症候性脳梗塞 2 個以上：15.3±1.6，図 2）。また，やる気スコアと FAB の間には図 3 に示すように有意な負相関を認めた（R＝−0.12，p＝0.0002）。

脳室周囲白質病変（PVH）の程度と，やる気スコアの関連も検討した。PVH はその程度によって 0～4 の 5 段階に分類した。図 4 にその結果を示す。各々の群のスコアは，PVH 0：11.7±5.5，PVH 1：11.2±5.7，PVH 2：11.0±6.1，PVH

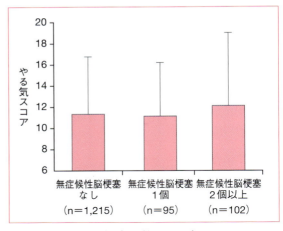

図 1　無症候性脳梗塞の数とやる気スコア

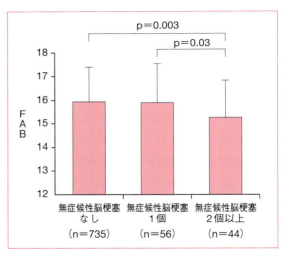

図 2　無症候性脳梗塞の数と FAB

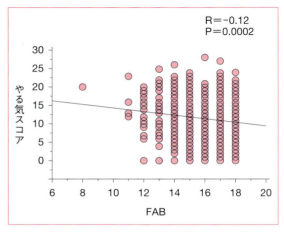

図 3　やる気スコアと FAB の相関

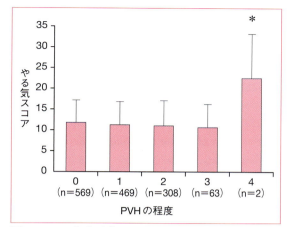

図4　PVHとやる気スコア
＊：PVH 0 vs. PVH 4；0.008，PVH 1 vs. PVH 4；0.006，
PVH 2 vs. PVH 4；0.005，PVH 3 vs. PVH 4；0.004，

3：10.5±5.7，PVH 4：22.5±10.6で，PVHがもっとも高度な群では他の群に比して有意に高い点数であった。PVH 4の群は例数が少なく今後の検討が必要だが，PVHが非常に高度になるとアパシーをきたしやすいことが示唆された。

C 血管性認知症の予防とアパシーの評価

アパシーは，発動性の欠如から生じる臨床症候で，基底核から前頭前野を中心とした行動の遂行機能にもっとも重要な影響を及ぼすと考えられている[12,13]。我々の検討で，やる気スコアとFABが有意な相関を示したことは，前頭葉の行動遂行機能とアパシーの関連を支持するものと考えられる。脳梗塞患者ではアパシーの頻度が多いことが報告されているが[9,14]，健常人でも，無症候性脳梗塞や高度なPVHが認められれば，神経学的に明らかな異常はなくても，アパシーをきたしやすいことが示唆された。無症候性脳梗塞や高度なPVHは，症候性の脳血管障害の危険因子であり，血管性認知症の危険因子であるともいえる。血管性認知症は，前頭葉機能の低下が強いことが指摘

されており，無症候性脳血管障害があり，前頭葉機能の軽度低下をきたしている例は，その前段階として注目される。アルツハイマー型認知症のように，記憶力の低下をきたすと家族でも気づきやすいが，アパシーは早期の発見が困難なこともあり，今後は無症候性血管障害が認められた場合は，アパシーの有無にも注意して対策を検討することが重要である。

文　献

1) Kobayashi S, Okada K, Koide H, et al.：Subcortical silent brain infarction as a risk factor for clinical stroke. Stroke. 28：1932-1939, 1997.
2) Vermeer SE, Koudstaal PJ, Oudkerk M, et al.：Prevalence and risk factors of silent brain infarcts in the population-based Rotterdam Scan Study. Stroke. 33：21-25, 2002.
3) Vermeer SE, Prins ND, den Heijer T, et al.：Silent brain infarcts and the risk of dementia and cognitive decline. N Engl J Med. 348：1215-1222, 2003.
4) Bokura H, Kobayashi S, Yamaguchi S, et al.：Silent brain infarction and subcortical white matter lesions increase the risk of stroke and mortality：a prospective cohort study. J Stroke Cerebrovasc Dis. 15：57-63, 2006.
5) 澤田　徹：無症候性脳血管障害とは―その定義と診断基準―. 日内会誌. 86：725-732, 1997.
6) Price TR, Manolio TA, Kronmal RA, et al.：Silent brain infarction on magnetic resonance imaging and neurological abnormalities in community-dwelling older adults. The Cardiovascular Health Study. CHS Collaborative Research Group. Stroke. 28：1158-1164, 1997.
7) 小林祥泰，小出博巳，山下一也，他：自覚症状からみた潜在性脳梗塞様病変. 脳卒中. 15：189-195, 1993.
8) Yao H, Takashima Y, Mori T, et al.：Hypertension and white matter lesions are independently associated with apathetic behavior in healtly elderly subjects：the Sefuri brain MRI study. Hypertens Res. 32：586-

590, 2009.
9) 岡田和悟, 小林祥泰, 青木 耕, 他：やる気スコアを用いた脳卒中後の意欲低下の評価. 脳卒中. 20：318-323, 1998.
10) Okada K, Kobayashi S, Yamagata S, et al.：Poststroke apathy and regional cerebral blood flow. Stroke. 28：2437-2441, 1997.
11) 山口修平, 坂根理絵子, 小黒浩明, 他：前頭葉実行機能に対する情動障害（うつ, アパシー）の影響—Frontal Assessment Battery を用いた検討—. 認知神経科学. 7：256-260, 2005.
12) Marin RS：Apathy：a neuropsychiatric syndrome. J Neuropsychiatry Clin Neurosci. 3：243-254, 1991.
13) 山口修平：脳血管障害とアパシー. 老年精神医学雑誌. 22：1047-1053, 2011.
14) Brodaty H, Sachdev PS, Withall A, et al.：Frequency and clinical, neuropsychological and neuroimaging correlates of apathy following stroke-the Sydney Stroke Study. Psychol Med. 35：1707-1716, 2005.

3 アルツハイマー型認知症におけるアパシー（意欲障害）

鳥居医療総研統合医療研究所　神保太樹
鳥居泌尿器科・内科　鳥居伸一郎
鳥取大学医学部保健学科生体制御学　浦上克哉

我が国が超高齢化社会となった現在において，認知症患者の著しい増加は大きな社会問題となっている。おもなものとして，アルツハイマー型認知症（Alzheimer's disease：AD）などの神経変性疾患による認知症が増加している。特に，認知症全体の約半数を占めるADに対しては薬物治療が可能となったが，いまだに根本治療薬は研究中の段階である。こうした現状で，認知症の周辺症状，いわゆる認知症の行動・心理学的症状（behavioral and psychological symptoms of dementia：BPSD）の理解と，それに対する対応が非常に重要となっている。ここでは，ADのBPSDの中でも，アパシーと呼ばれる症候について概説する。

A 認知症と周辺症状

認知症とは，脳や身体に生じた障害によって，正常に発達した知的機能が全般的かつ持続的に低下するために，日常生活に支障を生じる状態と定義されている。今日においては，腫瘍性疾患や，心臓脳血管性疾患などとともに，我が国での重要な課題として認識されている。

認知症には，ADなどに代表される神経変性疾患によるもの，脳血管性認知症（vascular dementia：VaD），アルコール脳症などの内分泌・代謝性中毒性疾患によるもの，クロイツフェルト・ヤコブ病などの感染性疾患によるもの，脳腫瘍などの腫瘍性疾患によるものなど，多様な原因がある。一般に，中核症状として認知機能の障害と，認知機能の障害に起因した周辺症状が観察される。

さらに，平均寿命の上昇によって，超高齢化社会となった我が国において，近年の認知症患者の著しい増加は，社会の問題としても捉えられるが，多くはAD，あるいはVaD，ないしはその混合型であるとされる。かつ，我が国においては，VaDがかつて多くを占めていたが，現在はADがその約半数を占めている。しかも，その割合は増加傾向にあるとされている[1,2]。2014年の統計では，我が国の総人口は2014年10月1日現在，1億2,708万人であり，65歳以上の高齢者人口は過去最高の3,300万人となった。また65歳以上を男女別にみると，男性は1,423万人，女性は1,877万人である。したがって，高齢化率は26.0％と顕著に増加している。加えて，後期高齢者は1,592万人であり，総人口の12.5％が75歳以上と，これまで以上に高齢者特有の疾患に対する対処が重要となると考えられている。認知症有病率についても上昇を示しており，2002年時点での認知症有病率の予測では，現在の高齢者における認知症の有

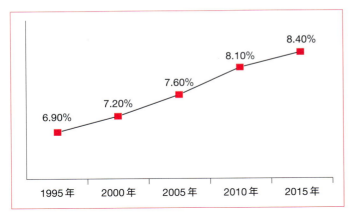

図1　認知症患者数の推計推移
(厚生労働省：痴呆性老人対策に関する検討会報告．1994より引用して作成)

表1　我が国の認知症有病率

	有病率
島根県海士町	15.7%
新潟県上越市	20.2%
佐賀県伊万里市	14.9%
愛知県大府市	12.4%
大分県杵築市	15.3%

(朝田　隆：厚生労働科学研究費補助金認知症対策総合研究事業 認知症の実態把握に向けた総合的研究 平成21年度～平成22年度総合研究報告書．2011.[3] より引用して作成)

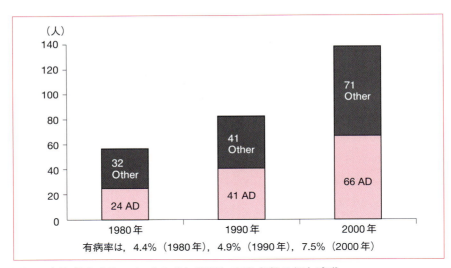

図2　鳥取県大山町における老年期認知症患者数の経年変化
(Wakutani Y, et al.：Psychogeriatrics. 7（4）：150-154, 2007.[2] より引用)

病者数は8％程度である試算であった（図1）が、2009年時点での朝田らの報告では15.75％であり、短期間に認知症有病者の数が爆発的に増加していることが示唆されている（表1）[3]。また、鳥取県大山町での疫学調査[1,2] などを主として、いくつかの疫学調査が行われており、それによっても認知症の有病率、特にADの有病率が顕著に増加していることがわかっている（図2）。

このような現状にあって、認知症の多くを占めるADに対しては、塩酸ドネペジル（アリセプト®）などのアセチルコリン分解酵素阻害薬などによる薬物治療が可能となったことや、アミロイドβ蛋白の沈着を阻害するためのワクチン療法[4] や、タウのリン酸化を減らし、神経原線維変化を抑制するGSK-3β阻害薬など、多様な治療法の研究が行われるようになっていることなどから、すでに

治療の時代に入ったといえる。しかしながら、我が国において認知症に対する根本治療薬は、いまだに開発中の段階であり、それゆえに、認知症によって生じる多くの症候に対する理解と対応は、より重要になっている。認知症によってきたされる障害は、中核症状である認知機能の障害、すなわち記憶力の低下、見当識の低下、判断力の低下などを含む症状を軸として、その周辺症状であるBPSDへと発展する。

BPSDには、異常行動、過食、拒食などの摂食障害、攻撃性や、暴力行為などの障害、易刺激性、不安、脱抑制、多幸症状、抑うつ、睡眠障害、そしてアパシーといったさまざまな様相を呈するとされる。中でも、近年の報告では、アパシーがよく観察されるとされている。アパシーが出現しやすい疾患は、皮質下性認知症であるVaDであるとされてきた。このことは、CummingsらがVaDにおいてアパシーが普遍的に出現している病態であることを述べている[4]ことなどからも明らかである。しかし、ADにおいても、アパシーが高頻度にみられるとする報告もあり、アパシーがおもに自発性の低下や、やる気の低下などによって日常生活動作（activities of daily living：ADL）に障害をきたすことを考慮すれば、アパシーに対する理解を深め、適切に対応することは非常に重要である。アパシーの出現率は、最高92％の患者に起こるとする報告もある[5]が、概して動機付けの損失として定義されて、おもに情動の反応性が鈍くなるなどの挙動としても現れる。

Ⓑ アパシーとはどのような病態か？

今日、apathyの訳語としては、発動性低下、意欲低下、発語低下、運動量低下、無関心、無感動など多く存在しているが、ADなどにおけるその本態としては、「やる気の低下」などが適当と考えられる。

ところで、アパシーにおいてやる気が低下する、という言葉を使うと、それは感情の障害としての印象を受けるが、実際には、アパシーはADL低下などをその本態とし、睡眠障害、異常行動、摂食障害などと関連の深い身体行動的因子として区分されている。Mirakhurらが、ADにおけるアパシーを始めとするBPSDについて、認知症の精神症状評価法の1つであるneuropsychiatric inventory-D（NPI-D）[6]によって得られた12項目の評価結果について、因子分析を行ったところ、4つのカテゴリに分けることができたとしている。それによれば、アパシーはいずれの場合であっても、異食・過食などの摂食障害、異常行動、睡眠障害などと同様に分類されると報告している（表2）[7]。また、認知症の抑うつ症状の診断評価法として、Cornell scale for depression in dementia（CSDD）がある。CSDDでは、面接を行うことによって、19項目を評価するが、ここでも意欲の低下は身体症状として分類されている。

さらに、上記の報告では、発生頻度からみると、アパシーの発生率は76％となっており、この報告が、全経過中での報告であることを加味して考えても、ADにおいてもアパシーが高度に発生し得るということを示唆している。また、アパシーと混同されやすい、抑うつ症状については、ここでは54％程度にとどまっている（表2）[7]。また、他の報告においては、割合が多少変化していることもある。Starksteinらによれば、AD患者でアパシーをきたしたのは、354例中120例であり、これは約38％程度であった[8]。さらに、Starksteinらによれば、抑うつをきたさず、なおかつアパシーだけを呈するような群は、おおよそ、45％程度であった。ただし、抑うつと同時にアパシーをきた

表2　精神症候の発生率とその因子分析結果

精神症候	因子負荷量 （VARIMAX rotation）				因子負荷量 （QUARTIMAX rotation）				因子負荷量 （EQUAMAX rotation）				発生数/対象数（%）
	1	2	3	4	1	2	3	4	1	2	3	4	
興奮	0.370	0.639	0.039	0.166	0.406	0.625	-0.030	0.135	0.632	0.355	0.068	0.211	273/435 (62.8)
不安	0.139	0.619	0.289	-0.099	0.179	0.627	0.238	-0.117	0.618	0.125	0.305	-0.066	218/434 (50.2)
抑うつ	0.096	0.610	0.390	0.003	-0.045	0.638	0.352	-0.004	0.601	-0.118	0.397	0.024	234/431 (54.3)
易刺激性	0.310	0.699	-0.072	0.125	0.339	0.680	-0.141	0.093	0.695	0.300	-0.045	0.171	272/432 (63.0)
妄想	0.176	0.255	0.686	0.156	0.237	0.294	0.653	0.149	0.235	0.137	0.699	0.169	215/434 (49.5)
幻覚	0.259	0.059	0.738	-0.011	0.307	0.096	0.716	-0.016	0.048	0.227	0.750	-0.003	121/435 (27.8)
脱抑制	0.196	0.376	-0.188	0.651	0.229	0.366	-0.234	0.631	0.349	0.172	-0.168	0.678	128/434 (29.5)
多幸性	0.028	-0.119	0.241	0.845	0.076	-0.086	0.234	0.848	-0.163	-0.018	0.245	0.837	72/433 (16.6)
食行動の異常	0.527	0.141	0.176	0.143	0.548	0.130	0.131	0.118	0.134	0.511	0.202	0.171	268/421 (63.7)
アパシー	0.725	0.258	-0.068	-0.034	0.727	0.217	-0.128	-0.073	0.265	0.725	-0.032	0.011	330/434 (76.0)
異常行動	0.653	0.194	0.184	0.138	0.677	0.177	0.129	0.106	0.188	0.636	0.216	0.174	280/434 (64.5)
睡眠異常	0.659	-0.030	0.349	-0.006	0.677	-0.038	0.310	-0.032	-0.032	0.644	0.376	0.018	229/426 (53.8)

(Mirakhur A, et al.：Int J Geriatr Psychiatry. 19：1035-1039, 2004.[7]より引用)

しているような群は，おおよそ59%程度であったとしている。また，この時抑うつの指標となるハミルトンうつ病評価尺度（HAM-D）においては，抑うつをきたしているような群と，アパシーのみの群では，スコアに有意な差があったとしている。さらに，この報告によれば，アパシーではADL障害がみられるとされていた[9]。

また，Paulinoらの報告によれば，ADにおけるADLに対して，アパシーが関連する因子の1つであることを報告している。それによれば，アパシーの関与は13.6%程度とされており[10]，VaDにおいてZawackiらが報告している36%の関与[11]に比べれば少ないながらも，ADLにアパシーが密接に関係していることを示唆しているといえる。

以上のように，アパシーとはおもにADLの低下をきたす症候であり，身体症状として観察されることが多く，また従来いわれていたVaDのみならず，ADであっても一般的にみられる疾患である。

しかし，一般的には，アパシーの発生率は40〜80%程度というように，幅をもって考えられている。このことからADにおいてアパシーが恐らく高頻度で発生するであろうことは予想できても，正確なアパシーの発生割合については，今後のさらなる報告が待たれていると考えられる。

C アパシーにおける神経生理学的変化

アパシーは，前頭葉への損傷に伴う症候群と，それによる行動の幅広い変化によって特徴付けられる，自発的な実行の機能不全であるともいえる。これまで，前頭葉は物事を実行するためのものであり，思考，自発性，感情，性格，理性などの中心であるとされてきた。前頭葉を含んで，前頭連合野は頭頂連合野や側頭連合野などから入力を受けると同時に，運動系に出力がある。

ところで，前頭連合野は，おもにワーキングメモリと関連して語られるが，ワーキングメモリとは，行動や決断のための情報を統合して，行動を導くための脳内システムであるといってよい[12]。前頭連合野がそのセンターとなっていることは，すでに確認されているが，ヒトの遅延反応の遂行に従って前頭連合野の背外側部が賦活するなど，脳イメージング法による研究によっても示されつつある。また，ワーキングメモリは，少なくとも

情報の受容と，保持，そして行動としての出力という3つの過程からなることはよく知られている。一方，前頭連合野においては，これらはその過程それぞれに対して，コラム状に神経細胞が存在しており，ある情報処理において，前頭連合野に刺激が与えられると，コラム状に位置する神経細胞を活動が伝わっていくことが明らかにされている。こうした前頭前野でのデータの統合を前頭前野の総合コラム説[13]というが，各コラム内でそれぞれおこった過程が，層状に進行していくことによって，行動を導くとしている。ADやその他のアパシーの病態は，前頭葉前部で皮質下構造でのコリン作動性ニューロンの損失に関連がある可能性があるともいわれているが，この場合，こうしたワーキングメモリに影響があり，それによって感情を発露することも含めた，行動の実効性が阻害されていると考えられる。

これを裏付けるように，Benoitらの報告によれば，ADにおけるアパシーでは，内側眼窩正面の前帯，舌状回とその周辺でかなり活動の低下がみられる[14]。さらに，アパシーをきたす群とアパシーのない群を比較した時，アパシーをきたす群では，前頭回（ブロードマン野10，8，9など）で活動量が顕著に低下している。また，前帯状皮質における血流の低下はアパシーにおいてよく現れるが，Lanctôtらによれば，それはおもに左前帯状皮質におけるものであると思われる[15]。

さらに，Benoitらによれば，AD患者における認知，情動および抑うつといったアパシーの症候が，前頭回などの脳の血流低下と相関していたと報告されている[16]。

しかし，たとえば認知症診断のCERAD基準[17]では，確かにADの組織学的な基準に前側頭回などが含まれるものの，ADにおいて，前頭連合野はおもな障害部位とは言い難いかもしれない。

ADにおけるアパシーを考えた場合に，前頭連合野は，顕著に障害される部位とは言い難いが，Braakらによれば，アルツハイマー神経原線維変化（neurofibrillary tangle：NFT）は，嗅内野から，大脳辺縁系，海馬と進展した後に，新皮質連合野に出現するとされている[18]。確かに，初期のADであっても，新皮質連合野にわずかながらNFTが出現するが，しかし，ADにおいて，アパシーが障害部位と関連するとすれば，新皮質ステージ以前にも原因が見い出せるかもしれない。

前述したLanctôtらの報告でも，眼窩前頭野や，前帯状回，中側頭回などに加えて，海馬についても，顕著な活動性の低下がみられており，正常な海馬の血流の維持は，アパシー症状の重症度の予測因子として現れるとしている（表3）[15]。

ところで，海馬とはおもにエピソード記憶や，陳述記憶にかかわり，こうした記憶を記銘，あるいは符号化して，一時的に保持，貯蔵を行ってから新皮質に定着させる部位であるとされている。また，海馬は動機付けをコントロールしているともいわれている。これらを踏まえれば，VaDのように，前頭前野におもに障害があるような認知症

表3 アパシーと脳の活動との相関

関心領域（ROI）		相関係数	p値
眼窩前頭野	右半球	-0.29	0.04*
	左半球	-0.05	0.72
前帯状回	右半球	-0.14	0.34
	左半球	-0.39	0.005*
視床/視床下部	右半球	0.08	0.58
	左半球	-0.12	0.42
上側頭回	右半球	-0.10	0.49
	左半球	0.27	0.06
中側頭回	右半球	0.26	0.07
	左半球	0.33	0.02*
海馬	右半球	0.43	0.002*
	左半球	0.27	0.06

＊スピアマンの順位相関係数の有意性検定で有意差有り
(Lanctôt KL, et al.：Dement Geriatr Cogn Disord. 24：65-72, 2007.[15] より引用)

に対してアパシーが高率にみられることと比較して，ADにおいてもアパシーがある程度顕著にみられることを理解する助けとなる。

D アパシーと抑うつとの鑑別

前述したように，アパシーは抑うつと類似した捉えられ方をしている。実際，アパシーが抑うつと認知障害の双方の結果から起こるとすることもある。また，BPSDの中で，両者はいずれも感情障害と捉えることもできる。そして，やる気というものは，一般に精神症状として捉えられることが多い。これらから，混同されがちな両者ではあるが，アパシーと抑うつとの発生頻度には隔たりがあり，臨床的にも別の病態であると捉えた方が利にかなっていると考えられる。ADにおけるアパシーの頻度についてはすでに述べた通りだが，ADにおいての抑うつについて述べると，その頻度はおおむね20％程度であろうと考えられている。さらに，Starksteinらによれば，その両方をきたす場合もかなり多いと報告されている[9]。ADにおいては，コリン作動性ニューロンの機能障害が顕著であるが，Emeryらによれば，抑うつはこの機能障害が顕著にみられる場合にきたされるといわれている[19]。

アパシーと抑うつとの鑑別については，症状の重なりから，混同されて診断されることが多い。

鑑別方法は，まだ十分確立されているとは言い難いが，観察によってある程度の鑑別を行うことも可能である。Landesらによれば，アパシーと抑うつとでは，同様に現れる症状もかなり多いが，社交性の低下，自発性の低下，持続性の低下などのように，アパシーに特有とされる症候と，自殺願望，罪悪感，自己批判性など，抑うつに特有の症候とに分類することができるとしている（表4）[20]。しかし，特に，不快を表すかどうか（悲しみ，罪責感，自己批判，無力感や絶望感）などによって，抑うつとアパシーとはよく区別できると述べている。抑うつでみられる興味の喪失は，悲壮感，絶望感のような感情に関連がある可能性が高いが，それとアパシーを区別するのは，こうした感情の問題に対する認識がどのように現れてくるかであるとしている。彼らはまた，アパシーと抑うつの関連はより多くのものを意味する可能性があり，それは，脳の障害部位とも関連があるのではないかとしている[20]。

以上のような点で，アパシーと抑うつとは症状からの鑑別がある程度可能であるが，アパシーには抗うつ薬は効果がなく，むしろアセチルコリン分解酵素阻害薬が有効と示唆されて[21]おり，薬物療法への反応からの鑑別も不可欠であるといえる。

表4　アパシーと抑うつにおける特徴的な症候の比較

アパシーに特有の症候	アパシーと抑うつのいずれにもみられる症候	抑うつに特有の症候
反応が鈍くなる	物事に関する関心が低下する	不快を表す
無関心	精神活動の低下	自殺願望がある
社交性が低下する	易疲労性/睡眠障害	自己批判的
自発性の低下	洞察力の低下	罪悪感を有する
物事に対する持続性の低下		悲観的/絶望的

（Landes AM, et al.：J Am Geriatr Soc. 49：1700-1707, 2001.[20] より引用して一部改変）

まとめ

アパシーを含めて，BPSDに対して対応することは，臨床現場で非常に重要なことといえる．認知症にBPSDが出現する背景として，神経変性からなる中核症状，すなわち記憶障害などによるものがあるが，身体機能の低下や，身体疾患の合併，環境因子などが高度に関係する．アパシーを含んだ，ADにおける精神症状には，介護者に対する誤認などはみられるものの，統合失調症などでみられるような精神症状はみられず，また対症療法によって寛解することが多い．

アパシーをきたす患者は，自発性の低下によって，より多くのサポート，管理と社会資源利用を必要としている．また，近年問題になっている，高齢者の交通事故にも関連があると指摘されており[22]，介護者に高度な負担をかける可能性がある．

さらに，アパシーは他の問題行動に非常に深い関連があるとされており，特にケアの現場においては，自発的に何もしないこと，できないことにどのように対処すべきか，ということは大きな課題である．BPSDをきたす認知症に対して，機能，すなわちできることが失われないようにするということや，失われたと思われる機能をどのように拾い上げ，患者に「できること」を提供するかというのは非常に重要な課題といえる．この時，アパシーが含む自発性の問題は，こうした機能のリカバリと密接に関係しているといってよく，軽度なアパシーに対しては，薬物療法のみならず，周囲から自発的にできるであろうことを提供することや，対症療法として何か楽しみを与えるようなケアも必要だと最後に書き添えたい．

文献

1) Urakami K, Adachi Y, Wakutani Y, et al.：Epidemiologic and genetic studies of dementia of the Alzheimer type in Japan. Dement Geriatr Cogn Disord. 9（5）：294-298, 1998.

2) Wakutani Y, Kusumi M, Wada K, et al.：Longitudinal changes in the prevalence of dementia in a Japanese rural area. Psychogeriatrics. 7（4）：150-154, 2007.

3) 朝田 隆：厚生労働科学研究費補助金認知症対策総合研究事業 認知症の実態把握に向けた総合的研究 平成21年度〜平成22年度総合研究報告書. 2011.

4) Cummings JL：Vascular subcortical dementias：Clinical aspects. Dementia. 5：177-180, 1994.

5) Mega MS, Cummings JL, Fiorello T, et al.：The spectrum of behavioral changes in Alzheimer's disease. Neurology. 46：130-135, 1996.

6) Kaufer DI, Cummings JL, Christine D, et al.：Assessing the impact of neuropsychiatric symptoms in Alzheimer's disease：the Neuropsychiatric Inventory Caregiver Distress Scale. J Am Geriatr Soc. 46：210-215, 1998.

7) Mirakhur A, Craig D, Hart DJ. et al.：Behavioural and psychological syndromes in Alzheimer's disease. Int J Geriatr Psychiatry. 19：1035-1039, 2004.

8) Starkstein SE, Jorge R, Mizrahi R, et al.：A prospective longitudinal study of apathy in Alzheimer's disease. J Neurol Neurosurg Psychiatry. 77（1）：8-11, 2006.

9) Starkstein SE, Petracca G, Chemerinski E, et al.：Syndromic validity of apathy in Alzheimer's disease. Am J Psychiatry. 158：872-877, 2001.

10) Paulino Ramirez Diaz S, Gil Gregório P, Manuel Ribera Casado J, et al.：The need for a consensus in the use of assessment tools for Alzheimer's disease：the Feasibility Study（assessment tools for dementia in Alzheimer Centres across Europe），a European Alzheimer's Disease Consortium's（EADC） survey. Int J Geriatr Psychiatry. 20（8）：744-748, 2005.

11) Zawacki TM, Grace J, Paul R, et al.：Behavioral problems as predictors of functional abilities of

vascular dementia patients. J Neuropsychiatry Clin Neurosci. 14（3）：296-302, 2002.
12) Baddeley A：The episodic buffer：a new compo-nent of working memory? Trends in Cognitive Science. 4（11）：417-423, 2000.
13) Sawaguchi T：Functional modular organization of the primate prefrontal cortex for representing working memory process. Brain Res Cogn Brain Res. 5：157-163, 1996.
14) Benoit M, Koulibaly PM, Migneco O, et al.：Brain perfusion in Alzheimer's disease with and without apathy：a SPECT study with statistical parametric mapping analysis. Psychiatry Res. 114（2）：103-111, 2002.
15) Lanctôt KL, Moosa S, Herrmann N, et al.：A SPECT study of apathy in Alzheimer's disease. Dement Geriatr Cogn Disord. 24：65-72, 2007.
16) Benoit M, Clairet S, Koulibaly PM, et al.：Brain perfusion correlates of the apathy inventory dimensions of Alzheimer's disease. Int J Geriatr Psychiatry. 19（9）：864-869, 2004.
17) Mirra SS, Gearing M, McKeel DW Jr, et al.：Interlab-oratory comparison of neuropathology assessments in Alzheimer's disease：a study of the Consortium to Establish a Registry for Alzheimer's Disease（CERAD）. J Neuropathol Exp Neurol. 53（3）：303-315, 1994.
18) Braak H, Braak E：Neuropathological stageing of Alzheimer's-related changes. Acta Neuropath. 82：239-259, 1991.
19) Emery VOB, Oxman TE：Depressive dementia. Emely VOB, OxmanTE, ed.：Dementia 2nd edition. John S. Hopkins University Press, Baltimore, pp 361-395, 2003.
20) Landes AM, Sperry SD, Strauss ME, et al.：Apathy in Alzheimer's Disease. J Am Geriatr Soc. 49（12）：1700-1707, 2001.
21) Assal F, Cummings JL：Neuropsychiatric symptoms in the dementias. Curr Opin Neurol. 15（4）：445-450, 2002.
22) Herrmann N, Rapoport MJ, Sambrook R, et al.：Predictors of driving cessation in mild-to-moderate dementia. CMAJ. 175（6）：591-595, 2006.

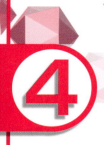

4 パーキンソン病における アパシー（意欲障害）

獨協医科大学神経内科・宇都宮中央病院神経内科　加治芳明
獨協医科大学神経内科　平田幸一

　パーキンソン病（PD）は緩徐に進行する安静時振戦，筋固縮，無動，姿勢反射障害という4大症候を呈する錐体外路系の進行性変性疾患であり，我が国の有病率は人口10万人あたり約120〜150人である。幅広い世代で発症しうるが，高齢になるほど発症率および有病率は増加する傾向にあり，我が国では社会の高齢化に伴い患者数が増加している。病理学的には中脳黒質緻密質のドパミン分泌細胞の変性が主体であるが，ノルアドレナリン系（青斑核），セロトニン系（背側縫線核），コリン系（マイネルトの基底核）の各ニューロンの変成〜消失が組み合わさって生じており，その結果運動系ならびに非運動系のさまざまな障害が生じる[1]。近年，PDにおける非運動症状（nonmotor symptoms：NMS）の存在はより重要視されており[2]，うつ，認知機能障害，精神症状，自律神経障害，感覚障害など多枝に渡る。これらNMSの代表的な症状の1つであるうつ・アパシーはそれぞれ約40%[3,4]と報告ごとの差はあるが高率に合併しやすく，患者のQOLや家族の介護負担に悪影響を与える大きな要因として認識されている[5]。さらにこれらはPDの進行期の症状のみならず，ごく病初期の段階から，一部はPD発症前から認知・情動・行動面を含めた非運動系の機能にも問題がみられることが報告されており[6]，予防医学的な観点からもNMSの早期発見，早期診断は重要であるとされている[7]。さらに，詳しくは5章アパシーの治療の第3項で述べるが，PDにおけるうつとアパシーでは治療方法が異なる場合があり両者の鑑別は注意を要する。

　ここでは，PDにおけるアパシーの病態につき，獨協医科大学（当施設）での検討結果を踏まえながら概説を試みる。

A うつとアパシーとの関連

　うつは the diagnostic and statistical manual of mental disorders-4th edition text revision（DSM-IV-TR）の診断基準[8]において表1に準じて診断される。これに対し，意欲の低下のみが目立ち，その他うつに特徴的な抑うつ気分や悲壮感がみられず，感情の偏りも認められない状態がアパシーと定義される[9]。

　PDもうつを合併しやすい疾患として広く認識されており，本疾患を最初に報告した James Parkinson 自身も著書「Essay on shaking palsy」[10]で運動症状に加え，抑うつが合併しやすいことを指摘している。

　一方，PDに伴ううつは非常に多面的であり，多くは気分変調症や小うつ病に相当し，内因性の

表1　DSM-Ⅳ-TR　A. 大うつ病エピソード

A1～A3の回答に少なくともA1とA2のどちらかを含んで、合計5項目以上あてはまると「大うつ病」の診断となる。		
A1	抑うつ気分	
A2	興味・喜びの喪失	
A3	a	体重減少または食欲の減退
	b	不眠
	c	焦燥または制止
	d	易疲労性または気力の減退
	e	無価値感または罪業感
	f	思考力、集中力減退または決断困難
	g	死について考える

(American Psychiatric Association : Diagnostic and Statistical Manual of Mental Disorders, 4th Edition, Text Revision. American Psychiatric Association, Washington, DC, 2000.[8] より引用)

大うつ病の基準を満たすものは数％と一般人口における有病率と差がないともいわれている[11]。近年Ehrtら[12]はうつを伴うPD患者とPDを認めない同年代のうつ病患者を比較したところ、非PDのうつ群は全例大うつ病であったがPDに伴ううつ群においては大うつ病は1/4程度であったとしている。また非PDのうつ群では抑うつ気分、罪業感、快楽喪失が有意に高く、一方うつを伴うPD群では集中力の低下が有意に高い結果が得られたと報告している。これらは、以前にもPDに伴ううつは意欲低下が前面に出やすく相対的に罪業感・自殺企図・抑うつ気分が内因性の大うつ病と比べ軽度であると指摘されていることと合致する[13]。つまりPDに伴うアパシーは、それに伴ううつの病態学的な特徴の1つをまさに表しているという側面を持っているといえる。

Ⓑ アパシーとうつを独立した病態として捉える考え方

アパシーを提唱した一人、Starksteinらによれ ばアパシーの診断基準の要点として、「目標志向的行動の減少」「目標志向的認知の減少」「目標志向的行動に付随する情動の欠如」の3点を挙げており[4]、Marinら[9]もほぼ同様の診断基準を提唱している。うつとアパシーの共通症状としては興味・喜びの喪失、精神運動遅滞、易疲労、睡眠過剰が、うつのみにみられる症状としては抑うつ気分、自殺企図、自己非難、罪業感、悲観、絶望感、食欲低下、情動反応の鈍化、無関心、低社会参加、始動減少、持続性低下、病識欠如などが挙げられる[14]。よって大うつ病においても症候性にアパシーを表現型とすることはまれではないが、アパシーが前景に立つアパシー症候群は以前より別の病態として、つまりうつは「情動の障害」として、アパシーは「動機付けの障害」としてこの2つは以前より別々の症候として捉えられてきたといえる[15]。さらに、動機付けの障害はドパミンの枯渇によるものと考えられるが[16]、うつを呈するPD患者の髄液中のセロトニン代謝物5-H1AAは脳卒中後うつ（PSD）と同様低下しているとの報告があり、また背側縫線核、および青斑核は前述の通りPD初期から脱落するといわれており[1]、PDにおけるうつはアパシーに比べより複雑な機序で成り立っているとも考えられる。

2006年Kirsch-Darrowらによりジストニアを対症にしたPDにおけるうつとアパシーの評価が行われ、アパシーとうつが合併した例は両疾患とも同等に認められたが、アパシーの単独発症はPDのみで高率に認められ、アパシーはPDのcore featureでありうつがなくても起こり得る、うつとは独立した症候であると結論付けている[17]。

アパシーの責任病巣に関する研究に関しては、これまで脳損傷や脳血管障害の研究から前頭葉背外側部、眼窩部、内包（後脚）、基底核、視床などの損傷などによるものが報告されている[18,19]。

また，PDでは種々の皮質—皮質下神経回路およびドパミン神経系が障害されることが推察されている。中でも前頭眼窩—帯状回—線条体前頭葉回路と中脳辺縁系ドパミン神経系が報酬—強化学習に重要な役割を果たし，PDではこれらの神経系・回路に異常をきたすため，動機付けの障害，すなわちアパシーを招くと推察される[15]。さらに，PDや進行性核上性麻痺においてアパシーはうつよりも遂行機能障害とよく相関することが報告されており[20]，これらの疾患における前頭葉—基底核回路の障害との関連が示唆されており皮質下認知症の1つの症状としての側面を持つともいえる。

これらの領域はPD早期から障害されるといわれているが，各領域の障害が具体的にどのようにPDにおけるアパシーの形成に関与しているかはまだ詳しくは解明されていないのが実情である。

ⓒ アパシーの評価尺度

アパシーの評価方法としては大別して自己記入式の主観的評価方法と面接（観察）による客観的評価方法があり軽〜中等度の症例に対しては前者が適している。これにはMarinらが作成したApathy Evaluation Scale（AES）[21]，Starksteinが作成したApathy scale（AS）[22]があり，特に後者は岡田らにより「やる気スコア」（表2）として日本語訳され[23]，脳卒中後のアパシーの診断の際のカットオフラインとして16点が設定され有効性も確立されている。これはスクリーニングには適しているが高度なアパシー症例や失語症，高度な認知症のある場合は質問には答えられず限界がある。このような症例に対しては医療従事者，介護者の面談によってアパシーの程度を評価するVitality Index[24, 25]が鳥羽らにより作成され，自己記入式スケールとの使い分けが提唱されている。また近年，日本高次脳機能障害学会にて標準意

表2　やる気スコア

		3点	2点	1点	0点
1	新しいことを学びたいと思いますか？	全くない	少し	かなり	おおいに
2	何か興味を持っていることがありますか？	全くない	少し	かなり	おおいに
3	健康状態に関心がありますか？	全くない	少し	かなり	おおいに
4	物事に打ち込めますか？	全くない	少し	かなり	おおいに
5	いつも何かしたいと思っていますか？	全くない	少し	かなり	おおいに
6	将来のことについて計画や目標を持ってますか？	全くない	少し	かなり	おおいに
7	何かやろうとする意欲はありますか？	全くない	少し	かなり	おおいに
8	毎日張り切って過ごしていますか？	全くない	少し	かなり	おおいに
		0点	1点	2点	3点
9	毎日何をしたらいいか誰かにいってもらわなければなりませんか？	全く違う	少し	かなり	まさに
10	何事にも無関心ですか？	全く違う	少し	かなり	まさに
11	関心を惹かれるものなど何もないですか？	全く違う	少し	かなり	まさに
12	誰かにいわれないと何もしませんか？	全く違う	少し	かなり	まさに
13	楽しくもなく，悲しくもなく，その中間くらいの気持ちですか？	全く違う	少し	かなり	まさに
14	自分自身にやる気がないと思いますか？	全く違う	少し	かなり	まさに
	合計16点以上で「アパシー」の診断となる				

（岡田和悟，他：脳卒中．20：318-323，1998.[23] より引用）

表3 対象患者群のプロフィール

	n	男	女	平均年齢	その他条件
パーキンソン病	46	16	30	64.6±10.5	平均罹病期間　60.1±48.6ヵ月 Yahr分類　Ⅰ：1　Ⅱ：5　Ⅲ：29　Ⅳ：11 治療例：32　未治療例：14
脳卒中 （亜急性期）	54	19	35	66.5±10.6	発症2週間目以降の急性期症例 mRS　Grade 0：5　Grade 1：14　Grade 2：15　Grade 3：12　Grade 4：8
頭痛（MOH）	20	7	13	41.6±15.7	全例薬物乱用性頭痛 全例治療中

MOH以外は，抗うつ薬の治療は行っていない。mRS：modified Ranking Scale

欲評価法（Clinical Assessment for Sponraneity：CAS）[26]が開発され，前2者に比べ所要時間は長くなるが面接，質問紙両方でアパシーについても評価が可能になっている。いずれも状況に応じた使い分けが必要と思われる。

D 当施設における検討結果

獨協医科大学神経内科ではPDを中心に年齢・性をマッチングさせた頭痛，脳卒中後遺症を対象に気分障害の疫学，病態の調査を同一の基準にて行い，原疾患ごとの相違を検討している。アパシーとうつを中心に以下に簡単であるが報告する[27]。

1）対象

PDは46名を対象に，また性差と年齢をマッチさせた54名の脳卒中亜急性期患者，20名の薬物乱用頭痛患者（medication-overuse headache：MOH）を対象とした。いずれもミニメンタルステート検査（mini-mental state examination：MMSE）スコア21＞の症例は正確な評価が困難であるため除外している。各群の詳細は表3に記す。

2）方法

DSM-Ⅳ-TRの診断基準を用いて，3疾患のうつ（大うつ病，小うつ病・気分変調症）を診断し，さらにやる気スコア[23]を用いてそれぞれのアパシーの有無を診断した。またPD群に対し，やる気スコアの点数を指標に「罹病期間」「性別」「年齢」「UPDRS part3（運動症状）」「運動症状のlaterality」「振戦有意タイプ or 固縮・無動有意タイプ」でスピアマン順位相関係数検定を行い，PDにおけるアパシーのリスク，すなわち背景を検討した。

3）結果

うつ，アパシーの有病率の結果については表4に記す。

PDにおけるアパシーの有病率は50％と他の2疾患と比べもっとも高率であり，うつを伴わないアパシーの有病率も36％ともっとも高率であった。またうつの存在が診断された中でアパシーが合併している割合もPDは88.9％と他の2疾患に比べ圧倒的に高い結果が得られた。リスクは，罹病期間にのみマイナスの有意な相関（つまり罹病期間が長いほど，アパシーのリスクは弱まる）がみられ，その他，従来うつのリスクとしていわれてきた「女性」「高齢」「より重篤な運動症状」「右

表4 結果

	n	うつ	大うつ病	小うつ病/気分変調症	アパシー	アパシー(+)うつ(-)	うつにアパシーが合併している割合
パーキンソン病	46	20	7	13	50	36	88.9
脳卒中（亜急性期）	54	19	2	17	35	28	50
頭痛（MOH）	20	65	20	51	35	1	46

n以外はそれぞれ時点有病率（%）を示す。

有意の運動症状」「固縮・無動有意タイプ」などに関してはアパシーでも強い傾向はみられたがいずれも統計学的な有意差は得られなかった。

4）検討結果について

PDと他疾患との比較により、アパシーが発症しやすく、うつにもアパシーが高率に合併しやすいという従来の報告通りの結果が、より明確に得られたと思われる。また、PDにおけるうつのリスクとしてこれまで報告があった6項目[28〜30]をアパシーのリスクとしても検討したが、本検討結果では、それはアパシーにおいても同様で、強い傾向があるものの有意なものではないと思われた。

またアパシーは皮質下認知症の特徴的症候の1つという性格を有しており、今回明らかに認知症を有する患者を除外したため罹病期間とアパシーの重症度が逆相関するという結果が得られた可能性が推察される。

E Anhedoniaとの関連

近年、PDの非運動症状の症状の1つとしてアパシーと並びanhedonia[31]が注目されている。Anhedoniaは一言でいえば喜びに対する感受性が低下した病態であり、PDの神経変性の過程で中脳から前頭葉皮質に投射するドパミンの回路である報酬系にも影響が及ぶ。動機付けが障害され、意欲の低下・自発性の低下・社会性の喪失・喜びが得られるような刺激（性行為，食事，喫煙，飲酒など）が生じると説明される[32,33]。

PDにおけるアパシーとanhedoniaの関連性については詳しくは解明されてないが、Pluckらは、45例のPD患者において重篤なアパシーを有する群と軽症のアパシー群を比較し、前者でanhedoniaの指標であるSHAPS[34]が有意に高得点であり、またうつとの関連はなかったと報告している[35]。Santangeloらは1,370例のPD患者のanhedonia、アパシー、うつ、認知機能を評価し、その中でanhedoniaとアパシーが深く関連している可能性を指摘している[36]。またLemkeら[32]はプラミペキソールの効果を評価したオープン試験にてPDにおいてanhedoniaは対象となった626人のPD患者の45.7%にみられたと報告しており一般的にいわれるアパシーの有病率（約40%）[3]と類似しており、この点からも両者は近い病態であることが推察される。我々は50例のPD患者を対象にやる気スコアとSHAPSを施行し、両者の点数に強い相関関係が認められ（$r=0.64$, $p=0.00000065$：Spearman's順位相関検定）、この仮説を支持する結果が得られた[27]。

まとめ

PDにおけるアパシーはうつとともに非常に多く発症しやすい。しかし，その病態は複雑であり診断に苦慮する場面も少なくないと思われる。一方，これらの存在が患者や家族のQOLにも大きく影響を及ぼすことが明らかにされており，その病態の早期の的確な診断・適切な対応が今後さらに重要になってくるであろうことは確実である。

文　献

1) 山本光利：パーキンソン病におけるうつ．山本光利 編：パーキンソン病　認知と精神医学的側面．中外医学社，東京，2003.
2) Wolters E：Intrinsic and extrinsic psychosis in Parkinson's disease. J Neurol. 248（Suppl 3）：Ⅲ 22-27, 2001.
3) Cummings JL：Depression and Parkinson's disease：a review. Am J Psychiatry. 149（4）：443-454, 1992.
4) Starkstein SE, Mayberg HS, Preziosi TJ, et al.：Reliability, validity,and clinical correlates of apathy in Parkinson's disease. J Neuropsychiatry Clin Neurosci. 4：134-139, 1992.
5) Karisen KH, Larsen JP, Tandberg E, et al.：Influence of clinical and demographic variables on quality of life in patients with Parkinson's disease. J Neurol Psychiatry. 66：431-435, 1999.
6) 三村　將：パーキンソン病の認知行動障害とその対応．神経心理学．23：166-175, 2007.
7) Berg D：Marker for a preclinical diagnosis of Parkinson's disease as a basis for neuroprotection.J Neural Transm Suppl. 71：123-132, 2006.
8) American Psychiatric Association：Diagnostic and Statistical Manual of Mental Disorders, 4th Edition, Text Revision. American Psychiatric Association, Washington, DC, 2000.
9) Marin RS：Apathy：a neuropsychiatric syndrome.J Neuropsychiatry Clin Neurosci. 3：243-254, 1991.
10) Parkinson J：An essay on the shaking palsy. Whittingham and Rowland, London, 1817.
11) Yamamoto K：Depression in Parkinson's disease：its prevalence, diagnosis, and neurochemical background. J Neurol. 248（Suppl 3）：Ⅲ 5-11, 2001.
12) Ehrt U, Brønnick K, Leentjens AF, et al.：Depressive symptom profile in Parkinson's disease：a comparison with depression in elderly patients without Parkinson's disease. Int J Geriatr Psyciatry. 21：252-258, 2006.
13) Miyoshi K, Ueki A, Nagano O：Management of psychiatric symptoms of Parkinson's disease. Eur Neurol. 36：49-54, 1996.
14) Landes AM, Sperry SD, Strauss ME, et al.：Apathy in Alzheimer's disease. J Am Geriat Soc. 49：1700-1707, 2001.
15) Cummings JL, Benson DF：Subcortical dementia；Review of an emerging concept. Arch Neurol. 41：874-879, 1984.
16) Czernecki V, Pillon B, Houeto JL, et al.：Motivation, reward, and Parkinson's disease；influence of dopa-therapy. Neuropsychologia. 40：2257-2267, 2002.
17) Kirsch-Darrow L, Fernandez HF, Marsiske M, et al.：Dissociating apathy and depression in Parkinson disease. Neurology. 67：33-38, 2006.
18) 三村　將：パーキンソン病のうつとアパシー．Brain Nerve. 59：935-942, 2007.
19) Levy R, Dubois B：Apathy and the functional anatomy of the prefrontal cortex-basal ganglia circuits. Cereb Cortex. 16：916-928, 2006.
20) Lavy R, Czernecki V：Apathy and the basal ganglia. J Neurol. 253（Suppl 7）：Ⅶ 54-61, 2006.
21) Marin RS, Biedezycki RC, Firinciogullari S, et al.：Reliability and validity of the Apathy Evaluation Scale.Psychiatry Res. 38：143-162, 1991.
22) Starkstein SE, Mayberg HS, Preziosi TJ, et al.：Reliability, validity and clinical correlates of apathy in Parkinson's disease. J Neuropsychiatry Clin Neurosci. 4：134-139, 1992.
23) 岡田和悟，小林祥泰，青木　耕，他：やる気スコアを用いた脳卒中後の意欲低下の評価．脳卒中．20：318-323, 1998.
24) Toba K, Nakai R, Akishita M, et al.：Vitality Index

as a useful tool to assess elderly with dementia. Geriatr Gerontol Int. 2：23-29, 2002.

25) 中居龍平, 宗清正紀, 山田達夫, 他：Vitality Index「意欲の指標」の構成概念妥当性と他指標との比較. 日本老年医学雑誌. 39：80, 2002.

26) 日本高次脳機能障害学会 編：標準注意検査法・標準意欲評価法（CAT・CAS）. 新興医学出版社, 東京, 2006.

27) Kaji Y, Hirata H：Apathy and anhedonia in Parkinson's disease. ISRN Neurology. 2011：219427, 2011. doi：10.5402/2011/219427.

28) Tandberg E, Larsen JP, Aarsland D, et al.：The occurrence of depression in Parkinson's disease. A community-based study. Archi Neurol. 53：175-179, 1996.

29) Starkstein SE, Petracca G, Chemerinski E：Depression in classic versus akinetic-rigid Parkinson's disease. Movement Disorders. 13：29-33, 1998.

30) Starkstein SE, Preziosi TJ, Bolduc PL, et al.：Depression in Parkinson's disease. J Nerv Ment Dis. 178（1）：27-31, 1990.

31) Hasler G, Drevets WC, Manji HK, et al.：Discovering endophenotypes for major depression. Neuropsychopharmacology. 10：1765-1781. 2004.

32) Lemke MR, Brecht HM, Koester J, et al.：Effects of the dopamine agonist pramipexole on depression, anhedonia and motor functioning in Parkinson's disease. J Neurol Sci. 248：266-270, 2006.

33) Reichmann H, Brecht MH, Köster J, et al.：Pramipexole in routine clinical practice：a prospective observational trial in Parkinson's disease. CNS drugs. 17：965-973, 2003.

34) Snaith RP, Hamilton M, Morley S, et al.：A scale for the assessment of hedonic tone the Snaith-Hamilton Pleasure Scale. Br J Psychiatry. 167（1）：99-103, 1995.

35) Pluck GC, Brown RG：Apathy in Parkinson's disease. J Neurol Neurosurg Psychiatry. 73：636-642, 2002.

36) Santangelo G, Morgante L, Savica R, et al.：Anhedonia and cognitive impairment in Parkinson's disease: Italian validation of the Snaith-Hamilton Pleasure Scale and its application in the clinical routine practice during the PRIAMO study. Parkinsonism Relat Disord. 15：576-581, 2009.

5 うつ病におけるアパシー（意欲障害）

広島大学大学院医歯薬学総合研究科精神神経医科学　山下英尚・町野彰彦・志々田一宏・
小早川誠・吉野敦雄・淵上 学・瀬川昌弘・神人 蘭・岡本泰昌・山脇成人
広島大学大学院医歯薬学総合研究科脳神経外科学　濱 聖司・村上太郎

　Apathyとは普通なら感情が動かされる刺激対象に対して関心がわかない状態のことをいい，日本語ではカタカナで「アパシー」と表記されることが多く，意欲の障害であると考えられている。アパシーはパーキンソン病や脳卒中後患者など脳器質疾患患者で多い症状とされ[1]，神経内科領域では汎用されている用語であるが，精神科領域では用いられることが少ない。ちなみに精神医学辞典ではわずかにスチューデントアパシーという項目がみられるのみで，アパシー単独では項目さえみられない[2]。しかし，意欲の障害はうつ病における重要な症状の1つであり，アパシーの概念も一部に含まれていると考えることができる。そこで，ここではうつ病における臨床症状とアパシーとの異同について，ならびに脳器質性の要因が大きいと考えられる脳血管性うつ病（vascular depression：VD）におけるアパシーの意義について現在知られているところを解説したい。

A うつ病の診断とアパシー —DSM-5診断—

　近年，うつ病研究における診断基準としてはアメリカ精神医学会の精神疾患の分類と診断（diagnostic and statistical manual of mental disorders：DSM）がもっとも用いられるようになってきている。しかし，その第5版（DSM-5）でのうつ病の診断基準にはアパシーという用語は含まれていない。

　DSM-5[3]に基づいた「大うつ病性障害エピソード」の診断基準を表1に示す。"抑うつ気分"もしくは"興味・喜びの喪失"のいずれかを含み，9項目の症状のうち5項目以上の抑うつ症状の存在を基準としており，これらの症状が他者の観察によっても示されるものと自覚的にも認められることが必要条件となっている。「抑うつ気分」もしくは「興味・喜びの喪失」の2項目はこのうちどちらかが存在しないといけない必須症状であり，抑うつ気分は普段なら反応しないような刺激に対してゆううつや悲しさが惹起される陽性の症状，興味・喜びの減退は普段なら興味や喜びが感じられていた刺激に対して反応しなくなる陰性あるいは欠落症状であるといえる。この2つの症状のうちアパシーの概念に近いのは興味・喜びの喪失の方であろう。

　興味・喜びの喪失の項目における症状の詳しい説明としては，「その人達は趣味に興味を感じなくなったり，『もういやだ』とか，あるいは以前には喜びであった活動に何の喜びも感じないというかもしれない。家族はしばしば，社会的引きこ

表1　DSM-5に基づく大うつ病性障害の診断基準

A. 以下の症状のうち5つ以上が同じ2週間の間に存在し，病前の機能からの変化を起こしている；これらの症状のうち1つは，①抑うつ気分または②興味または喜びの喪失である。

① 抑うつ気分
② 興味，喜びの喪失
③ 体重減少，あるいは体重増加
④ 不眠または睡眠過多
⑤ 精神運動性の焦燥または制止
⑥ 易疲労性，または気力の減退
⑦ 無価値感，または不適切な罪責感
⑧ 思考力や集中力の減退，または決断困難
⑨ 自殺念慮，自殺企図

B. 臨床的に著しい苦痛または社会的，職業的，または他の機能障害を引き起こしている。
C. エピソードが物質や他の医学的状態による精神的な影響が原因とされない。

もり，または楽しみであった娯楽にかまわなくなったことに気づいている」と表現されている。この状態はこれまで楽しめていた活動に対して楽しみや喜びを感じられなくなり，その活動に対してのモチベーションが失われていることを示しており，まさにアパシーの状態と考えられる。

その他の項目においても，「易疲労性，または気力の減退」「思考力や集中力の減退，または決断困難」も一部にアパシーの要素が含まれている項目であると考えられる。このように精神科におけるうつ病の診断基準にはアパシーという用語こそ含まれていないものの意欲に乏しく何事にもやる気が起こらずおっくうな状態はうつ病の主要な症状であると考えられていることがわかる。

また，うつ病の治療経過について述べられている総説[4]などでは睡眠の異常や食欲低下などの身体的な症状，精神症状の中では不安感や焦燥感などは比較的治療早期に改善し，その後抑うつ気分などの気分の異常が改善し，おっくう感，何となく意欲がでないなどの症状が最後まで残りやすいと述べられていることが多い（図1）。このことは精神科医にとっては意欲の障害が最後まで治療

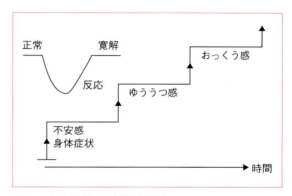

図1　うつ症状の時間的経過

に反応しづらい，うつ病の基底的な症状であり，意欲障害だけをうつ病から分離して考えることがない。言い換えると純粋にアパシーだけを症候群として捉えることがあまりないということを表していると考えられる。

B 脳血管性うつ病とアパシー

Krishnan[5]，Alexopoulosら[6]は1990年代のMRIなどの画像診断を用いた老年期うつ病の研究結果を踏まえて，脳血管障害の合併が認められ，発症や臨床症状，治療経過などに脳血管障害の存在が

影響している可能性があるうつ病を脳血管性うつ病（vascular depression：VD）と呼ぶことを提唱した。表2にはAlexopoulosらによるVDの診断基準を示すが，VDは①脳卒中後にうつ病を発症するpost-stroke depression（PSD）と②うつ病患者においてMRIにて脳梗塞が発見されるMRI-defined VDに分類される。VDの臨床症状についてもさまざまな報告がなされているが，Krishnanらは精神病像を伴わないタイプであること，性欲低下，活動力低下が存在することを指摘し，Alexopoulosらは認知機能障害，無力感，流暢性，呼称，病識欠如の障害が強く，罪業感が少ないと述べている。その後の研究[7]でも意欲の障害はVDで特徴的な症状の1つであると報告されており，うつ病の中でも脳器質性の要因が大きいVDにおいて，アパシー（意欲障害）はよくみられる症状の1つであることはある程度のコンセンサスが得られているものと考えられる。

VDの治療反応性や長期予後は脳血管障害を伴わない中年期のうつ病と比較して不良であることは我々の施設も含めて数多くの報告[8〜11]がなされているが，VDで高頻度に認められるアパシーが治療反応性や長期予後に及ぼす影響について検討した研究は数少ない。

そこで我々は脳卒中の治療のため入院中の患者において，抑うつ気分とアパシー（自覚評価としてZungのself-rating depression scale：SDSとapathy scale：AS，他覚評価としてneuropsychiatric inventory：NPIを使用して評価した）が脳卒中後のリハビリテーションに及ぼす影響を検討した。その結果，アパシーが存在すると脳卒中後の機能回復に悪影響を及ぼしていたのに対して抑うつ気分は影響を与えていなかった（図2）[12]。また，McFarlandら[13]はアパシーに類似した状態である陽性の感情やモチベーションの低下がうつ病そのものの治療反応性に悪影響を与えていたと報告している。これらの結果からはうつ病患者におけるアパシーの存在はうつ病そのものの治療反応性だけでなく，機能回復にも悪影響を与えるため，うつ病患者の治療においてはアパシーの存在にも十分に注意を払う必要があると考えられた。

表2 AlexopoulosらによるVDの診断基準

基本的特徴
・脳血管障害あるいは脳血管障害危険因子が臨床所見もしくは検査所見に認められる。臨床所見は脳卒中もしくは一過性脳虚血の既往，局所神経徴候，心房細動，狭心症，心筋梗塞の既往，頸動脈雑音，高血圧，高脂血症を示す。
・検査所見は穿通枝領域の白質高信号，脳梗塞，内頸動脈の狭窄もしくは閉塞，Wills動脈輪の狭窄を示す。
・65歳以降に発症したうつ病，もしくは若年発症のうつ病で脳血管障害の合併後にうつ病相の頻度が増したり，持続するようになるなど経過が変化した症例。
二次的特徴
・執行能力の障害に限局しない認知機能障害の存在（たとえば，計算力，企画力，持久力，抽象力）
・精神運動制止
・罪業感などの抑うつ思考の乏しさ
・病識欠如
・無力感
・感情障害家族歴がないこと

基本的特徴はVDのすべての患者に認められるが，二次的特徴は多くの患者には存在するがVDのすべての患者に認められるわけではない。

（Alexopoulos GS, et al.：Arch Gen Psychiatry. 54：915-922, 1997.[6] より引用）

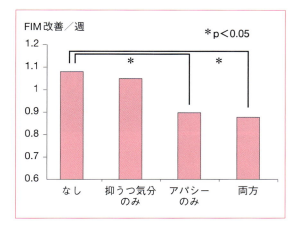

図2　脳卒中後の機能回復とアパシー
FIM：functional independence measure（機能的自立度評価）
（Hama S, et al.：Int J Geriatr Psychiatry. 22：1046-1051, 2007.[12]）より引用）

C 抑うつ気分とアパシーは分けて考えることができるか？

　DSM-5診断では「抑うつ気分」もしくは「興味・喜びの喪失」がうつ病の必須症状であり、このどちらかが存在すればうつ病であるとしており、この2つの項目は等価である。言い換えると、少なくとも診断基準の上では抑うつ気分が存在せず、興味・喜びの喪失のみが存在するうつ病が十分あり得るということである。アパシーが存在するとDAM-5の大うつ病性障害の診断項目の中では「興味・喜びの喪失」に加えて、「易疲労性、または気力の減退」「思考力や集中力の減退または決断困難」の3項目に当てはまる可能性がある。その他睡眠障害、食欲の低下があれば5項目が該当することになり、純粋にアパシーだけを示す脳器質性の意欲障害を示す患者も大うつ病の診断基準に当てはまることになる。精神科領域ではアパシー（意欲障害）はうつ病の重要な要素であり、治療反応性や予後にも影響を及ぼすと考えられているが、前述したように精神科医にとっては純粋にアパシーだけを示す患者をうつ病として捉えることがあまりない。

　我々はこの疑問に答えるために脳卒中の治療のため入院中の243名の患者において、抑うつ気分、アパシーを示す患者の割合と、脳卒中の病変部位との関係を検討した。その結果、抑うつ気分だけが認められた患者が11.4％、アパシーだけが認められた患者が20.7％、抑うつ気分、アパシーともに認められた患者が19.4％であり、脳卒中患者の約50％が脳卒中後うつ病の基準を満たしていた。病変部位と症状との関係では両側基底核病変はアパシーが強く関連していたが、抑うつ気分とは関連がなかった。それに対して左側前頭葉の病変と抑うつ気分は有意に関連していたが、アパシーとは関連がなかった[14]。上記とは別の149例を対象としたMRI研究でも抑うつ気分は左側の前頭葉を中心とした病変との関連が強く、アパシーは両側基底核を中心とした病変との関連が強かった（図3）[15]。これらの結果からは脳卒中後うつ病の診断基準を満たす患者の中にはアパシーだけが認められた患者もある程度の割合で存在し、うつ病の必須症状である抑うつ気分とアパシー（意欲障害）にはそれぞれ別の神経学的基盤が存在する可能性を示唆していると考えられる。

　最近では高齢者を専門に診療を行っている精神科医の間では、アパシーに注目して診療が行われ始めている。アパシーに注目する視点としては認知症の初期症状としてのアパシー、あるいは脳器質性の精神疾患としてのアパシーとうつ病との鑑別といったものが多い。朝田らは認知症全般で意欲の減退が認められやすいが、特にレビー小体型認知症ではアパシーを示す割合が高く、初期にはうつ病と診察されて治療を受けていたが、経過中に認知症症状が前景に出てくるようになり診断が変更される例が多いことを報告した[16]。池田らは

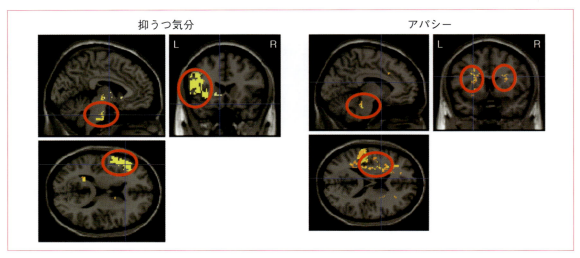

図3 抑うつ気分，アパシーと脳血管障害部位との関連
(Murakami T, et al.：Am J Geriatr Psychiatry. 21：840-847, 2013.[15] より引用)

　高齢者ではうつ病とアパシーの鑑別が重要となり，アパシーでは意欲や活動性の低下は認めるが本人の精神的な苦痛が乏しく，より脳の器質的な原因があることを示唆する[17]と報告している。我々の検討は主に脳血管障害患者におけるうつ病とアパシーについての検討であるが，認知症などの変性疾患においてもアパシーは高頻度に認められ，アパシーの存在は血管障害や変性などの器質因の存在を疑わせるサインとなり得るといえよう。

まとめ

　うつ病におけるアパシーについて主にDSM-5の診断基準を用いて解説した。大うつ病の診断基準の必須項目のうち，「興味・喜びの喪失」はアパシーと近い概念であり，うつ病にとって主要な症状の1つであるが，精神科領域では従来はアパシーをうつ病と分離して捉えることは少なかった。脳器質的な要因が大きいとされるVDではアパシーを認める割合が高く，アパシーの存在は抑うつ気分よりも治療反応性や予後に大きく影響していた。また，脳画像を用いた研究ではアパシーと抑うつ気分にはそれぞれ別の神経学的基盤が存在する可能性があることを紹介した。高齢者を専門として診療を行っている精神科医の間ではアパシーは注目を集めるようになってきており，認知症の初期症状としてのアパシー，あるいは脳器質性の精神疾患としてのアパシーといった視点で研究，診療がなされるようになってきている。しかし，まだまだ一般の精神科領域での注目度は高いとはいえない。今後は症状評価と診断の問題，病態解明や治療方法などについて研究が進展することが期待される。

文　献

1) Levy R, Czernecki V：Apathy and the basal ganglia. J Neurol. 253（Suppl 7）：Ⅶ54-61, 2006.
2) 加藤正明, 保崎秀夫, 笠原　嘉, 他：新版 精神医学事典. 弘文堂, 東京, 1993.
3) American Psychiatric Association：Diagnostic and Statistical Manual of Mental Disorders, 5th Ed. American Psychiatric Association, Washington, DC, 2013.

4）野村総一郎：内科医のためのうつ病診療. 医学書院, 東京, 1998.
5）Krishnan KRR, Hays JC, Blazer DG：MRI-defined vascular depression. Am J Psychiatry. 154：497-501, 1997.
6）Alexopoulos GS, Meyers BS, Young RC, et al.：'Vascular depression' hypothesis. Arch Gen Psychiatry. 54：915-922, 1997.
7）O'Brien JT, Erkinjuntti T, Reisberg B, et al.：Vascular cognitive impairment. Lancet Neurol. 2：89-98, 2003.
8）Yanai I, Fujikawa T, Horiguchi J, et al.：The 3-year course and outcome of patients with major depression and silent cerebral infarction. J Affect Disord. 47：25-30, 1998.
9）Simpson S, Baldwin RC, Jackson A, et al.：Is subcortical disease associated with a poor response to antidepressants? Neurological, neuropsychological and neuroradiological findings in late-life depression. Psychol Med. 28：1015-1026, 1998.
10）Yamashita H, Fujikawa T, Yanai I, et al.：Clinical features and treatment response of patients with major depression and silent cerebral infarction. Neuropsychobiology. 44：176-182, 2001.
11）Yamashita H, Fujikawa T, Takami H, et al.：Long-term prognosis of patients with major depression and silent cerebral infarction. Neuropsychobiology. 62（3）：177-181, 2010.
12）Hama S, Yamashita H, Shigenobu M, et al.：Depression or apathy and functional recovery after stroke. Int J Geriatr Psychiatry. 22：1046-1051, 2007.
13）McFarland BR, Shankman SA, Tenke CE, et al.：Behavioral activation system deficits predict the six-month course of depression. J Affect Disord. 91, 229-234, 2006.
14）Hama S, Yamashita H, Shigenobu M, et al.：Post-stroke affective or apathetic depression and lesion location：left frontal lobe and bilateral basal ganglia. Eur Arch Psychiatry Clin Neurosci. 257：149-152, 2007.
15）Murakami T, Hama S, Yamashita H, et al.：Neuroanatomic pathways associated with poststroke affective and apathetic depression. Am J Geriatr Psychiatry. 21：840-847, 2013.
16）渡嘉敷崇, 朝田 隆, 山田正仁, 他：認知症の早期発見（診断）・薬物治療・生活上の障害への対策座談会. Geriatric Medicine. 50（8）：977-985, 2012.
17）西 良知, 藤瀬 昇, 池田 学：高齢者のうつ病. 臨牀と研究. 91（5）：639-642, 2014.

6 外傷性脳損傷におけるアパシー（意欲障害）

国立病院機構肥前精神医療センター　橋本　学
産業医科大学若松病院リハビリテーション科　岡﨑哲也
九州労災病院門司メディカルセンター　蜂須賀研二

　外傷性脳損傷（traumatic brain injury：TBI）は，頭部に外力が加わることにより脳に生じる損傷の総称で，青壮年の主要な死亡原因であり，さらに後遺症として高次脳機能障害が社会問題となっている。この高次脳機能障害のうち76％はTBIが原因であり，記憶障害・注意障害・遂行機能障害・社会的行動障害がその中核的症状である[1,2]。アパシーは社会的行動障害の中に含まれ，頻度の高い症状であるが，いまだ評価や対応が十分とはいえない。ここでは，TBIにおけるアパシーの諸相について概説する。

A TBIの機序

　TBIは病変の分布によって，局所性脳損傷（focal brain injury）とびまん性脳損傷（diffuse

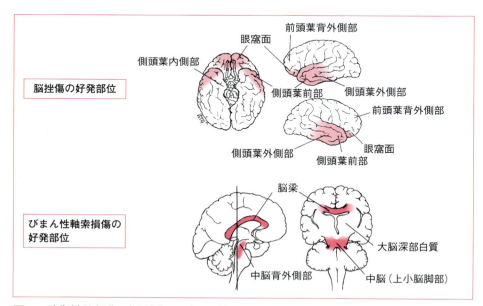

図1　外傷性脳損傷（脳挫傷・びまん性軸索損傷）の模式図
（Whyte J, et al.：Rehabilitation of the Patients with Traumatic Brain Injury. Delisa JA, et al. ed.：Rehabilitation Medicine：Principles and Practice, Third Edition. Lippincott Williams & Wilkins, Philadelphia, 1998.[3] より引用して改変）

brain injury）に分類される（図1）[3]。前者は外傷の直接的衝撃が脳の限局した部位に作用して生じるもので，頭蓋骨の解剖学的な特徴から前頭葉下部〜底面や側頭葉皮質に脳挫傷や頭蓋内血腫を生じやすい。一方，後者は回転加速度による衝撃が脳に加わり，せん断力によって脳の広範囲に損傷が生じるもので，びまん性軸索損傷が代表的な病態である。脳挫傷などの局所性脳外傷はMRIで容易に診断できるが，びまん性軸索損傷ではMRIのT2*法で脳梁，脳幹，小脳などの微小出血の所見に着目して判定する。近年では，びまん性軸索損傷の診断にsusceptibility-weighted imaging（SWI）法が開発されたり，拡散テンソル画像をもとにしたtractographyで白質神経軸索線維のダメージを画像化する方法が開発されたがいまだ臨床現場には十分応用されていない。

TBIにおいては，外的衝撃による一次的損傷以外に頭蓋内圧亢進，全般性脳血流低下，低酸素などの二次的損傷が大脳全体に及ぶため，大脳内の障害部位が広範囲にわたることが多く，局所的な責任病巣とその周辺部位の障害にとどまる脳梗塞や脳出血とは性質が大きく異なる。TBIでは，特に前頭葉の広範囲な神経回路が障害されることが多く，これがその後出現する多様な高次脳機能障害の原因ともなっている。

B TBIによる高次脳機能障害

厚生労働省の「高次脳機能障害支援モデル事業」の中で，従来の障害認定から漏れていたTBIなどの患者を救済するため，高次脳機能障害の診断基準が作成された（表）[1]。今日，交通事故による死亡者数は大幅に減少しているが，その後遺症としての高次脳機能障害が大きな問題となっている。近年の脳外傷後遺症実態調査[4]によると，日常生活動作（ADL）では50％前後の患者が完全に自立しているのに反して，社会的交流では16.5％，就労能力では9.8％が自立しているにすぎない。

表 高次脳機能障害診断基準（行政的）

Ⅰ. 主要症状など	
1	脳の器質的病変の原因となる事故による受傷や疾病の発症の事実が確認されている。
2	現在，日常生活または社会生活に制約があり，その主たる原因が記憶障害，注意障害，遂行機能障害，社会的行動障害などの認知障害である。
Ⅱ. 検査所見	
	MRI，CT，脳波などにより認知障害の原因と考えられる脳の器質的病変の存在が確認されているか，あるいは診断書により脳の器質的病変が存在したと確認できる。
Ⅲ. 除外項目	
1	脳の器質的病変に基づく認知障害のうち，身体障害として認定可能である症状を有するが上記主要症状（Ⅰ-2）を欠くものは除外する。
2	診断にあたり，受傷または発症以前から有する症状と検査所見は除外する。
3	先天性疾患，周産期における脳損傷，発達障害，進行性疾患を原因とする者は除外する。
Ⅳ. 診断	
1	Ⅰ〜Ⅲをすべて満たした場合に高次脳機能障害と診断する。
2	高次脳機能障害の診断は脳の器質的病変の原因となった外傷や疾病の急性期症状を脱した後において行う。
3	神経心理学的検査の所見を参考にすることができる。

（中島八十一，他，編：高次脳機能障害ハンドブック―診断・評価から自立支援まで．医学書院，東京，2006．[1]より引用）

身体障害の程度に比して社会活動における制約が著しいために「みえない障害」とも称されている。

C TBIとアパシー

TBI患者にしばしば認められる社会的行動障害としては、易怒性、攻撃性、焦燥感、脱抑制、不安、興奮、幻覚、妄想や抑うつ、対人コミュニケーション拙劣などがあるが、アパシーもその1つである。アパシー状態にあるTBI患者は、目標・計画を立てたり、行動を開始したり維持したりすることが困難になり、情動的反応も乏しくなるなど、認知面・行動面・情動面での影響が大きい。ニューヨーク大学リハビリテーション医学ラスク研究所の脳損傷者通院プログラムで採用されている「神経心理ピラミッド」によれば、高次脳機能障害は基礎から高次のレベルに向かって7つの階層に分けられ、無気力症（adynamia）は、抑制困難症（disinhibition）と並んで下から2番目の基礎的階層に位置付けられている[5]。この「神経心理ピラミッド」では、より低次の階層が改善しなければ、それより高次の階層の訓練・改善は困難であるとされており、アパシーはより根本的な問題であるといえる。

TBIを始めとする器質性脳障害におけるアパシー発現には、前頭葉と基底核をつなぐ前頭葉皮質一皮質下回路が重要である。アパシーと関連する前頭葉皮質一皮質下回路は3つ存在する。①背外側前頭前野回路（dorsolateral prefrontal circuits）、②眼窩回路（orbitofrontal circuits）、③前部帯状回回路（anterior cingulate circuits）の3つである[6]。前頭葉皮質一皮質下回路はかなりの数に及ぶといわれており[7]、その損傷部位と程度によってさまざまな症状のバリエーションがみられる。いずれにせよ広範な前頭葉障害をきたしやすいTBIでは、これらの回路のいずれかが損傷されると考えられ、神経機構的にもアパシーをきたしやすい病態の1つである。

D アパシーの評価

アパシーの評価を行うには、患者の日ごろの言動をよく観察すると同時に患者の様子をよく知る家族などからの詳細な情報聴取が必要である。医療機関においては医師のみならず、看護師、心理療法士、作業療法士、言語聴覚士など多くの職種の観察記録を総合して判定することが重要である。

アパシーの定量的評価の方法として、neuropsychiatric inventory（NPI）[8,9] がある。これは患者の状態をよく知る介護者に対して構造化されたインタビューを行って評価する方法である。他に、日本高次脳機能障害学会Brain Function Test委員会による標準意欲評価法（Clinical Assessment for Spontaneity：CAS）[10] がある。これは患者に対する面接・質問紙・日常行動観察・自由時間の行動観察・臨床的総合的印象などの5項目から多層的に評価する方法である。すべて施行するのは評価に時間を要するので、1～2項目のみで評価することも多い。

E TBI患者の精神・行動プロファイル

アパシーは明らかな問題行動と違って過小評価されやすい。そこで、介護者に対する構造化面接を行った上で、NPIにて社会的行動障害の詳細な評価を試みた。

2006年12月～2007年9月までの間に産業医科大学病院に入院し評価・訓練を行ったTBI患者および2009年12月～2013年11月までの間に高次脳

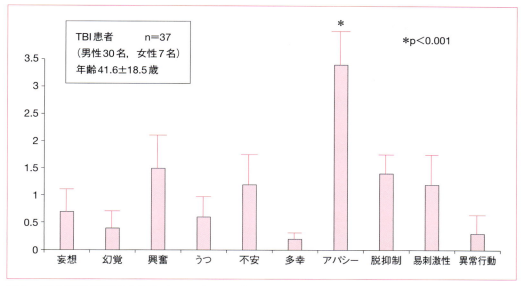

図2　高次脳機能障害を呈したTBIのNPIプロフィル
NPIの10の領域それぞれについての平均点を示した。「アパシー」の平均点がもっとも高く、「易刺激性」「脱抑制」「興奮」などといったhyperactiveな症状の2倍以上の高得点を示した。一方、臨床的にアパシーと混同されやすい「うつ」は、「アパシー」と比べると、かなり得点は低かった。外傷性脳損傷においてもっとも高頻度に認められる社会的行動障害はアパシーであると考えられた。

機能障害の評価・治療のために肥前精神医療センター外来を受診したTBI患者の計37名（男性30名，女性7名，年齢41.6±18.5歳）について検討したところ（図2），「アパシー」の平均点が明らかに高く，易刺激性，脱抑制，興奮などhyperactiveな症状群の2倍以上の高得点を示した。TBI患者におけるアパシーの出現頻度については，これまでの報告でも5～67％と大きな幅がある[11,12]。今回のNPIによる詳細な評価では「アパシー」領域の問題を有していた症例は54％にのぼった。評価方法によって出現頻度は異なると考えられるが，アパシーは頻度的には高い症状といえよう。

注意すべき点は，hypoactiveな症状であるアパシーとhyperactiveな症状である易刺激性・興奮・攻撃性・脱抑制などが並存していることである（図3）。眼窩面損傷患者で脱抑制がみられる場合でも，刺激が加わらない時は無為に過ごしていることがある。このことはTBI患者の社会的行動障害の評価を複雑にすると同時に，社会復帰に向けたより緻密なアプローチが要求される理由でもある。このような別方向のベクトルを持つ症状の並存を説明する仮説がLevyにより提出された[13]。それによると，前頭葉皮質─皮質下回路のそれぞれによってアパシーの特徴が異なり，背外側前頭前野─基底核回路の損傷では，認知的に行為のplanningが困難になることがアパシーにつながり，眼窩面─基底核回路の損傷では，情動を行為に関係付けることの困難さがアパシーにつながるという。今日，アパシーの責任病巣としてもっとも有力である前部帯状回─基底核回路と合わせて，それぞれ症候論としてのアパシーの認知的側面・情動的側面・行動的側面を説明し得る興味深い仮説である。

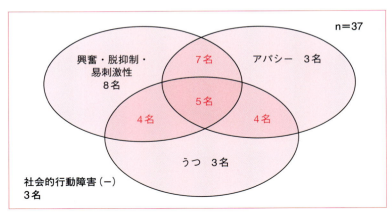

図3　高次脳機能障害を呈したTBIのNPIプロフィル　2
「アパシー」、「うつ」、「興奮・脱抑制・易刺激性」の3群の症状を有していた患者の多くが他の群の症状を併せ持っていた。アパシーを呈した19名のうち、7名は「興奮・脱抑制・易刺激性」などの症状を、4名は「うつ」の症状を有し、5名は3群の症状をすべて有していた。

F TBIにおけるアパシーに対する治療戦略 —薬物療法とリハビリテーション—

1) 薬物療法

　アパシーに対する薬物療法を行うにあたっては、抑うつを伴わない真のアパシーなのか、それともうつ状態に随伴しているアパシーなのかを鑑別しておくことが肝要である。うつ状態に対しては、選択的セロトニン再取り込み阻害薬（SSRI）、選択的セロトニン・ノルアドレナリン再取り込み阻害薬（SNRI）などの抗うつ薬を始めとする薬物療法の効果が期待できる。万一、薬物療法が奏効しない難治性のうつであっても、修正型電気けいれん療法などの治療を行うことも可能である。これに対して、うつ状態を随伴しない、器質的脳損傷に直接起因するアパシーに対しては、これまで精神刺激薬（メチルフェニデート）、ドパミン作動薬（アマンタジン、ブロモクリプチン、セレギリン、L-DOPAなど）、抗うつ薬（SSRI、SNRI、三環系・四環系）やアセチルコリンエステラーゼ阻害薬（ドネペジル）などが用いられている[14]。TBIにおけるアパシーの薬物療法もこれに準じて行われているが、一部で著効例が報告されてはいるものの、総じてアパシーに対する薬物療法の効果は限定的であることが多い。

2) リハビリテーション

　近年、高次脳機能障害に対する認知リハビリテーションへの認識が高まり、内外で精力的な研究が行われている[15]ものの、エビデンス・レベルの高いものはほとんど存在しない[16]。

　我々は社会復帰を促進するためのリハビリテーションとして、数名のメンバーから構成される小集団リハビリテーションの試みを行った。1グループあたり4〜5名の人数で行い、医師による疾患教育、臨床心理士によるsocial skill training、専門の講師を招いたレクレーション活動（料理・音楽・買い物・パソコン・軽スポーツなど）のメニューからなる1回2.5時間のセッションを1クール10回として行った。集団訓練のなかで、参加者に自己の気づき（self awareness）や対人コミュニケーションの改善、NPIスコアの改善などがみ

られ，同時に興味・関心が広がるなどアパシー要因の改善を認めた[17]．

アパシーを有する患者のリハビリテーションには，それにかかわる各専門職の専門性を最大限に生かした多職種連携を基盤とした創意工夫が必須である．

G　TBIによるアパシーと他の疾患によるアパシーとの相違

アパシーはTBIでのみ出現する病態ではなく，神経変性疾患，脳血管障害，あるいは統合失調症のような内因性精神疾患においても認められる．原因疾患の異なるアパシーが症候学的に同一であるのかどうかについては明らかでない．2007年，apathy evaluation scaleで同程度のアパシー状態であると判定されたTBIと欠陥状態にある統合失調症の2つの患者群を統合失調症の陰性症状の評価尺度であるThe scale for the assessment of negative symptoms（SANS）で評価した報告がなされた[18]．それによると，「情動平板化」「思考の貧困」「快感消失」「意欲・発動性低下」「注意の障害」の5領域のうち，TBIでは前3者が有意に軽度であったという．今後は原因疾患ごとにアパシーの症候学的研究を進めていく必要がある．

まとめ

TBIではアパシーの出現頻度は高く，興奮，脱抑制，易刺激性などのhyperactiveな症状と並存するのが特徴である．しかしhyperactiveな症状ほど介護者の手をわずらわせないため，介護者においても，医療者においても，その問題認識が十分とはいいがたい．TBI患者の社会復帰とQOLの向上のためには，アパシーの問題を避けて通ることはできない．今後は，TBI患者のアパシーを看過することなく適切な評価を行い，多職種による適切なチーム・アプローチを行っていくことが必要である．

文　献

1）中島八十一，寺島　彰 編：高次脳機能障害ハンドブック—診断・評価から自立支援まで．医学書院，東京，2006．
2）蜂須賀研二：脳外傷などによる高次脳機能障害の課題「高次脳機能障害支援モデル事業」の成果と今後の課題．総合リハ．35：851-857, 2007．
3）Whyte J, Hart T, Laborde A, et al.：Rehabilitation of the Patients with Traumatic Brain Injury. Delisa JA, Gans BM, Bockenek WL, ed.：Rehabilitation Medicine：Principles and Practice, Third Edition. Lippincott Williams & Wilkins, Philadelphia, 1998.
4）東京医科歯科大学難治疾患研究所被害行動学研究部門：脳外傷後遺症実態調査報告書，2004．
5）角田　亘，橋本圭司：脳外傷などによる高次脳機能障害の課題　障害の特徴．総合リハ．35：859-864, 2007．
6）Cummings JL：Frontal-subcortical circuits and human behavior. Arch Neurol. 50：873-880, 1993.
7）Alexander GE, Crutcher MD, Delong MR：Basal ganglia-thalamocortical circuits：parallel substrate for motor, oculomotor, "prefrontal" and "limbic" functions. Prog Brain Res. 85：119-146, 1990.
8）Cummings JL, Mega M, Gray K, et al.：The Neuropsychiatric Inventory：comprehensive assessment of psychopathology in dementia. Neurology. 44：2308-2314, 1994.
9）Cummings JL：The Neuropsychiatric Inventory. assessing psychopathology in dementia patients. Neurology. 48：S10-S16, 1997.
10）加藤元一郎，注意・意欲評価法作製小委員会：標準注意検査法（CAT）と標準意欲評価法（CAS）の開発とその経過．高次脳機能研究．26：310-319, 2006．
11）Kant R, Duffy JD, Pivovarnik A：Prevalence of apathy

following head injury. Brain Inj. 12：87-92, 1998.
12) Andersson S, Gundersen PM, Finset A：Emotional activation during therapeutic interaction in traumatic brain injury：effect of apathy, self-awareness, and implications for rehabilitation. Brain Inj. 13：393-404, 1999.
13) Levy R, Dubois B：Apathy and functional anatomy of the prefrontal cortex-basal ganglia circuits. Cereb Cortex. 16：916-928, 2006.
14) Marin RS, Wilkosz PA：Disorders of diminished motivation. J Head Trauma Rehabil. 20：377-388, 2005.
15) Hashimoto K, Okamoto T, Watanabe S, et al.：Effectiveness of a comprehensive day treatment program for rehabilitation of patients with acquired brain injury in Japan. J Rehabil Med. 38：20-25, 2006.
16) Cicerone KD, Dahlberg C, Malec JF, et al.：Evidence-based cognitive rehabilitation：updated review of the literature from 1998 through 2002. Arch Phys Med Rehabil. 86：1681-1692, 2005.
17) 橋本　学，岡崎哲也，蜂須賀研二：高次脳機能障害者に対する社会復帰準備のための小集団訓練「リハビリテーション学級」の試み．Jpn J Rehabil Med. 47：728-734, 2010.
18) Rao V, Spiro JR, Schretlen DJ, et al.：Apathy syndrome after traumatic brain injury compared with deficits in schizophrenia. Psychosomatics. 48：217-222, 2007.

第4章

アパシー（意欲障害）の検査

1. アパシー（意欲障害）の客観的評価
2. アパシー（意欲障害）と事象関連電位
3. アパシー（意欲障害）と脳血流
4. アパシー（意欲障害）と認知機能検査
5. アパシー（意欲障害）と安静時機能的MRI

1 アパシー（意欲障害）の客観的評価

北海道大学病院リハビリテーション科　生駒一憲
慶應義塾大学医学部精神神経科　加藤元一郎

　アパシーは，日常生活上のさまざまな場面で行動を妨げる要因となるものであり，アパシーを適切に評価することは非常に重要である。アパシーは，意欲低下，発動性障害，そしてより広く自発性の欠乏と近縁の障害であり，これらの症状を評価する方法としてもっとも統合化されたものは標準意欲評価法（Clinical Assessment for Spontaneity：CAS）[1]であろう。CASは面接による評価，質問紙法による評価，日常生活行動の評価，自由時間の日常行動観察，臨床的総合評価の5つの評価からなる評価法である。意欲，自発性そしてアパシーの評価には，現状では観察者による行動評価が必須であり，評価者の洞察力や視点が重要である。この点ではCASは完全に客観的評価と言い切ることはできないが，現状ではもっとも客観性が高い方法といえる。ここではこのCASを紹介する。また，同時に実施することが望ましい，アパシーに影響を及ぼす遂行機能障害，注意障害に対する検査についても述べる。

A 標準意欲評価法（CAS）

1）CASの実施

　CASは5つのサブスケールから構成される（表1）[1]。評価者の主観が多少なりとも入るものであるが，観察項目や評価基準を定めることで客観性を高めている。

　①面接による意欲評価スケール

　インタビューを行い，その返答内容やしゃべり方，表情などを0，1，2，3，4の5段階で評価する。評価する項目は17項目あり，評価項目ごとに評価基準が定められているが，いずれの項目も数値が大きいほど重症である。各評価項目を順に評価していくのではなく，被検者と会話を行いながら評価可能な項目から採点していき，面接終了後にもう一度全体をチェックする。インタビューの内容は特に限定されていないが，本人の健康状態や日常生活の状況などが話題の中心となる。たとえば「具合はどうですか」などの質問をして，被検者の反応をみる。もっと具体的な質問でもよいが，十分な時間をかけて被検者の回答を待つ必要

表1　CASのサブスケール

- 面接による意欲評価スケール
- 質問紙法による意欲評価スケール
- 日常生活行動の意欲評価スケール
- 自由時間の日常行動観察
- 臨床的総合評価

（日本高次脳機能障害学会 編：標準注意検査法・標準意欲評価法（CAT・CAS）．新興医学出版社，東京，2006.[1]より引用）

表2 CASの面接による意欲評価スケール

評価項目	最重症の評価基準
表情	状況にみあった表情の変化がまったくみられない
視線（アイコンタクト）	視線がまったく合わない
仕草	状況に見合った自然な動きがまったくみられない
身だしなみ	全体にひどく乱れている
会話の声量	声が小さくまったく聞き取れない
声の抑揚	まったく抑揚がみられない
応答の量的側面	質問に対してまったく答えない
応答の内容的側面	答える内容は不明瞭でまったく理解できない
話題に対する関心	話題に対する関心がまったくない
反応が得られるまでの潜時	質問に対する返事がまったく得られない
反応の仕方	自分からまったく話さず，尋ねても答えない
気力	まったく無気力にみえる
自らの状況についての理解	自分の置かれた状況をまったく理解していない
周囲の出来事に対する関心	身の回りで生起していることにまったく関心がない
将来に対する希望・欲求	将来に対して希望・欲求がまったく認められない
注意の持続性	まったく注意を持続できない
注意の転動性	たえず注意が散乱している

（日本高次脳機能障害学会 編：標準注意検査法・標準意欲評価法（CAT・CAS）．新興医学出版社，東京，2006.[1] より引用）

がある。評価項目ともっとも重症の評価基準（4点）を表2[1]に挙げる。何ら問題がない場合は0点を付ける。たとえば「表情」であれば，状況に見合った表情変化がみられれば0点である。なお，注意の持続性と注意の転動性については注意障害をみるための参考項目であり，採点には入れないので，満点は60点となる。この最後の2項目で注意障害が疑われる場合は注意機能に関する検査を行う必要がある。

②質問紙法による意欲評価スケール

被検者に質問文をみせて自由に答えてもらうものである。場合によっては評価者が質問を読んでもよい。CASの中では唯一被検者の主観のみで評価されるスケールである。33項目（表3）[1]の質問事項があり，「よくある（0点）」「少しある（1点）」「あまりない（2点）」「ない（3点）」の4段階でマークする。このうち8項目（表3内*の項目）は逆の意味の質問になっており，採点の時に点数を逆転させる。99点満点で値が大きいほど重症である。本法は言葉による質問回答であるので，失語症がある場合や知能低下が著しい場合はその解釈は慎重にする必要がある。

③日常生活行動の意欲評価スケール

日常生活での行動を評価者が観察し，評価するものである。日常生活行動は多々あるが，アパシーを評価するのに適切と考えられ，多くの人が行うであろう16項目が評価項目となっている。「ほぼいつも自発的に行動できる（0点）」「いつも自発的とは限らず，時に何らかの促しや手助けが必要で，促されれば行動できる（1点）」「ほぼいつも何らかの促しや手助けが必要で，促されれば行動できる（2点）」「促しや手助けがあってもいつも

表3 CASの質問紙法による意欲評価スケールの質問項目

いろいろなことに興味がある
やるべきことをその日のうちにやってしまう
自分で物事を始める
新しい経験をすることに興味がある
何かに努力する
生活に積極的に取り組む
興味あることに時間を費やす
他人にいわれないと何もしない*
自分の健康状態に関心がある
友人と一緒にいる
何かよいことがあるとうきうきする
自分の問題点について理解がある
将来の計画あるいは目標がある
何かしたいと思う
はりきって過ごす
物事にかかわりを持ちたくないと思う*
腹が立つ
やる気がない*
集中して何かをする
活動的な生活を送る
何かをするのに余計な時間がかかる*
自分の身だしなみをかまわない*
すべてがうまくいっていると感じる
家事や仕事にとりかかるのに時間がかかる*
周りの人々とうまくつきあう
自分のしていることに生きがいを感じる
容易に物事をきめられる
何かしようとしても手がつかない*
日常生活を楽しく送る
問題があった時に積極的に解決しようとする
仕事や作業に打ち込む
相手から話しかけてこない限り，知らないふりをする*
自分の興味あることについて，調べたいと思う

* 逆転項目

(日本高次脳機能障害学会 編：標準注意検査法・標準意欲評価法（CAT・CAS）．新興医学出版社，東京，2006.[1]より引用)

表4 CASの日常生活行動の意欲評価スケール

種類	評価項目
身の回りの動作	食事をする 排泄の一連の動作を行う 洗面・歯磨きをする 衣服の着脱をする 入浴を行う
病気の認識	訓練を行う 服薬をする
周囲・社会への関心	テレビをみる 新聞または雑誌を読む 他者と挨拶をする 他者と話をする 電話をする 手紙を書く 行事に参加する 趣味を行う 問題解決可能

(日本高次脳機能障害学会 編：標準注意検査法・標準意欲評価法（CAT・CAS）．新興医学出版社，東京，2006.[1]より引用)

行動できるわけではなく，行動しないこともある（3点）」「多くの場合，促しや手助けがあっても行動しない（4点）」の5段階で評価し，点数が高い方が重症である．評価項目を表4[1]に示す．運動障害がある場合，元々その習慣がない場合，その行動を行う必要がない場合などでは該当項目の評価は行わない．また，失語，失行，失認，知能低下，注意障害，記憶障害，遂行機能障害などにより，アパシーとは別の問題で行えない場合があるので注意が必要である．この場合も該当項目の評価は行わない．評価可能であった項目のみを使用して百分率で程度を表す．評価項目中，問題解決可能とは金銭管理，計画の立案，他者からの相談にのる，などの行為ができるかどうかをみる．どの項目も1週間程度観察することが望ましい．

④自由時間の日常行動観察

リハビリテーションの訓練時間や食事時間な

ど，ある一定の条件下では自発性があるようにみえても自由時間では自発性に乏しいことがある。習慣化された行為はできても，新しいことを自発的にできないことがある。この評価はだれからもまったく働きかけのない状態で，被検者がどのように行動しているかを観察するものである。自由時間の日常行動観察は，月日・時刻，行為する場所，行為の質の評価，談話の質の評価，その他の参考事項とともに記録する。行為する場所は，社会生活，家庭生活，施設・病院内，病棟内，病室内，ベッド上に分類する。

行為の質の評価は「意欲的な行為，自発的な問題解決行為（段階0）」「自発的な行為（段階1）」「依存的な生活（段階2）」「何もしない，すなわち無動（段階3）」の4段階で評価する。段階1はさらに「いつもみているテレビをみるとか新聞を読むといった受動的で習慣的な行動をする場合（1A）」と「少し積極的で，毎日書いている日記を付けるとか，友人に通りいっぺんの季節の挨拶の手紙を書くといった，ある程度能動的な慣習的行為がみられる場合（2B）」に分けて評価する。また，段階2は「強い個人的な働きかけでようやく行為する場合（2A）」と「集団生活で個人的な誘いではなく皆と一緒に行動するないしは軽い言語的な誘いだけで皆の動きに誘われて行動する場合（2B）」に分けて評価する。

談話の質の評価では，「自己や他人の具体的な問題に対して，はっきりとした自分の意見がある（段階0）」「自ら話をする。世間話で一般的な感想を述べる程度。個人的なはっきりした意見はない（段階1）」「相づちを打つ程度。自ら進んで話すことはない。話しかけに対して言葉少なに応答。談話参加は楽しむ（段階2）」「寡黙。問いかけに，はい・いいえなど，一言のみの返事だけで話しかけに関心は低い（段階3）」「発語なし（段階4）」

の5段階で評価する。評価は最低5日間，できれば2週間以上であることが望ましい。

そして，観察した行為のうち最頻度の行為について，行為の質，談話の質を評価し，これを自由時間の日常行動観察のまとめの評価とする。

⑤臨床的総合評価

臨床場面での総合的な印象に基づき，「通常の意欲がある（段階0）」「軽度の意欲低下（段階1）」「中等度の意欲低下（段階2）」「著しい意欲低下（段階3）」「ほとんど意欲がない（段階4）」の5段階で評価をする。

⑥CASの成績評価

最後に①～⑤の成績をグラフ化し，まとめとする。10歳ごとの年齢区分で平均値，標準偏差，カットオフ値が設定されているので評価の参考にする。

2）CASの信頼性

CASは脳損傷例で評価者間信頼性が検討され，質問紙法以外のCASサブスケールの信頼度係数は0.76～0.91と報告されている。また，すべてのサブスケールにおける再検査信頼度係数は0.80～0.97と報告されており，これらの報告からCASの信頼性は高いといえる。

B アパシーに影響をあたえる認知障害の検査

1）遂行機能障害の検査

遂行機能とは，自ら目標を持ち，計画を立て，それを状況に合わせて要領よく実行していく能力である。遂行機能障害は前頭葉損傷で出現しやすく，アパシーと遂行機能障害が併存し，同時にみられることがある。また，重度の遂行機能障害がアパシーを引き起こす可能性があり，遂行機能障害の検査は重要である。ここでは3種類の検査に

ついて述べる。

①ウィスコンシンカード分類検査（Wisconsin Card Sorting Test：WCST）

128枚のカードを用いるのが原法であるが，48枚のカードを用いる修正版（慶應版WCST）[2,3]が臨床的にはよく使われる。被検者はカードを数，色，形のいずれかのカテゴリーで分類する。その分類が検者の想定していた分類と一致すれば正解，一致しなければ不正解である。被検者には分類結果が正しいかどうかのみ伝えられる。被検者は正解が得られるように（すなわち検者の想定したカテゴリーと一致するように）分類していくことが求められる。途中で分類カテゴリーが変化（たとえば数から色へ）するが，それに対応すべく柔軟に概念を切り替える必要がある。概念の転換の障害すなわち高次の保続があるかどうかを評価できる。

②遂行機能障害症候群の行動評価（Behavioural Assessment of the Dysexecutive Syndrome：BADS）

遂行機能，特に問題解決能力をより日常生活に近い状況で評価するために開発された検査で，日本語版が出版されている[4]。規則変換カード検査（示されたカードについて決められた規則に従い返答する），行為計画検査（管の底にあるコルクを水を注いで取り出す実技を行う），鍵探し検査（野原を想定した紙上の枠内で鍵を探すための歩き方を示す），時間判断検査（時間に関する常識を問う），動物園地図検査（規則に従って回る道筋を示す），修正6要素検査（時間制限がある6個の課題について，要求を満たすように時間配分を考えて行う）の6つの下位検査からなり，年齢補正を行って結果を出す。

③modified Stroop test

習慣化された行為を抑制して，要求された行為ができるかどうかを検査する。日本語版が作成されている。パートⅠ，Ⅱ，Ⅲに分かれている。パートⅠでは丸に塗られた色名を呼称する。パートⅡでは色とは無関係な漢字が書かれており，その文字のインクの色名を呼称する。パートⅢでは干渉条件で色を表す漢字のインクの色名を呼称する。たとえば赤という字が青のインクで書かれており，青と呼称することが求められる。

2）注意障害の検査

注意は認知機能全般の基盤となる。注意には注意の維持，選択的な注意，注意の制御の3つの要素がある。注意障害の例を挙げると，注意の維持の障害で時間とともに誤りが多くなる。選択的注意の障害で，周囲に干渉されやすく，集中力がなくなる。注意の制御が損なわれると，同時に複数のことができなくなる。これらの注意障害がアパシーの重症度に影響を与えていることがあり，注意障害の有無をチェックすることが望ましい。現在，もっとも統合化された注意検査法は，標準注意検査法（Clinical Assessment for Attention：CAT）[1]である。CATの各下位検査の再検査信頼度係数は0.69～0.96と報告されており，信頼性は高い。

CATは以下のような下位検査からなる。

①Span

数字の順唱，逆唱を口頭で行う。また，数字を書いた図版で検者と同順序または逆順序で指し示す。注意の維持を反映する検査である。

②抹消・検出検査（cancellation and detection test）

干渉刺激の中に含まれた目標刺激を選び出す検査である。刺激の提示方法には視覚的な方法（紙に書いたものをみせる）と聴覚的な方法（CDを聞かせる）がある。選択的注意を反映する検査である。

③Symbol Digit Modalities Test（SDMT）

9つの記号と数字の対応表をもとに，記号に対する数字を記入していく．注意の制御を反映する検査である．

④記憶更新検査（memory updating test）

検者が数系列を読み上げ，読み上げが終了（どこで終了するか事前に被検者にはわからない）した時点で，最後の3桁または4桁を復唱する．注意の制御を反映する検査である．

⑤Paced Auditory Serial Addition Test（PASAT）

CDで読み上げられる前後の数字を順次足して口頭で答える．注意の制御を反映する検査である．

⑥上中下検査（position stroop test）

上段，中段，下段にランダムに「上」「中」「下」の漢字が配置されており，検者が示した漢字の位置を口頭で答える．たとえば，下段に配置されている上という漢字が示された時は「下（した）」と答える．注意の制御を反映する検査である．

⑦Continuous Performance Test（CPT）

コンピュータを用いて，目標刺激（数字の⑦）が出現した時にできるだけ早くキーを押す．⑦のみ出現する課題，他の数字にまじって⑦が出現する課題，さらに③の次に⑦が出現した時のみキーを押す課題の3種類がある．注意の維持（持続）を反映する検査である．

⑧CATの成績評価

①〜⑦の検査が終了するとグラフ化してまとめを作成する．各年代の平均値，標準偏差，カットオフ値が設定されているので，判定の参考にする．

文　献

1）日本高次脳機能障害学会 編：標準注意検査法・標準意欲評価法（CAT・CAS）．新興医学出版社，東京，2006.
2）鹿島晴雄，加藤元一郎，半田貴士：慢性分裂病の前頭葉機能に関する神経心理学的検討―Wisconsin Card Sorting Test新修正法による結果．臨床精神医学．14：1479-1489, 1985.
3）加藤元一郎：前頭葉損傷における概念の形成と変換について―新修正Wisconsin Card Sorting Testを用いた検討．慶應医学．65：861-885, 1988.
4）鹿島晴雄 監訳：BADS遂行機能障害症候群の行動評価 日本版．新興医学出版社，東京，2003.

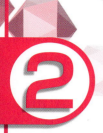

2 アパシー（意欲障害）と事象関連電位

島根大学医学部内科学講座内科学第三　山口修平

A 事象関連電位とは

　事象関連電位（event-related potential：ERP）は，外界からの刺激受容あるいは自らの判断や動作といった事象に伴う脳の電気活動（脳波）を記録したものである。脳は電気的な興奮と抑制を通して，非常に早い情報処理を行っていることから，それを捉えるには脳波や磁場の計測による方法が現時点ではもっとも優れている。ERPの電位変化は通常はきわめて小さい変化であり，背景脳波の5分の1あるいは10分の1以下である。このため事象ごとの電位変化を観察することは困難である。そこで背景脳波から目的とするERPを取り出すために，多数の施行で得られる脳波データを事象の生成を起点として加算するという方法が取られる。この平均加算法によりノイズとしての背景脳波が平坦化し，事象に関連した電位変化のみが明らかとなる。ERPの最大の特徴は認知活動をミリ秒単位の時間解像度でモニターできることにある。

　P3電位は1965年Suttonらにより発見されたもので[1]，ERP研究のなかでもっとも精力的に研究されてきた電位成分の1つである。これは2種類の出現頻度の異なる刺激を識別する課題（オッドボール課題）を行う時，頻度の少ない刺激の認知に際して，刺激の開始から約300～600ミリ秒後に出現する電位である（図1）。たとえば聴覚刺激では1,000Hzの純音の中に，ときどき2,000Hzの純音を呈示したり，視覚刺激では三角形の中に，ときどき倒立した三角形を呈示して，頻度の低い刺激に対しボタン押しやその出現回数を数えさせる。この電位は頭皮上の広い範囲から記録され，耳朶を基準とすると頭皮上で陽性の電位として記録される。そして頭頂後頭部の正中部で最大電位を示すことが知られている。P3の潜時は小児期では発達とともに短縮し，15歳ごろをピークにその後は加齢とともに延長するとされている。また振幅も15歳ごろがもっとも大きく，その後は加齢とともに低下する傾向がある。そして，アルツハイマー型認知症ではその潜時が延長，振幅が低下し，統合失調症ではその潜時は正常であるが振幅が低下するなどの報告があり，精神，認知機能の生理学的指標として臨床応用されている[2,3]。

　アパシーでは自発的な行動が低下することから，刺激の識別判断課題に何らかの影響を及ぼすことが考えられ，P3を測定できれば有用である可能性が考えられる。しかし上記のP3を記録するには少なくとも能動的な課題遂行が必要であり，アパシーの強い例で測定するには限界がある。すなわちP3の変化がアパシーそのものの影響なのか，課題遂行障害によるものなのかを区別するこ

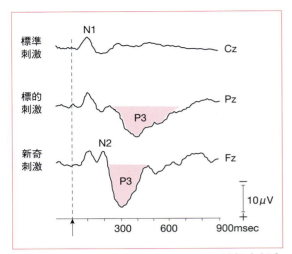

図1 高頻度刺激に低頻度標的刺激と低頻度新奇刺激をランダムに呈示し，標的刺激を識別する課題における事象関連電位

標的刺激に対し潜時300～400ミリ秒でPzを最大振幅とする陽性電位（標的刺激P3）が出現する。また新奇刺激に対しやや早い潜時で前頭部に最大振幅を示す陽性電位（新奇刺激P3）が出現する。

とが困難である。この点に関しては認知症での測定でも同様の議論がなされている。

B 新奇刺激P3

P3電位は刺激後約300ミリ秒後に出現する陽性電位の総称である。もっとも代表的なものは先述のオッドボール課題により誘発されるP3（標的刺激P3）である。一方，オッドボール課題の中に突然かけ離れた刺激，つまり純音を順次呈示している最中にサイレンの音や叫び声といった音刺激を突然呈示すると，その刺激に対して約300ミリ秒の潜時で陽性の電位が記録される（図1）。この電位は新奇な刺激により誘発されることから新奇刺激P3と名付けられている。この新奇刺激P3も刺激の感覚様式に依存せず出現するとされるが，前述の標的刺激に対するP3との違いは，刺激に対して意図的な課題遂行を必要としない点にある。

すなわち新奇な刺激に対する受動的な注意の指向により誘発される点が異なっている。この場合には刺激そのものに対しては何ら課題遂行を要しないことから，アパシーや認知症を有する患者にも適用できる可能性がある。患者での測定結果を述べる前に，この電位がどのような脳内機構により出現するかについて概説する。

まずこの電位の頭皮上分布は標的刺激P3と異なり，中心部から前頭部にかけて最大の電位を有している。このことから，標的刺激P3とは異なる脳内機序に基づいて新奇刺激P3が出現していると考えられる。この電位の発生源に関して，これまでの限局性脳病巣患者での検討から，前頭前野病巣，頭頂側頭移行部病巣，海馬病巣などでその電位の減弱あるいは消失が認められている[4, 5]。したがって新奇情報の処理に上記部位を含む神経ネットワークが関与することが強く示唆される。脳内発生源は脳内埋め込み電極からの記録によっても研究されており，前頭葉，頭頂側頭葉，海馬の関与に加え，前帯状回の関与が確認されている[6]。

さらに1990年代後半より，機能的MRIを用いて脳内神経活動を検討する多くの試みがなされている。我々も視覚刺激による新奇刺激を加えたオッドボール課題施行中の脳賦活を事象関連機能的MRIで観察した[7]。従来の課題と異なる点は，両視野に別々に刺激を呈示し，視覚注意をコントロールすることで，情報処理における注意の影響の観察を試みたことである。図2にその結果を示す。新奇刺激に対して，紡錘状回，中前頭回，海馬，帯状回，頭頂葉などの賦活が認められている。その反応に対する注意の影響を観察すると，紡錘状回が注意によりその活動が増強するのに比し，中前頭回および海馬に関しては能動的な注意の影響は少なく，非注意視野に刺激が呈示されても同様に活動が認められた。新奇刺激に対する注意指

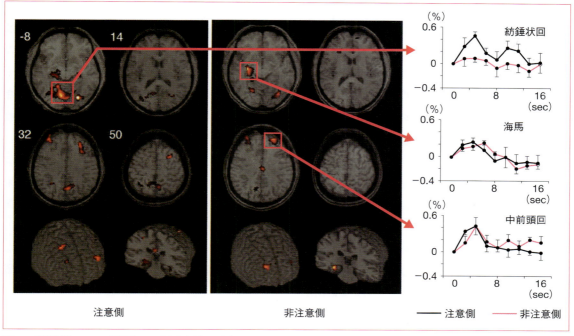

図2 機能的MRIで計測した新奇刺激に対する脳血流反応
注意を向けた視野に新奇刺激が呈示された際には紡錘状回，海馬，中前頭回の賦活が認められる．一方，注意が向けられない視野に呈示された際には，紡錘状回の活動は減弱するが，海馬と中前頭回の活動は依然として認められる．

向反応は自動的な要素が強く，この機能的MRIの結果は前頭葉および海馬が注意指向反応に強く関与していることを示唆している．

ⓒ アパシーと新奇刺激P3

Stussらによると，アパシーは「自発的な行動の欠如で特徴付けられ，刺激に対する反応の減弱した状態」と定義される[8]．この刺激受容における反応の低下は，注意機能の低下と関連している．したがってアパシーの病態を脳活動との関連で把握するには，新奇刺激に対する脳活動を検討することが有用である可能性がある．以下に，脳血管障害後に出現するアパシーと新奇刺激P3の関連について検討した我々の結果を紹介する[9]．対象は29例の脳梗塞患者で，すべての例で基底核，線条体，放線冠または視床などの皮質下に脳梗塞病巣を有し，発作から1ヵ月以上経過していた．アパシーの評価はStarksteinらの作成したアパシースケール[10]を日本人用に改変したものを用いた[11]．我々の検討では16点以上がアパシーありとなり，この対象患者では16例がアパシーあり，13例がアパシーなしであった．一般認知機能は改訂長谷川式簡易知能評価スケール（HDS-R）を用いて評価した．その得点範囲は18〜30点であり，臨床的に認知症と診断された例は含まれていない．またうつ状態もZungのself-rating depression scaleを用いて測定した．ERPは，新奇刺激を混入した聴覚刺激によるオッドボール課題を用いて，新奇刺激P3と標的刺激P3を頭皮上15ヵ所から記録した．

まず認知機能に関しては，アパシーあり群の方

がなし群に比し有意にHDS-Rが低値であった。しかしうつに関しては両群間に差を認めず、アパシーとうつは必ずしも併存するものではないことを示している。ERPの測定結果を図3に示す。アパシーあり群はアパシーなし群に比し、新奇刺激P3の電位が有意に減少し、その潜時は有意に延長していた。一方、標的刺激P3に関しては電位は減少傾向にあったが、潜時は有意差を認めなかった。さらに新奇刺激P3の潜時とアパシースケールのスコアの間に正の相関を認め、電位とスコアの間に負の相関を認めた（図4）。このことは新奇刺激P3がアパシーの病態を鋭敏に反映していることを示している。アパシーは辺縁系―前頭葉―基底核を含む神経回路の障害で出現するとされる。新奇刺激の情報処理にかかわる神経回路はアパシーと関連する回路と明らかに重なり合う部分

が多い。特に前帯状回はそのいずれにも関与している。アパシーに関連した脳活動の客観的評価は困難なことが多いが、新奇刺激P3の測定はその一つになりうることを示している。特にアパシーがある程度進行した例では、このような自動的な脳内処理を評価できる方法が望ましいと考えられる。

我々は脳血管障害後に認知障害を呈した例についても、新奇刺激P3の測定を行った。その結果正常対象群に比し、前頭部での新奇刺激P3の振幅が明らかに低下することを見い出した[12]。この研究ではアパシースケールでの評価は行っていないが、脳血管性認知症では前頭葉およびその皮質下の障害が指摘されており、アパシーの発現と同様の機序が考えられる。またアルツハイマー型認知症もアパシーを呈する頻度が比較的高い疾患で

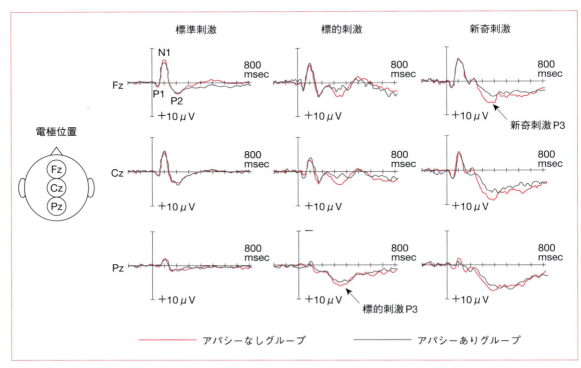

図3 脳卒中後にアパシーが出現した群としなかった群のERPの比較
アパシーを認めた群で新奇刺激P3の前頭部での減弱が認められる。

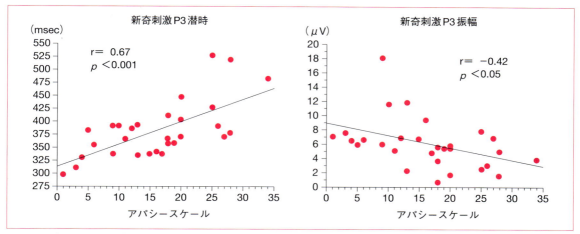

図4 脳卒中後のアパシースケールのスコアと新奇刺激P3の潜時および振幅の関連
アパシースケールのスコアは潜時と正の相関，振幅とは負の相関を認めた。

ある。アルツハイマー型認知症患者の新奇刺激に対する反応については異なる結果が報告されている。我々は，先に述べた脳血管性認知症での検討と同時にアルツハイマー型認知症でも新奇刺激P3を測定した[12]。正常群と比較して前頭部での分布は低下し最大振幅が中心部に偏倚したものの，その潜時には差は認められなかった。一方Daffnerらは，軽度アルツハイマー型認知症患者で視覚刺激による新奇刺激P3を健常者と比較し，患者群で潜時の変化は認めなかったが，電位の有意な低下を認めている[13]。我々の結果との相違の原因として，1つは刺激モダリティーの違いが挙げられる。我々も視覚刺激による新奇刺激P3はアルツハイマー型認知症で低下を認めている[14]。もう1つの理由としてDaffnerらの課題が積極的に新奇刺激を眺めるものであるのに対し，我々の課題は新奇刺激を無視するものであった点が考えられる。さらに最大の原因として，患者でのアパシーの程度が2つの研究で異なっていた可能性が考えられる。ただし，いずれの報告も患者群でのアパシーの程度と新奇刺激P3の直接の関連を検討しておらず，この点に関しては今後の検討課題である。

新奇刺激に対する脳活動計測は注意機能障害あるいは前頭葉機能障害を伴うさまざまな疾患でその異常が報告されている。たとえば注意欠陥・多動性障害での機能的MRIの検討では，注意指向反応や作業記憶に関連した脳部位の活動が低下している[15]。また統合失調症でも慢性化すると新奇刺激P3が低下することなどが報告されている[16]。神経疾患ではパーキンソン病や多系統萎縮症でもその異常が報告され，前頭葉機能障害と関連が示されている[17,18]。さらに，新奇刺激処理と脳内神経伝達物質との関連についても検討がなされている。特に，新奇刺激P3がドパミンD4受容体の遺伝子多型と関連が示されている点は注目される[19]。この結果は新奇刺激の情報処理にドパミンの持続的な脳内活性が重要であることを示しており，これは今後アパシーの治療を考える上で重要な知見と考えられる。

文 献

1) Sutton S, Braren M, Zubin J, et al.：Evoked-potential correlates of stimulus uncertainty. Science. 150：1187-1188, 1965.

2) van der Stelt O, Frye J, Lieberman JA, et al.：Impaired P3 generation reflects high-level and progressive neurocognitive dysfunction in schizophrenia. Arch Gen Psychiatry. 61：237-248, 2004.

3) Chapman RM, Nowlis GH, McCrary JW, et al.：Brain event-related potentials：diagnosing early-stage Alzheimer's disease. Neurobiol Aging. 28：194-201, 2007.

4) Yamaguchi S, Knight RT：Anterior and posterior association cortex contributions to the somatosensory P300. J Neurosci. 11：2039-2054, 1991.

5) Knight R：Contribution of human hippocampal region to novelty detection. Nature. 383：256-259, 1996.

6) Dien J, Spencer KM, Donchin E：Localization of the event-related potential novelty response as defined by principal components analysis. Brain Res Cogn Brain Res. 17：637-650, 2003.

7) Yamaguchi S, Hale LA, D'Esposito M, et al.：Rapid prefrontal-hippocampal habituation to novel events. J Neurosci. 24：5356-5363, 2004.

8) Stuss DT, Van Reekum R, Murphy KJ：Differentiation of states and causes of apathy. In：Borod JC, ed.：The Neuropsychology of Emotion. Oxford University Press, New York, pp. 340-363, 2000.

9) Yamagata S, Yamaguchi S, Kobayashi S：Impaired novelty processing in apathy after subcortical stroke. Stroke. 35：1935-1940, 2004.

10) Starkstein SE, Mayberg HS, Preziosi TJ, et al.：Reliability, validity, and clinical correlates of apathy in Parkinson's disease. J Neuropsychiatry Clin Neurosci. 4：134-139, 1992.

11) Okada K, Kobayashi S, Yamagata S, et al.：Poststroke apathy and regional cerebral blood flow. Stroke. 28：2437-2441, 1997.

12) Yamaguchi S, Tsuchiya H, Yamagata S, et al.：Event-related brain potentials in response to novel sounds in dementia. Clin Neurophysiol. 111：195-203, 2000.

13) Daffner KR, Rentz DM, Scinto LF, et al.：Pathophysiology underlying diminished attention to novel events in patients with early AD. Neurology. 56：1377-1383, 2001.

14) Yamaguchi S, Tsuchiya H, Yamagata S, et al.：Novelty P300 in dementia of Alzheimer type and multiple infarction. Neurobiol Aging. 17（4 suppl 1）：S115, 1996.

15) Stevens MC, Pearlson GD, Kiehl KA：An FMRI auditory oddball study of combined-subtype attention deficit hyperactivity disorder. Am J Psychiatry. 164：1737-1749, 2007.

16) Devrim-Uçok M, Keskin-Ergen HY, Uçok A：Novelty P3 and P3b in first-episode schizophrenia and chronic schizophrenia. Prog Neuropsychopharmacol Biol Psychiatry. 30：1426-1434, 2006.

17) Deguchi K, Takeuchi H, Sasaki I, et al.：Impaired novelty P3 potentials in multiple system atrophy-correlation with orthostatic hypotension. J Neurol Sci. 190：61-67, 2001.

18) Tsuchiya H, Yamaguchi S, Kobayashi S：Impaired novelty detection and frontal lobe dysfunction in Parkinson's disease. Neuropsychologia. 38：645-654, 2000.

19) Strobel A, Debener S, Anacker K, et al.：Dopamine D4 receptor exon III genotype influence on the auditory evoked novelty P3. Neuroreport. 15：2411-2415, 2004.

③ アパシー（意欲障害）と脳血流

大田シルバークリニック　岡田和悟

脳血流（代謝）検査は，CTやMRIなどによる画像診断が形態的な変化を中心に捉えるに対し，脳の血流変化や代謝を捉える機能画像として，研究面だけでなく臨床面においても重要な補助診断となっている．その方法としては，古典的な ^{133}Xe 吸入法に始まり，近年は single photon emission computed tomography（SPECT），positron emission tomography（PET）が普及し，最近では脳内の各受容体の画像化も可能となっており，脳疾患の病態解明に重要な役割を果たしている．通常用いられる脳血流イメージング製剤として，SPECTでは ^{123}I-IMP（iodoamphetamine），^{99m}Tc-HMPAO（hexamethyl-propylene amine oxime），^{99m}Tc-ECD（ethyl cysteinate dimer）などがあり，PETでは，超短寿命のポジトロン核種（^{11}C，^{18}F，^{15}O）などが用いられる．いずれも三次元表示や標準化脳の利用（statistical parametric mapping：SPM）などで解析精度が向上している．また我が国においても2014年より，SPECT製剤としてイオフルパン（^{123}I）を用いたドパミントランスポーター（DAT）の画像化が保険適用となり，PETでは，アミロイドイメージングやタウイメージングによる新しい知見の報告がみられる．

ここでは，アパシーに関する脳血流・脳代謝の立場からの報告を概説する．初めにアパシーを前頭前野症候群であると提唱するLevyらの説を紹介し，アパシーに共通した血流異常と脳血管障害，アルツハイマー型認知症（AD）を中心とする各種疾患における報告を解説する．

A アパシーをきたす疾患・病態と解剖学的構成要素

アパシーは，単一の病変部位あるいは投射系の障害によるものではなく，いくつかの異なる病態からなる症候群と考えられてきた[1]．アパシーをきたす疾患は，脳血管障害やAD，パーキンソン病（PD）などが知られているが，病変部としてMarin[1]は，3つの群を提唱している．それらは第1群として，一側の帯状回，補足運動野，内側運動野，第2群として右半球の広範な脳卒中，第3群として両側の扁桃核，側頭葉前部が挙げられている．我々はさらに，視床病変および大脳基底核の多発病変と前頭葉白質障害の重要性を指摘した[2, 3]．

Levyら[4, 5]は，アパシーを「自発的な（または目的を持った）行動の量的な減少として観察可能な症候群」と定義し，それに関するより詳細な神経機構のネットワーク障害を提唱し，臨床的にアパシーは前頭前野（prefrontal cortex：PFC）そ

表1　アパシーをきたす部位と疾患

前頭前野の直接的障害	脳血管障害，外傷性頭部損傷，ADなど
基底核疾患	PD，ハンチントン病，進行性核上性麻痺など
基底核の特異部位の障害	尾状核，淡蒼球内節，視床内背側病変など

（Levy R, Dubois B：Cereb Cortex. 16：916-928, 2006.[5] より引用して一部改変）

表2　アパシーの機序による分類と病変部位

機序による分類	病変部位（Brodmann Area）
感情・情緒障害	眼窩回・内側PFC（BA13, 14, 10腹側） 辺縁系に関連する基底核領域（線条体腹側，淡蒼球腹側）
認知過程障害	PFC背外側（BA9, 46, 10外側） 認知に関連する基底核領域（背側CN，GPi，SN，視床前方＆内背側）
自動活性能障害	認知・辺縁系基底核（CN，GPi，MD，視床内背側） 内側PFC（上前頭回内側，ACC背側＆腹側，BA9/10内側，24, 25, 32） 前頭葉大病変 白質障害

ACC：帯状回前方領域，BA：Broadmann area，CN：尾状核，GPi：淡蒼球内節，PFC：前頭前野，SN：黒質

（Levy R, Dubois B：Cereb Cortex. 16：916-928, 2006.[5] より引用して一部改変）

のものの障害ないしはそれに密接に関連する基底核の障害で起こる前頭前野症候群であるとしている。さらにアパシーは不均一なものであり，いくつかの異なった原因で起こり得ることを指摘し（表1），高度のアパシーは，PFCおよびそれと関連する経路を障害する尾状核と淡蒼球内節病変が重要であるとしている。基底核病変やその機能障害は，信号の適切な増幅障害や時間的空間的局在化の障害をきたし，それらの両者が結果的に前頭葉の適切な信号の抽出を障害し，行動に対する選択や始動や維持そして変更などの前頭葉のプログラム能力を抑制するとしている。また彼らは，アパシーの発症機構を，感情・情緒と認知過程障害そして自動活性能障害の3つのサブタイプに分類して解剖学的構造との関連を説明している（表2）。感情・情緒障害とは，感情・情緒的な信号と現在進行中または今後起こり得る行動の間に必要な連絡が確立できないことによるものであり，この過程は眼窩内側PFCまたはそれに関連する基底核の辺縁系領域（腹側線条体，腹側淡蒼球）の病変に関連するとしている。認知過程障害とは，進行中または今後起こり得る行動に対して必要な綿密な行動計画が障害されることによるもので，背外側PFCとそれに関連した背側尾状核などの基底核障害に関連している。自動活性能過程の障害とは，外的に誘導された行動を発生させる能力とは異なり，自動活性的な思考や自発的行動ができなくなることを意味し，もっとも重症な形のアパシーであり，両側の淡蒼球内側部の辺縁系領域の障害によるとしている。この自動活性化能の障害（psychic akinesiaまたはathymormiaとも表現される）とは特徴的であり，基底核の出力系の直

接的な障害を意味し，結果として信頼できる信号の増幅障害と続発する前頭葉内でのこの信号の抽出の減少をきたすと説明している[5]。

健常高齢者におけるアパシーと脳の形態変化について検討した報告では，Groolら[6]が認知症のみられない地域健常高齢者（n＝4,354，平均年齢76歳）で1.5テスラMRIを用いて脳体積と大脳白質病変を検討し，アパシーを有する群では前頭側頭葉を中心とする灰白質体積の減少と頭頂葉を中心とする白質体積の減少，そして視床容積の減少を認め，前頭葉白質病変が多く認められたと報告している。さらにYanら[7]は，健常高齢者を対象にアパシーの有無でMRIの灰白質体積を比較し，アパシー群では右被殻での体積減少と両側下前頭回および左下後頭回での代償性の体積増加を報告している。うつ状態の補正を行うとアパシー群では右中心前回の体積減少もみられたと報告している。これらの知見は，アパシーが前頭回－基底核ネットワークと関連し，うつの経路とは異なると提唱している。

B 各疾患と脳血流分布

1）脳血管障害

脳血管障害によるアパシーは，皮質枝系障害と皮質下梗塞（単発または多発，および広範な白質障害）に大別して考えられる。皮質枝系障害としては，一側帯状回，補足運動野，内側運動野などの障害により発生し，しばしば一側の前大脳動脈領域の脳梗塞で，片側の運動麻痺とともに発動性の障害として経験される[8]。一方，右内頸ないしは中大脳動脈の障害で，右半球の広範な障害が生じると，高度なアパシーを生ずることがあり無為（abulia）と呼ばれる意思ないしは動機付けの欠如または決定することのできない状態となる。患者は意識障害がみられないにもかかわらず，意思疎通や目的を持った行動を開始したり，制御することが高度に障害される。皮質下の単独病変としては，尾状核頭部またはその近傍の病変や視床病変によるアパシーが経験され，これらは麻痺などの神経症状を伴わず，急性発症の自発性の低下や行動量の減少として認知症などと誤診される場合もあり，適切な検査と治療が必要である。尾状核病変を有する症例を追跡調査した報告では，その後の経過で認知症に進展する場合が多いことが示されている[9]。視床病変によるアパシーの出現に関しては，視床辺縁核や視床前方の血管障害が注目されている[10〜12]。Staekenborgら[13]は，484例の脳血管性認知症における行動・心理学的症状（BPSD）をneuropsychiatric inventory（NPI）を用いて小血管病変と大血管病変で比較し，BPSDが全体の92％で報告され，アパシーが65％ともっとも高頻度で，さらに小血管病変群で64％と大血管病変群の54％に比較して有意に高頻度であったとしている。皮質下の多発性病変や脳室周囲の虚血性変化の強い例では，ビンスワンガー病を含めて，しばしば仮性球麻痺やパーキンソン症候群とともにアパシーが認められる場合が多い。文献3に各々の代表的な症例を提示しているので参考にされたい。

脳血管障害の脳血流異常は，皮質枝病変では基本的に障害部位の血流低下が認められる。皮質下病変によるアパシーでは，尾状核や視床の単独病変では，皮質への投射系の障害を反映して皮質血流の低下をみることが多い[14]。一方基底核の多発病変や広範な白質病変では，病変部位の血流低下と大脳皮質のまだら状の血流低下を認める。皮質下病変によるアパシーに関して我々は，穿通枝梗塞を中心とする皮質下梗塞40例における^{133}Xe吸入法による皮質脳血流分布について検討し，半数

にアパシーを認めた。この群では非アパシー群に対して両側半球脳血流量が有意に低下しており，局所的には右背外側前頭部および左前頭側頭部での脳血流量が低下していた。また血流低下部ではやる気スコアとの負の相関が認められることを報告した[2]。さらにOnodaら[15]は，102例の皮質下梗塞例におけるアパシーの有無とIMP-SPECT所見を検討し，アパシーを36％の患者で認め，アパシーのない群と比較すると，基底核の脳血流の有意な低下を認め，左基底核病変が両側基底核の脳血流低下とアパシーの出現に関連していたと報告している。これらの報告から，脳卒中による基底核から前頭葉への投射系が障害され結果としてアパシーが出現するとの機序が推定されている。Iharaらはビンスワンガー病を対象として，[11C]フルマゼニル（FMZ）を用いたPETでの検討により，認知症のある例ではベンゾジアゼピン受容体が大脳皮質全体で低下がみられ，局在比較では前頭野で明らかな受容体の減少が認められたと報告しており，軸索障害による高度な白質障害の結果，逆行性に大脳皮質障害が生じている可能性を指摘している[16]。この点に関連して，Yangら[17]は54例の脳梗塞患者を対象として，アパシーの有無と白質の障害や連絡線維の障害を反映するMRI拡散異方性（fractional anisotropy）を検討し，脳梁膝部，左前方放線冠，脳梁膨大部および右下前頭回白質で有意な低下を認めたと報告し，これらの部位での連絡線維の障害がアパシーの発生に関与していると考察している。

2）アルツハイマー型認知症（AD）

1996年にCraigら[18]は，AD 31例におけるアパシーと^{133}Xeで較正したHMPAO-SPECTによる局所脳血流量を検討し，NPIを用いた精神症状評価でアパシーを有する患者ではPFCと側頭葉前方での血流低下が認められ，背外側のPFCを除いて認知機能低下とは独立したものであったと報告している。最近では，SPMなどの解析ソフトを用いて解剖学的に標準化した脳での検討が報告されるようになり，Mignecoら[19]は41例のADと13例の器質的性格障害または軽度認知障害（mild cognitive impairment：MCI）を対象として，ECD-SPECTを用いてSPM96で標準化した脳血流を検討した。アパシーあり群では，認知症の有無にかかわらず，前帯状回の有意な血流低下が認められたと報告している。ADとアパシーに関する脳血流変化については，Theleritisら[20]が2012年までの報告をまとめ，10本のSPECT，5本のPET，6本のMRIによる論文の総説を述べており，その概要としては，ADにおけるアパシーの出現に関しては，前部帯状回を中心とする前頭−皮質下ネットワーク（frontal-subcortical network）の障害説を支持する知見が集積されていることを報告している。前部帯状回（BA24, 32）は眼窩前頭回（BA10, 11, 47），辺縁系および基底核との間で密接な神経連絡を有し，動機付け情報の評価や自発行動に関連する役割を果たしており，同部の障害で行動や認知の低下をきたすと想定されている。その後の報告では，ADに進展することが多いMCIを対象としたDelrieuら[21]は，NPI-Q（BPSD評価）で評価したアパシーを有するMCIではアパシーのないMCIと比較して，PETによるブドウ糖代謝で後部帯状回の有意な血流低下を認め，アパシーがADの前駆症状の一つであると報告している。

ADに伴うアパシーに関するPETやSPECTを用いた報告をまとめると対象例や方法論の違いのためか前頭葉下面の眼窩回の関与に関しては意見が分かれるものの，アパシーと帯状回前方での血流代謝低下はほぼ一致している。この点に関しては，

病理学的検討からも，アパシーと前帯状回のneurofibrillary tangleの集積との関連が報告されており[22]，MRIを用いた研究でも両側前帯状回の萎縮との関連が示唆されている[23]。さらにアパシーの構成要素についてBenoitら[24]は30例のADを対象として，apathy inventory（AI）とECD-SPECTで評価し，AIの総スコアは両側の上眼窩回の脳血流と負相関し，左の中前頭回（BA10）と軽度の負相関を認めた。動機付けスコアは右帯状回前方の脳血流と負相関し，興味のスコアは右中眼窩回と負相関，感情鈍麻スコアは左の上背外側前頭回と負相関したと報告している。これらの結果から，アパシーの要素は異なる前頭皮質下回路により中継されており，局在が異なると結論し，ドパミン系賦活作用のある薬剤を始め異なる治療戦略が必要であろうとしている。アミロイドPETによる報告では，MCIにおいてアパシーの程度と全脳のアミロイド量が相関したとする報告[25]やADにおけるアパシーとPFCのアミロイド量が相関したとする報告[26]がみられ興味深い。

薬剤効果に関して，Mega[27]らはコリンエステラーゼ阻害薬であるガランタミンによる軽〜中等度のADにおける治療効果をPETを用いて検討している。認知機能が改善した群では左帯状回の代謝改善と認知機能の改善が相関し，行動の改善した群では右帯状回の代謝改善とうつ状態の改善が，アパシーの改善と右被殻腹側部の代謝変化が相関したと報告し，これらの臨床症状の改善と視床の賦活による前帯状回系の賦活が関連したと報告しており，薬物治療による脳循環代謝の検討は，ADにおけるアパシーの構成要素を含めて今後の発展が期待される。

3）レビー小体型認知症（DLB）

DLBは，1980年代に小坂らにより提唱された疾患概念で，進行性の認知機能障害に加え，動揺性の認知機能や繰り返し出現する幻視，パーキンソン症候を示し，ADに次いで頻度の多い認知症である。α-シヌクレイン蛋白を主構成成分とするレビー小体の出現を特徴とし，運動症状で発症するPDと共通の病因を有する。病理学的にはADと共存する場合も多く，臨床的には補助診断としての画像診断が重要である。従来，後頭葉における脳血流低下がADとの鑑別点として注目されてきたが[28,29]，最近後部帯状回の血流維持に注目して，'cingulate island sign'として，病理学的所見との対比を検討した報告[30,31]がみられる。DLBではADと比較し，初期から幻覚や夜間行動などのBPSDをしばしば認め，アパシーの頻度も高いことが報告されている[32〜34]。DLB18例に関して線条体ドパミン受容体活性を検討したRoselliら[35]は，線条体DAT活性低下と幻視が相関し，妄想・うつ・アパシーは尾状核のDAT活性低下と逆相関したと報告している。

4）パーキンソン病（PD）および類縁疾患

PDにおいてもアパシーはしばしば認められる症候であり，Santangeloら[36]の総説によれば，2012年までの25編の報告で平均35％（13.9〜70％）の有病率で，うつ状態や認知症を伴わない純粋なアパシーはより低率（3〜47.9％）であると報告されている。他の疾患と同様に高度のアパシーは日常生活を障害し，認知機能低下と関連するため，家族の負担を大きくする。アパシーの責任病巣に関する報告では，一定の病巣を示さず意見が分かれるが，腹内側PFCおよび前頭皮質下線維連絡と関連する基底核の異常が関連することが想定されている[37,38]。55例のPD病患者において，アパシーの有無と3T-MRIを用いた脳灰白質密度を検討した報告[39]では，高度のアパシーは①両側中

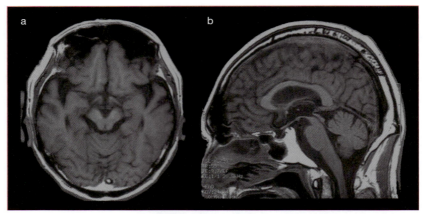

図1 症例A：アパシーと脱抑制が著明であった進行性核上性麻痺（PSP）
68歳，男性。a：頭部MRIT1画像水平断，b：正中矢状断，いずれも中脳被蓋部の萎縮を認める。

心前回，②両側下頭頂回，③両側下前頭回，④両側島回，⑤右帯状回後部および右楔前部の部位の灰白質密度の低下と関連していた。帯状回と下前頭回はADやうつ病におけるアパシーに関する先行研究でも報告されており，PDにおけるアパシーの解明が待たれる。PDのwearing off現象やドパミン誘発性ジスキネジアなどに対する治療法の一つとして視床下核に対する脳深部刺激法がある。この治療後にアパシーを呈する例があることが知られており，ドパミン受容体刺激薬の減量の関与が指摘されている。その術前危険因子に関するPETの報告[40,41]では，右腹側線条体の低代謝や小脳・腹側被蓋・側頭葉，島回，扁桃核，線条体，帯状回前方，下前頭回などでの代謝亢進が報告されている。

錐体外路症状を示すPD類縁疾患についてBorroniら[42]は39例のPD，27例のDLB，16例の反質基底核変性症（CBD），24例の進行性核上性麻痺（PSP）で認知機能や運動機能を一致させて比較した。早期の症状としてうつ状態や不安症に続いてアパシーと睡眠障害が出現しており，早期の鑑別診断の補助となる可能性を指摘している。

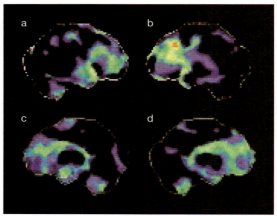

図2 症例AのHMPAOを用いた脳血流SPECTの3D-SSPによる三次元表示
a, b：左右の脳表血流。c：矢状断右脳内側面，d：左脳内側面。両側前頭前野背外側と帯状回前部で血流低下を認める。

PSPは，PDと同様に黒質と線条体のドパミン欠乏が病変の首座と考えられているが，より広範な基底核や眼窩回や前頭葉内側部の回路の障害が示されている。PSPの精神神経症状をNPIを用いてPDと比較検討した報告[43]では，PSPではアパシーが84％，脱抑制が56％であるのに対し，年齢と性をマッチさせたPDではそれぞれアパシー19％，脱抑制4％であったと報告されている。図1・2に

我々の経験したアパシーと脱抑制が著明であったPSPの1例（症例A）のMRIとHMPAO-SPECTを提示する。症例Aでは，入院中の自発的な行動の減少が明らかでアパシーといえる状態であり，一方ベッドに座ったまま床に落ちた物をとろうとして転落するなどの脱抑制行動が著明であった。アパシーの病態は，内側面で観察される帯状回前部の血流低下とまた脱抑制は眼窩回から背外側PFCの血流低下との関連が示唆された。PSPではその病期の進行に伴い前頭葉の血流低下が進行し，短期間のうちに重度のアパシーを呈するようになることが知られており[44]，中脳や基底核の皮質下の病変部位からPFCへの賦活系の障害がその機序として想定される。最近の報告では，拡散テンソル画像解析による白質障害が指摘されており，脳幹の変性に関連して上小脳脚・脳梁体部・上下長縦束の障害が，それぞれ重症度・運動障害・眼球運動の衝動性障害と関連していたとする報告がみられる[45]。また脳梁と上小脳脚の拡散異常がPDとの鑑別に有用であるとする報告[46]もみられる。

PDおよびその類縁疾患におけるアパシーは，初期症状あるいは疾病の進行に伴う精神症状としても重要であり，今後，これらの疾患の脳血流検査を含めた検討によりその病態の解明や治療法の開発が期待される。

5）その他の疾患

これまでに挙げた疾患に加えて，前頭側頭型認知症やハンチントン病，陰性症状を示す統合失調症，脳腫瘍（髄膜腫），頭部外傷などでもアパシーの頻度が高いことが報告されている[47,48]。Liemburgら[49]は，統合失調症患者と健常者を計画と目標指向行動を評価するロンドン塔課題と機能的MRIで比較し，高度のアパシーを示す患者では健常者に比較して，中心前回における課題に関連した賦活が少なかったと報告している。Kirschnerら[50]は，統合失調症における陰性症状はアパシーと表出の減少の2群に大別できるとして，27例の統合失調症患者と25例の正常対照者をMonetary incentive delay task改変版を用いて機能的MRIで検討した。統合失調症患者では報酬の期待時における腹側線条体の賦活がアパシーと強い負相関を示したが，認知能力とは関連しなかったと報告している。髄膜腫の部位と病変の大きさおよび脳浮腫の関与とアパシーの関連を検討したPeng[51]らは，前頭葉（特に内側部）に位置する髄膜腫でアパシーがしばしば認められ，腫瘍の位置や大きさと関連する傾向があり，脳浮腫により増悪するとしている。

まとめ

アパシーと脳血流（脳代謝）を中心とする病態生理について，基本的な概念と各疾患・病態についての報告を概説した。脳疾患におけるアパシーの重要性が知られるようになり，さまざまな疾患における頻度や病態の解明が進んでいるが，各疾患ごとに病因との関連でいまだ解明されていない点も多くみられる。今後，疾患ごとの病態解明が，薬物療法を始めとする効果的な治療法やリハビリテーションの導入につながることが期待される。

文 献

1) Marin RS：Apathy：a neuropsychiatric syndrome. J Neuropsychiatry Clin Neurosci. 3：243-254, 1991.
2) Okada K, Kobayashi S, Yamagata S, et al.：Post-stroke apathy and regional cerebral blood flow. Stroke. 28：2437-2441, 1997.
3) 岡田和悟，小林祥泰：高齢者の日常診療における意欲低下/無感動（apathy）の評価. 大内尉義 監修：日常診療に活かす老年病ガイドブック7 高齢者

への包括的アプローチとリハビリテーション．メジカルビュー社，東京，pp. 106-111, 2006.

4) Levy R, Czernecki V : Apathy and the basal ganglia. J Neurol. 253（Suppl 7）: Ⅶ 54-61, 2006.
5) Levy R, Dubois B : Apathy and the functional anatomy of the prefrontal cortex-basal ganglia circuits. Cereb Cortex. 16 : 916-928, 2006.
6) Grool AM, Geerlings MI, Sigurdsson S, et al. : Structural MRI correlates of apathy symptoms in older persons without dementia : AGES-Reykjavik Study. Neurology. 82 : 1628-1635, 2014.
7) Yan H, Onoda K, Yamaguchi S : Gray matter volume changes in the Apathetic elderly. Front Hum Neurosci. 9 : 318, 2015.
8) Kang SY, Kim JS : Anterior cerebral artery infarction : stroke mechanism and clinical-imaging study in 100 patients. Neurology. 70 : 2386-2393, 2008.
9) Bokura H, Robinson RG : Long-term cognitive impairment associated with caudate stroke. Stroke. 28 : 970-975, 1997.
10) Schmahmann JD : Vascular syndromes of the thalamus. Stroke. 34 : 2264-2278, 2003.
11) Carrera E, Bogousslavsky J : The thalamus and behavior : effects of anatomically distinct strokes. Neurology. 66 : 1817-1823, 2006.
12) Schmahmann JD : Vascular syndromes of the thalamus. Stroke. 34 : 2264-2278, 2003.
13) Staekenborg SS, Su T, van Straaten EC, et al. : Behavioural and psychological symptoms in vascular dementia ; differences between small-and large-vessel disease. J Neurol Neurosurg Psychiatry. 81 : 547-551, 2010.
14) Nishio Y, Hashimoto M, Ishii K, et al. : Neuroanatomy of a neurobehavioral disturbance in the left anterior thalamic infarction. J Neurol Neurosurg Psychiatry. 82 : 1195-1200, 2011.
15) Onoda K, Kuroda Y, Yamamoto Y, et al. : Post-stroke apathy and hypoperfusion in basal ganglia : SPECT study. Cerebrovasc Dis. 31 : 6-11, 2011.
16) Ihara M, Tomimoto H, Ishizu K, et al. : Decrease in cortical benzodiazepine receptors in symptomatic patients with leukoaraiosis : a positron emission tomography study. Stroke. 35 : 942-947, 2004.
17) Yang SR, Shang XY, Tao J, et al. : Voxel-based analysis of fractional anisotropy in post-stroke apathy. PLoS One 10 : e116168, 2015.
18) Craig AH, Cummings JL, Fairbanks L, et al. : Cerebral blood flow correlates of apathy in Alzheimer disease. Arch Neurol. 53 : 1116-1120. 1996.
19) Migneco O, Benoit M, Koulibaly PM, et al. : Perfusion brain SPECT and statistical parametric mapping analysis indicate that apathy is a cingulate syndrome : a study in Alzheimer's disease and nondemented patients. Neuroimage. 13 : 896-902, 2001.
20) Theleritis C, Politis A, Siarkos K, et al. : A review of neuroimaging findings of apathy in Alzheimer's disease. Int Psychogeriatr. 26 : 195-207, 2014.
21) Delrieu J, Desmidt T, Camus V, et al. : Apathy as a feature of prodromal Alzheimer's disease : an FDG-PET ADNI study. Int J Geriatr Psychiatry. 30 : 470-477, 2015.
22) Marshall GA, Fairbanks LA, Tekin S, et al. : Neuropathologic correlates of apathy in Alzheimer's disease. Dement Geriatr Cogn Disord. 21 : 144-147, 2006.
23) Apostolova LG, Akopyan GG, Partiali N, et al. : Structural correlates of apathy in Alzheimer's disease. Dement Geriatr Cogn Disord. 24 : 91-97, 2007.
24) Benoit M, Clairet S, Koulibaly PM, et al. : Brain perfusion correlates of the apathy inventory dimensions of Alzheimer's disease. Int J Geriatr Psychiatry. 19 : 864-869, 2004.
25) Marshall GA, Donovan NJ, Lorius N, et al. : Apathy is associated with increased amyloid burden in mild cognitive impairment. J Neuropsychiatry Clin Neurosci. 25 : 302-307, 2013.
26) Mori T, Shimada H, Shinotoh H, et al. : Apathy correlates with prefrontal amyloid β deposition in Alzheimer's disease. J Neurol Neurosurg Psychiatry. 85 : 449-455, 2014.
27) Mega MS, Dinov ID, Porter V : Metabolic patterns associated with the clinical response to galantamine

therapy：a fludeoxyglucose f18 positron emission tomographic study. Arch Neurol. 62：721-728, 2005.
28) Ishii K, Imamura T, Sasaki M, et al.：Regional cerebral glucose metabolism in dementia with Lewy bodies and Alzheimer's disease. Neurology. 51：125-130, 1998.
29) Hanyu H, Shimizu S, Hirao K, et al.：Differentiation of dementia with Lewy bodies from Alzheimer's disease using Mini-Mental State Examination and brain perfusion SPECT. J Neurol Sci. 250：97-102, 2006.
30) Lim SM, Katsifis A, Villemagne VL, et al.：The 18F-FDG PET cingulate island sign and comparison to ^{123}I-beta-CIT SPECT for diagnosis of dementia with Lewy bodies. J Nucl Med 50：1638-1645, 2009.
31) Roselli F, Pisciotta NM, Perneczky R, et al.：Severity of neuropsychiatric symptoms and dopamine transporter levels in dementia with Lewy bodies：a ^{123}I-FP-CIT SPECT study. Mov Disord 24：2097-2103, 2009.
32) Borroni B, Agosti C, Padovani A：Behavioral and psychological symptoms in dementia with Lewy-bodies (DLB)：frequency and relationship with disease severity and motor impairment. Arch Gerontol Geriatr. 46：101-106, 2008.
33) 岡田和悟，山口修平：Lewy小体型認知症の神経心理学的検討. 診断と治療. 103：1395-1399, 2015.
34) Bjoerke-Bertheussen J, Ehrt U, Rongve A, et al.：Neuropsychiatric symptoms in mild dementia with lewy bodies and Alzheimer's disease. Dement Geriatr Cogn Disord. 34：1-6, 2012.
35) Roselli F, Pisciotta NM, Perneczky R, et al.：Severity of neuropsychiatric symptoms and dopamine transporter levels in dementia with Lewy bodies：a ^{123}I-FP-CIT SPECT study. Mov Disord. 24：2097-103, 2009.
36) Santangelo G, Trojano L, Barone P, et al.：Apathy in Parkinson's disease：diagnosis, neuropsychological correlates, pathophysiology and treatment. Behav Neurol. 27：501-513, 2013.
37) Robert G, Le Jeune F, Lozachmeur C, et al.：Apathy in patients with Parkinson disease without dementia or depression：a PET study. Neurology 79：1155-1160, 2012.
38) Pagonabarraga J, Kulisevsky J, Strafella AP, et al.：Apathy in Parkinson's disease：clinical features, neural substrates, diagnosis, and treatment. Lancet Neurol. 14：518-531, 2015.
39) Reijnders JS, Scholtissen B, Weber WE, et al.：Neuroanatomical correlates of apathy in Parkinson's disease：A magnetic resonance imaging study using voxel-based morphometry. Mov Disord. 25, 2318-2325, 2010.
40) Robert GH, Le Jeune F, Lozachmeur C, et al.：Preoperative factors of apathy in subthalamic stimulated Parkinson disease：a PET study. Neurology. 83：1620-1626, 2014.
41) Gesquière-Dando A, Guedj E, Loundou A, et al.：A preoperative metabolic marker of parkinsonian apathy following subthalamic nucleus stimulation. Mov Disord. 30：1767-1776, 2015.
42) Borroni B, Turla M, Bertasi V, et al.：Cognitive and behavioral assessment in the early stages of neurodegenerative extrapyramidal syndromes. Arch Gerontol Geriatr. 47：53-61, 2008.
43) Aarsland D, Litvan I, Larsen JP：Neuropsychiatric symptoms of patients with progressive supranuclear palsy and Parkinson's disease. J Neuropsychiatry Clin Neurosci. 13：42-49, 2001.
44) 岡田和悟，小林祥泰，山下一也，他：進行性核上性麻痺の脳血流分布. 臨床神経学. 31：597-602, 1991.
45) Whitwell JL, Master AV, Avula R, et al.：Clinical correlates of white matter tract degeneration in progressive supranuclear palsy. Arch Neurol. 68：753-760, 2011.
46) Sigmundsson T, Maier M, Toone BK, et al.：Frontal lobe N-acetylaspartate correlates with psychopathology in schizophrenia：a proton magnetic resonance spectroscopy study. Schizophr Res. 64：63-71, 2003.
47) Cipriani G, Lucetti C, Danti S, et al.：Apathy and dementia. Nosology, assessment and management.J Nerv Ment Dis. 202（10）：718-724, 2014.
48) 岡田和悟，山口修平：アパシーと認知症. Brain

Nerve. 68（7）：767-778, 2016.
49) Liemburg EJ, Dlabac-De Lange JJ, Bais L, et al.：Neural correlates of planning performance in patients with schizophrenia-relationship with apathy. Schizophr Res. 161：367-375, 2015.
50) Kirschner M, Hager OM, Bischof M, et al.：Ventral striatal hypoactivation is associated with apathy but not diminished expression in patients with schizophrenia. J Psychiatry Neurosci. 41：152-161, 2016.
51) Peng Y, Shao C, Gong Y, et al.：Relationship between apathy and tumor location, size, and brain edema in patients with intracranial meningioma. Neuropsychiatr Dis Treat 11：1685-1693, 2015.

4 アパシー（意欲障害）と認知機能検査

慶應義塾大学医学部精神・神経科学教室　三村　將

A アパシーと認知機能障害

アパシーは語源的には a pathos，すなわちパトス（情念）の欠如であり，臨床的には「動機付けの減弱ないし欠如（primary motivational impairment, lack of motivation）」として捉えられる[1]。Motivation（動機付け）とは，目標志向的行動の指標であり，行動がどのように開始され，賦活され，維持され，方向付けされ，中止されるか，さらにどのような主観的反応が得られるかを規定している。このようなアパシー，すなわち一次的な動機付けの欠如を主体とする状態像を，Marin[2]は「アパシー症候群」と呼ぶことを提唱した。Starkstein ら[3]も Marin[2]とほぼ同様に，目標志向的行動の減少，目標志向的認知の減少，目標志向的行動に付随する情動の欠如，の3点を基本的なアパシーの診断基準の要点として挙げており，今日アパシーの概念はおおむねこの Marin や Starkstein の考えを踏襲している。

アパシーの本体は「無感情—意欲低下—動機付けの欠如」を包含した概念である。このようなアパシーは，意識レベルの低下にも，感情的苦悩にも，さらには特定の認知障害にも，還元することができない状態であるとする見解が一般的である。したがって，認知機能障害との関連の立場からは，アパシーそのものは本来，意識障害に伴う注意障害や，全般的な知的機能の低下，あるいは特定の認知機能障害はきたさず，むしろ互いに独立していると考えられる。しかし，発動性減退や動機付けの欠如を前景とするアパシーがあれば，さまざまな認知機能検査の実施にあたって，検査に向き合う態度に問題がみられることは想像に難くない。したがって，アパシー症候群の患者では，いかなる認知機能領域についても，その課題成績が低下することはむしろ臨床的に当然ともいえる。

さらに，アパシーが軽度で，ある程度詳細な認知機能検査が実施できる場合には，アパシーと特定の認知機能領域に一定の関係があることが最近は知られている。比較的成績の保たれる機能領域がある反面，もっとも障害されやすい機能領域としては，前頭葉機能—遂行機能系が挙げられる。Zgaljardic ら[4]は，アパシーを生じる代表的な疾患の1つであるパーキンソン病の患者を，アパシーの有無で2群に分けて，その臨床的特徴を比較した。アパシーのある群では，ない群に比べて，アパシーや抑うつの程度とともに，遂行機能障害や脱抑制の程度が高いことを報告している（表1）。このことは，アパシーの存在が前頭葉機能—遂行機能系に特に影響するという解釈も成り立つが

表1　パーキンソン病の下位グループによる精神医学的指標の比較

	アパシーあり N=14	アパシーなし N=18	p
アパシースケール（FrSBe）	38.7	22.4	0.001
脱抑制スケール（FrSBe）	26.6	21.1	0.002
遂行機能障害（FrSBe）	44.0	27.5	0.001
BDI	12.1	4.3	0.001

BDI：Beck Depression Inventry（ベックうつ病自己評価尺度）
FrSBe：Frontal Systems Behavioral Scale（前頭葉システム行動評価尺度）
（Zgaljardic DJ, et al.：Cogn Behav Neurol. 20：184-192, 2007.[4]　より引用して一部改変）

（アパシー→遂行機能障害），あるいは次項で述べるように，アパシーと遂行機能の領域が共通する前頭葉機能障害に由来する（前頭葉機能系の異常→アパシー，遂行機能障害）と考えることもできる。また，うがった見方をすれば，たとえば標準意欲評価法（Clinical Assessment for Spontaneity：CAS）[5]といったアパシー自体を評価しようとする尺度が，その評定にあたって，遂行機能の影響を受ける（遂行機能障害→アパシーを過剰評価）という考え方もできる。アパシーと前頭葉機能─遂行機能系の障害とが関連することはほぼ確実であるが，その因果関係の方向性については，今後の検討課題である。

B　アパシーと関連する脳部位

アパシーが生じる病因としては，統合失調症の陰性症状，環境的要因による動機付けの欠如（スチューデントアパシーなど），パーキンソン病・アルツハイマー型認知症などの神経変性疾患とともに，局在性脳損傷に伴う器質的なアパシー症候群がある。局在性脳損傷によって，アパシーとともに，いかなる認知機能障害が生じるかを検討することは，アパシーと認知機能障害との関連を知る上で重要である。

アパシー症候群をきたす局在性脳損傷としては，前頭前野背外側部（dorsolateral prefrontal cortex：DLPFC，Brodmannの9野，44野，46野など），眼窩部（orbitofrontal cortex：OFC），内側部 medial prefrontal cortexなどの損傷や，基底核・内包・視床などの損傷例が報告されている。関連する前頭葉の部位を図1に示す。従来，前頭葉内局在に関しては，DLPFC損傷で典型的なアパシーを生じる一方，OFC損傷ではむしろ脱抑制が生じると考えられてきた。しかし，OFC損傷でも，行動に対する情動制御の方向性によっては，周囲の環境に対して，脱抑制的にも，発動性欠乏にも働き得ることが臨床的には観察される。アパシーと脱抑制とは必ずしも相反する現象ではなく，むしろ環境に対する前頭葉損傷例の個体の反応として，いずれの表現型もとり得ることに注意が必要であろう。実際，前述のZgaljardicら[4]は，アパシーのあるパーキンソン病患者では，脱抑制の程度も高いとしている。

Levyら[6]は，前頭葉内の局在と関連して，アパシーを3つの型に分類する試みを提唱している。すなわち，DLPFC─基底核系回路の損傷では，行動に際してのプランニングが障害されるため，目標に向けて適切な行為の遂行ができなくなり，結果としてアパシーを生じる。OFC・傍辺縁系─基底核系回路の損傷では，情動と行動の結び付けがうまくいかなかったり，行動の帰結を適切に評

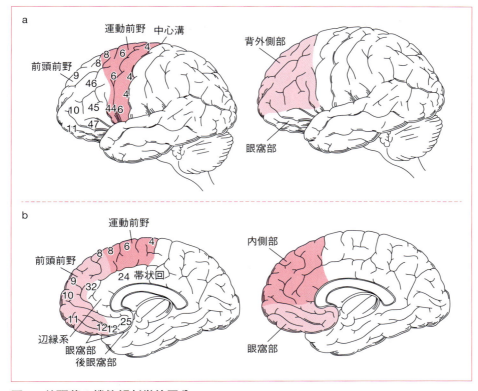

図1 前頭葉の機能解剖学的区分
a：外側面，b：内側面

価できなくなって，目標志向的な行動が障害され，アパシーを生じ得る。さらに，帯状回—基底核系回路は，基本的な一次性の自己賦活の喪失をきたす。このLevyら[6]の見解は，アパシーに関する従来の報告例や我々の臨床観察とも比較的よく合致する。少なくとも結果的に表出（反応）量の減少として観察されるアパシーという現象は，質的に（生成機転の観点から）複数に区分され得る，さらにその責任病巣も複数領域にまたがる問題であることは確かであろう。

● アパシーと関連する非特異的認知機能障害

前述のごとく，アパシーは表出（反応）量の減少として観察されるが，一般的にはあらゆる側面にわたって自発的な活動性が低下する。むしろこの全般的なアウトプットの低下がアパシーである。しかし，特殊な症例では，表出（反応）量の減少が言語（緘黙ないし無言）・運動（無動）・行為（無為）・感情ないし情動の表出（無表情，無感情）のいずれか特定の側面に限定される場合もある。

アパシーを呈する患者では，しばしば比較的低次の精神運動性の問題を反映して，行動の可塑性ないし弾力性が失われる固執症候群を呈したり，あるいは反対に外的刺激に左右されやすい（刺激拘束性：stimulus bound）被影響症候群を呈する。固執症候群には保続・常同症・病的惰性が，被影響症候群には反響症状・病的把握・模倣行動・使

用行動などが含まれる[7]。人間が環境のなかで自由で多様な行動選択を柔軟に行うためには，適切に刺激や活動を選択する必要があり，そのためには不適切で余分な刺激や活動を抑制する必要がある。アパシー症候群の患者では，適切な外的刺激に反応できなかったり，反応が遅れたりするが，それとともにしばしば抑制機能が働かなくなり，ステレオタイプで生来的な行動様式が出現してくる。

D アパシーと関連する特異的認知機能障害

アパシーと関連して，特に障害されやすいのはDLPFCとOFCの機能である。これらの前頭前野機能を評価する代表的な神経心理学的検査を表2にまとめた。これらの検査の詳細については，他文献[8]を参照されたい。なお，当然ながら，以下に記した区分はあくまでも便宜上のものであり，実際にはこれらの障害はオーバーラップしている。

1) 前頭前野背外側部（DLPFC）の機能障害

DLPFC損傷の症状が人格変化として気づかれる場合は，典型的なアパシー症候群として，発動性や意欲の低下，無関心，無感情などが前景に立つことが多い。易疲労性やうつ状態がみられることもある。また，自らの問題点を十分了解できておらず，「気づき（アウェアネス）」に問題がある場合も多い。以下，このようなDLPFC損傷に伴って特徴的に認められる認知機能障害について述べる。

①保続と反応抑制

アパシー症候群の患者でもっともよくみられる

表2 前頭葉機能障害を検出するとされる定型的な神経心理学的検査

I．前頭前野背外側部（DLPFC）
注意・概念の転換
1）ウィスコンシンカード分類検査（Wisconsin Card Sorting Test：WCST）（図3） 　2）ストループ干渉課題 　3）トレイルメイキングテスト（Trail Making Test：TMT）
問題解決・遂行機能
1）ロンドン塔（Tower of London）（図4）とハノイの塔（Tower of Hanoi） 　2）遂行機能障害の行動評価（Behavioural Assessment of Dysexecutive Syndrome：BADS） 　3）ティンカートイテスト
ワーキングメモリ
1）二重課題（Dual Task） 　2）視空間ワーキングメモリ課題（Visuospatial Working Memory Task） 　3）定速聴覚的連続加算テスト（Paced Auditory Serial Addition Test：PASAT） 　4）Reading Span Test 　5）乱数生成課題（Random Number Generation：RNG） 　6）N-back課題
記憶の組織化
1）時間順序に関する記憶 　2）レイ・オステルリートの複雑図形検査（Rey-Osterrieth Complex Figure Test：ROCFT） 　3）単語リスト学習
II．前頭前野眼窩部（OFC）
1）ギャンブル課題（図5） 　2）逆転学習

現象の1つは保続である。保続とは，先行する状況における反応（言葉や運動）が現在の状況ではすでに不適切になっていても，その誤反応が持続したり，混入したりする場合を指す。病的な保続の基盤には反応抑制の障害があると考えるのが，臨床的には理解しやすい。保続は非常に広汎な現象であり，運動要素の変換困難のレベルから高次の概念の変換障害のレベルまで多岐にわたる。保続は脳のさまざまな部位の損傷でみられる現象であるが，前頭葉損傷患者では特に出現しやすい。このことは，後部脳がより空間的な処理を担うのに対し，前部領域が時間的処理に特に関与しており，したがって前頭葉損傷においては継時的・連続的な時間性を内包した刺激の処理がより困難になると考えられる。

比較的重度のアパシーを認める場合でも，物品呼称や，簡単な図形の描画，運動・動作性の課題などを用いて，保続性の障害を評価することができる。たとえば，ベッドサイドで紙と鉛筆をわたして，図2のような文字や図形を交互に続けて書いてもらう。この場合，たとえば"m"や"n"のいずれかの文字が連続してしまう形の保続はよく目にするが，さらにDLPFC損傷では高次の概念レベル（セット）の保続が生じ，図形を描くべきところが文字になってしまうタイプの保続もしばしば生じる[9,10]。したがって，レベルの異なる課題を複数行い，患者の障害水準や脳部位との関連を推測していくことが重要である。

鳥居方策先生の考案した後出し負けジャンケンも，「ジャンケンは勝つもの」というステレオタイプを利用した巧みな課題で，ベッドサイドで簡単に実施できる。この検査では，検者が先にジャンケンの手を出しておき，患者に後出しで検者の手に負けるようにできるだけはやく手を出してもらうよう教示する。前頭前野に機能障害のあるアパシー症候群患者では，負けるように出すことを理解していても，つい勝ってしまうというステレオタイプの抑制障害がみられる。初めに勝ちパターンでジャンケンを行ってから，負けパターンに移行するとさらに効果的である。

②概念の転換

保続現象のなかで，1つのことから別のことへ切り替えることができない「概念の転換の障害」は，DLPFC損傷における中核的な症状と考えら

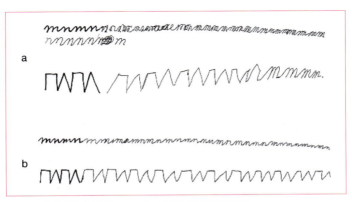

図2　連続描画課題における運動性保続反応
　41歳，女性．神経梅毒による記憶障害と作話，前頭葉機能障害を認めた例．ペニシリン大量療法による治療前（a）は連続性の保続とセットの保続が出現したが，治療後（b）には改善を認めた．
（Mimura M, et al.：Neurocase. 3：275-287, 1997.[10]より引用して一部改変）

れる。いったん頭のなかに成立した反応パターンや概念，心の構え（心的セット）を別なものに切り替えることは，常に変化する環境にヒトが適応するためには必須の機能である。これができなくなることは，より高次の保続と考えられる現象であり，杓子定規で融通がきかなくなってしまう。臨機応変にことを運ぶことができず，認知的な柔軟さが失われる（cognitively rigid）。DLPFC損傷患者では，日常的・習慣的な行為や認知傾向を抑制することが困難になる。したがって，普段からやり慣れているステレオタイプの行動には問題がないが，一方で予想していない新奇な状況や，機転が必要となる「びっくり問題」にはうまく対応できない。

概念の変換を調べる代表的な検査としては，ウィスコンシンカード分類検査（Wisconsin Card Sorting Test：WCST）（図3）が挙げられる。WCSTは前頭前野，ことにDLPFCの損傷に鋭敏であることが知られている。WCSTは前頭葉損傷患者では成績が低下し，一方後部脳損傷患者ではあまり成績が低下しない。反対に，標準的な知能検査であるウェクスラー成人知能検査（Wechsler Adult Intelligence Scale：WAIS）は後部脳損傷患者では成績が低下し，一方前頭葉損傷患者では比較的成績が保たれる。その意味でWCSTとWAIS，前頭葉損傷と後部脳損傷との間には古典的な二重乖離の関係が成立するといえる[11]。他に，概念の転換を要する前頭葉機能検査としてよく用いられているのは，ストループ干渉課題や，トレイルメイキングテストBである。

③流暢性

アパシー症候群の患者では，明らかな失語とは捉えられなくても，運動や精神活動の全般的な減少とともに，自発言語の減少がみられることが多い。この傾向は左前頭前野に損傷があると特に顕著である。発想も貧困になり，いつも同じものばかり食べる，同じ服を着る，といった生活面で変化が乏しいことも参考になる。語の流暢性についてベッドサイドで行える簡易な検査として，たとえば「し」で始まる言葉をできるだけたくさんいってくださいと教示する（語頭音による流暢性）。同様に「い」「れ」についても行う。カテゴリの流暢性としては，たとえば「動物」「乗り物」「野菜」の3つを用いる。前頭葉損傷ではカテゴリの流暢性に比べて，語頭音による流暢性が低下しているのが特徴である。

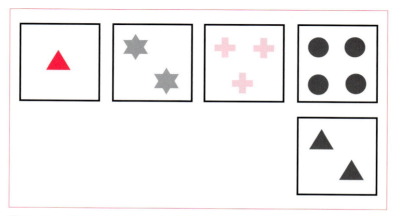

図3　ウィスコンシンカード分類検査（Wisconsin Card Sorting Test：WCST）の図版

語頭音による流暢性は左前頭葉損傷で特に低下し、その成因については言語性の要因と発動性低下、抑制障害（意味にしたがって語を用いるという習慣的反応の抑制能力）が関与するとされる。他の流暢性を調べる検査として、右前頭葉損傷で低下しやすい図形の流暢性課題（例：できるだけたくさんの図形を思いついて描いてもらう）や、発散性思考・創造性ともつながる概念の流暢性課題（例：「空き缶」の用途をできるだけ自由に思いついてもらう）もある。

④注意

注意の持続（sustained attention）と注意の集中（focused attention）の障害は脳損傷全般に共通する特徴ではあるが、ことに前頭葉損傷では顕著である。何か妨害要因があると、不必要な情報を抑制してターゲットに適切に注意を向けることができない。また、すぐに他に注意が転導して逸れてしまう。

前頭前野損傷でさらに際立っている注意の問題としては、後述のワーキングメモリとも関連するが、複数の情報源からの情報を適切に処理することができなくなる。すなわち、2つのことを同時に行ったり（注意の分配：divided attention）、交互に行ったり（注意の転換：shift of attention）するのが困難になる。たとえば人と話をしながら書類に記入したり、複数の家事（掃除と料理など）を一緒にこなすといったことに支障をきたす。

⑤ワーキングメモリ

ワーキングメモリとは、複雑な認知作業を行う時に、必要な情報を一時的に保持し、その情報に操作を加えるシステムと定義される。日常生活のなかでは、処理の中間結果を一時的に保持しながら、次の処理を同時に行うという並列的ないし二重の活動はきわめて重要かつ頻度が高い。これはことにDLPFCの損傷で障害されやすい。代表的なワーキングメモリ課題を表2に挙げた。このなかで、アパシーを認めても、比較的臨床的に使用しやすい課題として、乱数生成課題（random number generation：RNG）が挙げられる。RNGは1秒に1つずつ1〜9の数字をできるだけ不規則にいってもらう課題で、さまざまな乱数化の指標が評価法として用いられている。

⑥遂行機能

遂行機能（executive function）という視点は、いわば前頭葉機能という脳損傷の局在に立つ立場と、一方で問題解決能力という心理学的な立場との橋渡しをする臨床的な概念である。言語、行為、認知、記憶などといった、ある程度独立性を持った高次脳機能を制御する「より高次の」機能である。一般に、遂行機能には①目標の設定、②プランニング、③計画の実行、④効果的な行動という4つの要素が含まれる。また、1つの目標達成のためにはいくつかの副目標を設定することが必要で、系統的に副目標を達成していくことになる[12]。

多くの前頭葉機能課題、たとえばWCSTや語の流暢性といった神経心理学的検査は、多少とも問題解決・遂行機能の障害の側面を評価している。アパシー症候群において、適切に遂行機能を評価することは容易ではないが、一般に、アパシーがあると動機付けが障害されており、目標や下位目標への取り組み自体に問題があることが多い。逆に、初めの目標設定や行動の開始の段階がクリアされると、その後意外にスムーズに問題解決プロセスが進む場合もしばしば経験する。遂行機能はどうしても複合的な認知機能の動員を要するため、課題の難度は高いことが多いが、典型的な遂行機能の評価法としては、ハノイの塔やロンドン塔（図4）[13]、ティンカートイテスト、遂行機能障害症候群の行動評価（Behavioural Assessement of the Dysexecutive Syndrome：BADS）などが

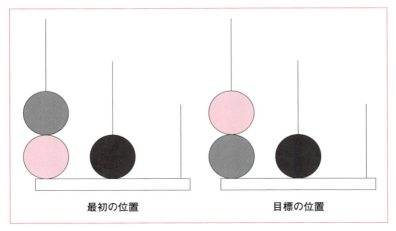

図4　ロンドン塔課題の一例
　赤・青・緑のビーズ玉各1個を，最初の位置から最少の移動回数で目標の位置に移す課題．被験者は最初の位置から各玉をどのような順序でどのように動かして目標の位置までもっていくのかをあらかじめ計画し，それに基づいて反応することが要求される．
（Shallice T：Philos Trans R Soc Lond B Biol Sci. 298：199-209, 1982.[13]）より引用して一部改変）

挙げられる．

　遂行機能障害は検査室での通常の認知機能検査には反映されにくく，むしろ日常生活場面でその障害に気づかれることも多い．臨床観察でこれらの障害を聴取するには，料理の手順，銀行や郵便局の手続き，旅行日程の計画，買い物の状況などについてたずねてみることが有用である．「○時に薬を飲む」「△曜日の□時にごみを出す」といった自分が実際に行動する予定の記憶である展望記憶にも，計画の立案や実行といった，遂行的な要素が必要とされる．

2）眼窩部（OFC）の機能障害

　OFCの機能障害として，もっとも目立つ問題は社会的行動異常と意思決定の障害である．一般に，OFC損傷患者では，知能や記憶，遂行機能やワーキングメモリは良好であるにもかかわらず，日常生活上では乱費，失職，対人関係障害などを示す．ことに，けんかっ早い・アルコールや他の薬物依存・犯罪や反社会的行動・性的逸脱行為・ギャンブルへの傾倒・過食・特有の強迫傾向など，二次的に精神医学的問題を惹起してくるケースが多い．このような社会的行動異常と意思決定の障害を示す患者は，自分が強い興味・関心を持つ特定の事象以外には，むしろ動機付けが持てず，発動性欠乏が前景に立つ．

　OFC損傷患者は，知識としては一般常識を失っているわけではないのに，情動の制御が困難で，実際の状況において一般常識を自分の行動に適用できない．Damasioらのグループ[14]は1990年以降，OFCの中核的な機能として「ソマティックマーカー仮説」を提唱しており，ギャンブル課題（図5）を用いた一連の実験結果を報告している．ソマティックマーカーとは，ヒトの意思決定や行動を援助する重み付け信号であり，情動反応や自律神経反応，体性感覚パターンの集合体である．OFCはこの身体内部に生じたソマティックマーカーと外部環境の認知とを結び付ける記憶装置として働き，意識的・無意識的に行動を決定するブースターとなる．この意思決定プロセスはOFCを

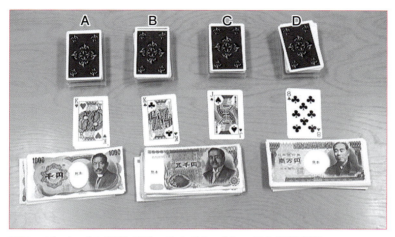

図5　ギャンブル課題で用いるトランプカードと模擬紙幣

表3　パーキンソン病患者の下位グループのスクリーニング検査および認知機能検査成績の比較

	アパシーあり N=14	アパシーなし N=18	p
MDRS			
注意	36.8	36.7	0.532
開始／保続	36.1	36.7	0.336
構成	6.0	6.0	1.000
概念化	36.5	37.7	0.034
記憶	24.6	24.6	0.926
合計MDRS得点	140.1	141.6	0.077
視覚的形態弁別	30.3	31.0	0.163
簡易注意検査	16.4	17.6	0.055
ウェクスラー記憶検査（WMS-R）			
空間スパン（逆順）	4.4	5.7	0.063
逆唱	5.5	5.9	0.553
語流暢性（D-KEFS）			
語頭音	31.8	40.9	0.049
カテゴリ流暢性	29.6	37.0	0.040
カテゴリ転換	12.0	12.7	0.638
転換の正確性	10.0	11.9	0.201
ストループ課題			
不一致条件（色／単語）	41.1	44.7	0.225
干渉指数	0.8	3.9	0.150
20の質問（D-KEFS）			
初期抽象化指数	20.1	25.6	0.192
総質問数	34.1	33.5	0.893
重みづけ達成スコア	13.8	13.6	0.908
仲間はずれ（Odd Man Out Test）	29.8	31.2	0.537

D-KEFS：Delis-Kaplan Executive Function System（Delis-Kaplan遂行機能系検査）
MDRS：Mattis Dementia Rating Scale（Mattis認知症評価尺度）

（Zgaljardic DJ, et al.：Cogn Behav Neurol. 20：184-192, 2007.[4]　より引用して一部改変）

中心に，扁桃体・体性感覚皮質・島皮質などが関与すると考えられる．OFC損傷では，明らかに自己の将来にとって負の結果を及ぼすと思われる判断をしたり，他人の気持ちを理解できていないことを思わせるような判断（「心の理論」の障害）をしたりする．

E アパシーの有無による認知機能障害

冒頭で述べたように，アパシーを認める患者の認知機能障害としては，前頭葉機能—遂行機能系の問題が際立っていることが多い．前述のZgaljardicら[4]は，パーキンソン病患者のアパシーと認知機能障害との関連を検討し，アパシーの存在とその程度が，語の流暢性，言語性・非言語性の概念化，ワーキングメモリ，言語的抽象化などを含めた遂行機能の領域の障害と密接に関連していたと報告している（表3）．同様に，アルツハイマー型認知症患者において，各種の認知機能検査成績に及ぼすアパシーと抑うつの影響を詳細に検討したMcPhersonら[15]の報告によれば，アパシーの存在は知能，言語，視空間認知，運動，記憶といった領域には影響しておらず，WAIS-Rの符号，トレイルメイキングテストB，ストループ干渉課題といった遂行機能領域にのみ影響していた（表4）．それどころか，遂行機能検査の成績は75％

表4 アパシーの有無，抑うつの有無でみたアルツハイマー型認知症患者の認知機能検査成績の比較

	N	アパシーの有無		抑うつの有無		交互作用	
		F	p	F	p	F	p
知的機能							
WAIS-R 言語性IQ	74	.51	.47	.06	.80	.005	.94
WAIS-R 動作性IQ	74	.003	.95	.47	.49	.14	.71
WAIS-R 総IQ	74	.25	.62	.06	.80	.02	.89
言語性指標							
流暢性（動物名）	72	1.72	.19	1.06	.31	.30	.586
流暢性（語頭音）(FAS)	78	.43	.51	.11	.74	.001	.97
ボストン呼称検査	80	.05	.82	.11	.74	.22	.64
WAIS-R 単語	80	.03	.87	.001	.97	1.21	.27
記憶							
WMS-R 論理的記憶Ⅱ	77	.27	.60	.26	.61	.17	.68
視空間的指標							
WAIS-R 積木	80	.85	.36	5.04	*.03*	4.71	*.03*
ROCFT（コピー）	78	3.11	.08	.001	.98	.10	.75
運動機能							
指タッピングテスト							
利き手	39	.31	.58	.94	.33	.02	.90
非利き手	38	.05	.81	.84	.36	.49	.49
遂行機能							
WAIS-R 類似	76	2.80	.10	3.01	.09	2.10	.15
WAIS-R 逆唱	80	3.38	.07	.15	.74	.19	.66
WAIS-R 符号	75	13.44	*.0001*	1.94	.16	5.77	*.02*
TMT-B	77	11.21	*.001*	.19	.66	2.41	.12
ストループ色干渉検査	61	19.22	*.0001*	.39	.53	1.08	.30

WAIS-R：Wechsler Adult Intelligence Scale-Revised（ウエクスラー成人知能検査）（粗点）
WMS-R：Wechsler Memory Scale-Revised（ウエクスラー記憶検査）
ROCFT：Rey-Osterrieth Complex Figure test（レイ・オステルリートの複雑図形検査）
TMT-B：Trail Making Test B（トレイルメイキングテストB）

（McPherson S, et al.：J Int Neuropsychol Soc. 8：373-381, 2002.[15] より引用して一部改変）

の精度でその患者がアパシーか，アパシーでないかを判別し得たという．

これに対して，抑うつ気分の存在は遂行機能検査成績を低下させる要因にはならず，さらにWAIS-Rの積木を除くと，他の認知機能領域にも影響していなかった．最近では，抑うつ気分を認めるアルツハイマー型認知症患者は，そうでない患者に比べて，認知機能，特に前頭葉機能が低下する傾向にあること[16]，あるいは老年期うつ病の患者では，うつ状態が寛解しても，なお前頭葉機能障害が残存すること[17]などが報告されており，抑うつ気分と前頭葉機能との関連については，まだ検討が必要である．しかし，これらアルツハイマー型認知症やパーキンソン病を含め，アパシーの存在が，他の認知機能領域に比べて，より大きなインパクトで前頭葉機能—遂行機能系に負の影響を及ぼすことは確かであろう．

文　献

1) 大東祥孝：発動性の障害．濱中淑彦，倉知正佳 編：臨床精神医学講座21 脳と行動．中山書店，東京，pp. 428-438, 1999.
2) Marin RS：Apathy：a neuropsychiatric syndrome. J Neuropsychiatry Clin Neurosci. 3：243-254, 1991.
3) Starkstein SE, Petracca G, Chemerinski E, et al.：Syndromic validity of apathy in Alzheimer's disease. Am J Psychiatry. 158：872-877, 2001.
4) Zgaljardic DJ, Borod JC, Foldi NS, et al.：Relationship between self-reported apathy and executive dysfunction in nondemented patients with Parkinson disease. Cogn Behav Neurol. 20：184-192, 2007.
5) 日本高次脳機能障害学会 編：標準注意検査法・標準意欲評価法（CAT・CAS）．新興医学出版社，東京，2006.
6) Levy R, Dubois B：Apathy and the functional anatomy of the prefrontal cortex-basal ganglia circuits. Cereb Cortex. 16：916-928, 2006.
7) 森　悦朗：「ヒトと世界」～ヒトはどのように環境に対応しているか～行動面から．神経心理学．20：39-43, 2004.
8) 三村　將：前頭葉機能の評価．田川皓一 編：神経心理学評価ハンドブック．西村書店，東京，pp.111-128, 2004.
9) 三村　將：ベッドサイドにおける前頭葉機能評価．精神科治療学．19：65-72, 2004.
10) Mimura M, Kato M, Ishii K, et al.：A neuropsychological and neuroimaging study of a patient before and after treatment for paretic neurosyphilis. Neurocase. 3：275-287, 1997.
11) Kertesz A, ed.：Localization and Neuroimaging in Neuropsychology. Academic Press, New York, 1983.（田川皓一，峰松一夫 監訳：神経心理学の局在診断と画像診断．西村書店，東京，1997）
12) 三村　將：遂行機能．鹿島晴雄，種村　純 編：よくわかる失語症と高次脳機能障害．永井書店，東京，pp. 387-395, 2003.
13) Shallice T：Specific impairments of planning. Philos Trans R Soc Lond B Biol Sci. 298：199-209, 1982.
14) Bechara A, Damasio H, Damasio AR：Emotion, decision making and the orbitofrontal cortex. Cereb Cortex. 10：295-307, 2000.
15) McPherson S, Fairbanks L, Tiken S, et al.：Apathy and executive function in Alzheimer's disease. J Int Neuropsychol Soc. 8：373-381, 2002.
16) Nakaaki S, Murata Y, Sato J, et al.：Greater impairment of ability in the divided attention task is seen in Alzheimer's disease patients with depression than in those without depression. Dement Geriatr Cogn Disord. 23：231-240, 2007.
17) Nakano Y, Baba H, Maeshima H, et al.：Executive dysfunction in medicated, remitted state of major depression. J Affect Disord. 111：46-51, 2008.

5 アパシー（意欲障害）と安静時機能的MRI

島根大学医学部内科学講座内科学第三　山口修平・小野田慶一

A 安静時機能的MRIについて

　機能的MRIは脳機能を非侵襲的に評価する手段として脳神経科学に大きな貢献をしてきた。その測定の原理としては，脳の神経活動に伴う酸化ヘモグロビン量の変化をBOLD信号として捉えるもので，課題遂行に関与する脳内部位を非侵襲的に高い空間解像度を持って検出することを可能とした。近年，安静時のBOLD信号の自然変動に注目し，変動の脳内各領域間の相関関係を算出することで，脳領域間の機能的結合を解析する手法が使用されるようになった[1]。これは安静時機能的MRIと呼ばれる方法で，脳の機能的結合性の強さを簡便かつ鋭敏に捉えることを可能とした。従来の課題遂行時の脳賦活をみる機能的MRIとの相違は，課題遂行が不可能な集団でも測定が可能であること，したがって被験者の負荷・負担がきわめて低いこと，刺激装置などのMRI以外の付加的な装置を必要としないこと，約5～10分間という短い時間で測定できることなどが挙げられる。これは認知症を始めとする精神・神経疾患を有する患者集団で測定する際にはきわめて大きな利点となる。そしてこの機能的結合は，認知症を含む精神・神経疾患の新たなバイオマーカーとして期待されている[2]。

B 独立成分分析による脳内ネットワークの抽出

　安静時機能的MRIの欠点としては，データの解析方法が複雑で標準化された方法がまだ存在しないことが挙げられる。我々はまず健常者を対象に，独立成分分析を用いて主な脳内ネットワークの抽出を試みた。1.5T-MRI装置を用いて，約5分間のecho planar image（EPI）連続測定を行った。その間被験者には眠らず安静にすることのみを指示した。解析ではデータ解析ソフトSPM8を使用しデータの事前処理を行った後，事後処理として独立成分分析を行った。その結果，機能的に意味付けの可能な脳内ネットワークとして図1に示すように，デフォルトモードネットワーク（図1a），遂行機能ネットワーク（前頭－頭頂ネットワーク）（図1b, c），顕著性（セイリエンス）ネットワーク（図1d），視覚ネットワーク（図1e），聴覚ネットワーク（図1f），感覚運動ネットワーク（図1g），小脳ネットワーク（図1h）などが抽出された。

　独立成分分析では，すべてのボクセルがそれぞれのネットワークに対する寄与度を持ち，これが機能的結合の指標となる。この値が高いほど，そのネットワークと強く結合していることを示す。

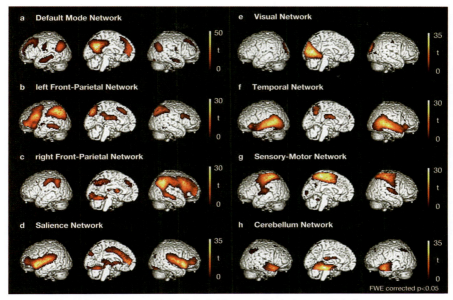

図1 安静時機能的MRIの独立成分分析により抽出される脳内ネットワーク

デフォルトモードネットワークは楔前部/後部帯状回，内側前頭前野，外側側頭・頭頂部および海馬で構成されるネットワークで，顕著性ネットワークは島および前部帯状回からなるネットワークである。いずれのネットワークも加齢に伴ってその結合性に低下を認める。さらに顕著性ネットワークと認知機能（前頭葉機能検査およびコース立方体組み合わせテスト）の関連を検討した所，結合性の低下とともにこれらの認知機能の低下を認めた（図2）[3]。したがってデフォルトモードネットワークだけでなく，顕著性ネットワークも認知機能障害との関連で注目すべきネットワークと考えられる。

ⓒ グラフ理論による複雑ネットワーク解析

脳内ネットワークはさまざまなレベルで複雑ネットワークの特徴を有している。その解析方法として最近注目されているのがグラフ理論から発見された「スモールワールドモデル」である[4]。スモールワールドモデルは，現実世界のネットワークに近いような性質を持つネットワークモデルを，きわめて単純なアルゴリズムで生成するもので，脳内ネットワークの研究に適応が可能となった。

スモールワールドモデルでは，①すべてのノードを，近隣の a 個のノードと格子（1次元格子）状にエッジでつなぎ，②それらのエッジを確率 p でランダムにつなぎ替えるというものである。パラメータ p を0とおけば格子，1とおけばランダムグラフとなる。そして p を0.1前後とすると，格子とランダムグラフの性質を併せ持ったグラフが生成される。このランダムなネットワークと規則的（格子状）なネットワークを併せ持つ構造，いわゆるスモールワールド性を有するネットワークが効率的な情報伝達に有効であり，実際の脳の複雑ネットワークの状態をよく説明できるとされる[5]。

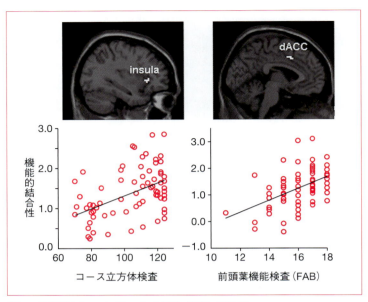

図2　顕著性ネットワークと認知機能の関係
島と前部帯状回の機能結合の強さはコース立方体検査および前頭葉機能検査の成績と相関を認め，機能的結合の低下と成績の低下が関連している．

　スモールワールドネットワークの効率性の指標としていくつかの係数が用いられる．それらをランダムネットワークと統計学的に比較することで，その定量性が与えられる．この指標となる係数は大きく3つのカテゴリーに分類される．機能的統合性（functional integrity），機能的分離性（functional segregation）および中心性（centrality）である[6]．それぞれのカテゴリーの中で頻用される係数は，ノード効率（nodal efficiency），局所効率（local efficiency）および媒介中心性（betweenness centrality）である．それぞれの計算式は省略するが，ノード効率は平均した最小のパス長（2つの部位間に存在するノードの総和）の逆数で，一つの部位が他の脳部位全体とどの程度効率的につながっているかを示している．この値が高いと各ノードでの情報処理効率が高いことを示している．局所効率は機能分離の指標であり，特定の情報処理をする際に使用される脳の部位がどれほど効率よく集約されているかを示している．これが高いことは脳全体のネットワークの中で，ある情報処理に特化したサブネットワークが存在することを示している．媒介中心性は，各ノードにおいて情報が経由する頻度を示している．したがってこれが高いノードは中心性が高い，すなわちハブとしての役割を果たすノードといえる．このように安静時機能的MRIのデータをグラフ解析することで，脳内ネットワークの情報処理の効率性を定量的に評価することが可能であり，さまざまな中枢神経疾患の病態解明に用いることができ臨床応用が多くなされるようになった．

D アパシーと動機付けネットワーク

　アパシーは興味や意欲の欠如と定義され，無関心や感情の平板化も含んだ意味で使われる．その具体的な内容としては，努力あるいは発動性の低

下による目的指向性行動の減弱，関心や計画性の欠如による目的指向性思考の減弱，目的指向性行動に伴う情動表出の減弱などがある．特に重要なのは，外部からの命令や強制には反応できるが，自ら自発的に行動を起こすことができない点である．このアパシーがどのような神経機構の障害と関連しているかについては，現在多くの研究が継続されている．その中で病巣研究や脳血流の研究からは，前頭葉−基底核の神経回路が関与している可能性が示唆されている[7,8]．神経変性疾患でのアパシーの画像研究でも，前頭眼窩野，前部帯状回，および視床の血流低下が報告されている[9〜11]．健常者においても，アパシーのある人では前頭葉灰白質あるいは被殻の容積の減少が示されている[12,13]．前頭葉−基底核の神経回路は，前頭葉皮質を起点とし，線条体，淡蒼球，視床を経由して前頭葉皮質に回帰するループを形成している．このループ内の情報処理が動機付けに関与し，その障害はアパシーを生ずると推察されている．しかしこれまで，アパシーにおける神経回路の機能的障害を直接検討する試みはまだ十分ではなく，安静時機能的MRIによる機能的結合の検討が有用であると考えられる．

E 安静時機能的MRIによるアパシーとうつの脳内ネットワーク

最近，アパシーの研究にも安静時機能的MRIが用いられるようになった[14,15]．Siegelら[16]は皮質下梗塞の後に高度のアパシーを呈した患者で，前部帯状回と基底核の機能的結合の異常が長期にわたり持続したと報告している．またBaggioら[17]もパーキンソン病患者のアパシーにおいて，前頭葉−基底核ネットワークの機能的結合性が低下していることを報告している．アパシーではうつが合併することもまれではないが，うつ状態を統制してもアパシーは前述のネットワーク結合性の低下が示されている．さらに，うつにおいてアパシーを合併すると，合併しない場合に比して結合性の強い低下があるとされる[18]．これらの結果は，アパシーにおいてはうつとはある程度独立して前頭葉−基底核の機能的結合性が重要な役割を果たしていることを示している．我々は先に述べたグラフ理論に基づく解析により，アパシーとうつが異なった神経ネットワークの結合性に依存していることを明らかにしたので以下にその詳細について紹介する[19]．

対象としては脳ドック受診者の中から，過去に精神・神経疾患の治療歴がなく，神経学的所見でも正常で，さらに認知機能検査においても低下を認めない（ミニメンタルステート検査：MMSEスコア≧27）健常者392名（男性227名，女性165名）を用いた．年齢は29〜91歳まで幅広く分布しており，平均は63±14歳であった．アパシーの評価はやる気スコアを用い，うつ状態はZungのself-rating depression scale（SDS）を用いて評価した．今回の対象者でアパシーを呈した者は25％で，うつを呈した者は30％であった．そして両者を合併した者は少数（12％）であったが，アパシーとうつは強い相関関係にあった（r＝0.51）．一方でこれらの出現に年齢は影響を与えず，認知機能検査成績とも関連性は認めなかった．

安静時機能的MRIは脳ドックの受診の際に，通常のMRI検査に加え測定した．被検者は閉眼状態で眠らないようにして5分間の安静を保った．測定パラメータおよび解析方法の詳細に関しては文献を参照いただきたい[19]．グラフ理論による解析では，前述したノード効率，局所効率および媒介中心性の3つのパラメータを算出した．図3に示すように，ノード効率については右前部帯状回，

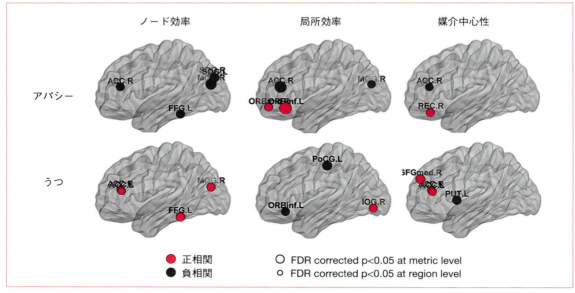

図3　グラフ理論の結合性指標からみたアパシーとうつの相違
アパシーでは前部帯状回の各指標が他の部位と負の相関を示しているのに対し，うつでは正の相関を示している。

左紡錘状回および後頭回がやる気スコアと負の相関を示した。逆にこれらの部位のノード効率はうつスコアと正の相関を示した。また右前部帯状回および中後頭回では，局所効率がやる気スコアと負の相関を認めた。一方，両側の前頭眼窩野では局所効率がやる気スコアと正の相関を認めた。局所効率とうつの関連に関しては，下後頭回で正相関，前頭眼窩野および中心後回で負相関を認めた。右前部帯状回の媒介中心性はやる気スコアと負相関を示し，直回では正相関を示した。逆にうつスコアは両側前部帯状回および内側上前頭回の媒介中心性と正の相関を示した。

これらの結果は前部帯状回がアパシーとうつの両者にかかわりを有することを示している。右前部帯状回のグラフ理論係数とアパシーおよびうつスコアの関係をグラフにしたものが図4である。図に示すようにアパシーとうつに対して前部帯状回が果たす役割はちょうど逆転していることがわかる。グラフ理論に加えて，両側前部帯状回と他の脳部位との機能的結合性をさらに詳細に検討する目的で重回帰分析を行った（図5）。図5aに示すようにアパシーは両側内側前頭前野，右被殻，淡蒼球，扁桃体，左後部帯状回，楔前部と負の相関関係を示している。すなわち，これらの脳部位の結合性の低下がアパシーの増強と関連していることを示している。一方，うつに関しては，前部帯状回と両側淡蒼球，右被殻および扁桃体の結合性がうつスコアと正の相関関係を示した。この部位間の結合性が高くなるとうつが強くなることを示している。

これまでの病巣研究や画像研究と一致して，アパシーおよびうつが前頭葉-基底核回路の異常と関連していることを，機能的結合性の観点からも示すことができたと考えている。そして，アパシーとうつでは前部帯状回の役割が逆転していることも明らかになった。このことから，臨床における

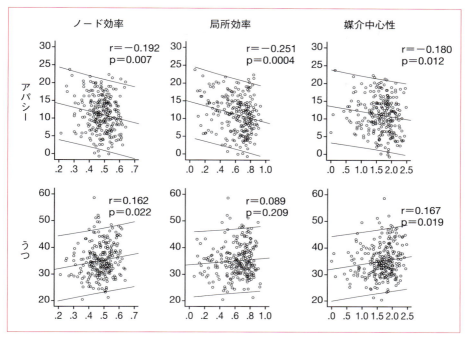

図4　グラフ理論の結合性指標とアパシースコアおよびうつスコアの相関関係
アパシーでは負相関，うつでは正相関を示した．

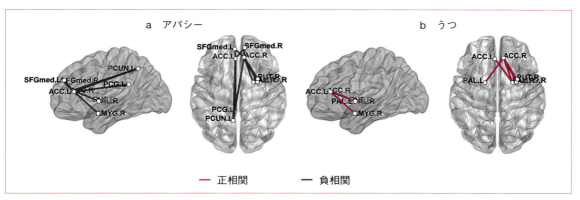

図5　前部帯状回と他の脳部位との結合性とアパシースコアおよびうつスコアの重回帰分析
結合性の低下とアパシーの程度が相関し，逆に結合性の上昇とうつの程度が相関している．

アパシーとうつの乖離を説明することも可能である．前部帯状回は脳内ネットワークの中で，島との結合を通じて顕著性ネットワークを形成する脳部位である．顕著性ネットワークは外界の変化を捉えて生体にとっての意味付けを行い，次の行動への方向付けを行う役割を担っている[20]．したがって，前部帯状回と基底核との結合性が減弱すると，顕著性ネットワークで方向付けられた内容が行動へ結び付き難いことが推定される．グラフ解析の結果からは，アパシーでは前部帯状回のノー

ド効率が低下しており，他の部位との機能的結合性距離が延長していることが推定される．また同時に局所効率が低下しており，前部帯状回がサブネットワークとしての機能が低下していることを示している．さらに媒介中心性の低下も示されており，前部帯状回のハブとしての機能が低下していることも示している．追加して行った重回帰分析の結果は，内側前頭前野，後部帯状回そして楔前部といったデフォルトモードネットワークとの結合も低下していることが明らかとなった．したがって外的刺激から内発的思考過程への情報処理の連携も障害されていると考えられる．さらに扁桃体との結合性も低下していることから，刺激の情動的な評価も十分に行えないことが推定され，感情の平板化をきたす可能性が示唆される．以上のことから，アパシーを有する人では，外的あるいは内的な情報を統合する過程で，生体にとっての意味付けが適切に行われず，さらに次の行動への動機付けが十分に行われていないと考えられる．

アパシーにおける前部帯状回の機能不全は，アルツハイマー型認知症，外傷性脳損傷，進行性核上性麻痺などの脳容量解析やテンソル画像解析で示されている．統合失調症のアパシーでは前部帯状回と前頭眼窩野との結合白質繊維の障害がテンソル画像により報告されている[21]．アパシーにおける前頭眼窩野の重要性も指摘されているところであるが，今回のグラフ解析では前頭眼窩野のノード効率や局所効率の低下が示されている．さらに後頭葉や側頭葉でのネットワーク指標の異常も示されており，アパシーが単に前頭葉−基底核のネットワーク異常のみでなく，より広範なネットワーク異常が存在することも考えられる．

今回のアパシーとうつとの対比で興味深いのは，うつでは前部帯状回のノード効率と媒介中心性の上昇があり，淡蒼球や扁桃体との結合性指標が増加している点である．これまでにうつ病での安静時機能的MRIの研究は多くある[22]．そのうちいくつかの報告では，うつ病患者の前部帯状回の活動性亢進（BOLD反応の振幅増大）[23]，局所性均一性の増大（局所での結合性の増大）[24]，デフォルトモードネットワークへの高い寄与度[25]，そして前頭前野，島，扁桃体，基底核，視床などとの結合性の増大が示されている[26,27]．このような先行研究の結果と今回の結果を合わせると，前部帯状回の過剰あるいは異常な結合性特性が，うつ状態に関与していることが示唆される．したがって，うつを有する人では内的あるいは外的な情報を過剰に処理するために，認知や注意の偏向が生じている可能性がある．今回の検討は健常者でのアパシーあるいはうつを検討したもので，病的な状態におけるネットワークの状態とは異なることも考えられる．今後は認知症やパーキンソン病など，アパシーを高頻度に呈する疾患での検討も必要である．

まとめ

安静時機能的MRIを用いることで，比較的簡便に脳内ネットワークの結合性を検討することが可能である．アパシーでは前部帯状回をハブとするネットワークに異常をきたしている可能性が示唆される．特に基底核や扁桃体などとの結合性の低下は，動機付けの障害，情動面での平板化といった症状を説明できると考えられる．今後，さまざまな疾患での病態の把握や治療の指標などにも用いることが可能であろう．

文 献

1) Biswal B, Yetkin FZ, Haughton VM, et al.：Functional connectivity in the motor cortex of resting human brain using echo-planar MRI. Magn Reson Med. 34：537-541, 1995.
2) Sheline YI, Raichle ME：Resting state functional connectivity in preclinical Alzheimer's disease. Biol Psychiatry. 74：340-347, 2013.
3) Onoda K, Ishihara M, Yamaguchi S：Decreased functional connectivity by aging is associated with cognitive decline. J Cogn Neurosci. 24：2186-2198, 2012.
4) Watts DJ, Strogatz SH：Collective dynamics of 'small-world' networks. Nature. 393：440-442, 1998.
5) Bullmore E, Sporns O：Complex brain networks：graph theoretical analysis of structural and functional systems. Nat Rev Neurosci. 10：186-198, 2009.
6) Rubinov M, Sporns O：Complex network measures of brain connectivity：uses and interpretations. Neuroimage. 52：1059-1069, 2010.
7) Caeiro L, Ferro JM, Costa J：Apathy secondary to stroke：a systematic review and meta-analysis. Cerebrovasc Dis. 35：23-39, 2013.
8) Onoda K, Kuroda Y, Yamamoto Y, et al.：Post-stroke apathy and hypoperfusion in basal ganglia：SPECT study. Cerebrovasc Dis. 31：6-11, 2011.
9) Holthoff VA, Beuthien-Baumann B, Kalbe E, et al.：Regional cerebral metabolism in early Alzheimer's disease with clinically significant apathy or depression. Biol Psychiatry. 57：412-421, 2005.
10) Kang JY, Lee JS, Kang H, et al.：Regional cerebral blood flow abnormalities associated with apathy and depression in Alzheimer disease. Alzheimer Dis Assoc Disord. 26：217-224, 2012.
11) Lanctôt KL, Moosa S, Herrmann N, et al.：A SPECT study of apathy in Alzheimer's disease. Dement Geriatr Cogn Disord. 24：65-72, 2007.
12) Grool AM, Geerlings MI, Sigurdsson S, et al.：Structural MRI correlates of apathy symptoms in older persons without dementia：AGES-Reykjavik Study. Neurology. 82：1628-1635, 2014.
13) Yan H, Onoda K, Yamaguchi S：Gray Matter Volume Changes in the Apathetic Elderly. Front Hum Neurosci. 9：318, 2015.
14) Farb NA, Grady CL, Strother S, et al.：Abnormal network connectivity in frontotemporal dementia：evidence for prefrontal isolation. Cortex. 49：1856-1873, 2013.
15) Skidmore FM, Yang M, Baxter L, et al.：Apathy, depression, and motor symptoms have distinct and separable resting activity patterns in idiopathic Parkinson disease. Neuroimage. 81：484-495, 2013.
16) Siegel JS, Snyder AZ, Metcalf NV, et al.：The circuitry of abulia：insights from functional connectivity MRI. Neuroimage Clin. 6：320-326, 2014.
17) Baggio HC, Segura B, Garrido-Millan JL, et al.：Resting-state frontostriatal functional connectivity in Parkinson's disease-related apathy. Mov Disord. 30：671-679, 2015.
18) Alexopoulos GS, Hoptman MJ, Yuen G, et al.：Functional connectivity in apathy of late-life depression：a preliminary study. J Affect Disord. 149：398-405, 2013.
19) Onoda K, Yamaguchi S：Dissociative contributions of the anterior cingulate cortex to apathy and depression：Topological evidence from resting-state functional MRI. Neuropsychologia. 77：10-18, 2015.
20) Seeley WW, Menon V, Schatzberg AF, et al.：Dissociable intrinsic connectivity networks for salience processing and executive control. J Neurosci. 27：2349-2356, 2007.
21) Ohtani T, Bouix S, Hosokawa T, et al.：Abnormalities in white matter connections between orbitofrontal cortex and anterior cingulate cortex and their associations with negative symptoms in schizophrenia：a DTI study. Schizophr Res. 157：190-197, 2014.
22) Dutta A, McKie S, Deakin JF：Resting state networks in major depressive disorder. Psychiatry Res. 224：139-151, 2014.
23) Guo WB, Liu F, Xue ZM, et al.：Alterations of the amplitude of low-frequency fluctuations in treatment-

resistant and treatment-response depression: a resting-state fMRI study. Prog Neuropsychopharmacol Biol Psychiatry. 37: 153-160, 2012.
24) Yao Z, Wang L, Lu Q, et al.: Regional homogeneity in depression and its relationship with separate depressive symptom clusters: a resting-state fMRI study. J Affect Disord. 115: 430-438, 2009.
25) Sambataro F, Wolf ND, Pennuto M, et al.: Revisiting default mode network function in major depression: evidence for disrupted subsystem connectivity. Psychol Med. 44: 2041-2051, 2014.
26) Bohr IJ, Kenny E, Blamire A, et al.: Resting-state functional connectivity in late-life depression: higher global connectivity and more long distance connections. Front Psychiatry. 3: 116, 2012.
27) Anand A, Li Y, Wang Y, et al.: Resting state corticolimbic connectivity abnormalities in unmedicated bipolar disorder and unipolar depression. Psychiatry Res. 171: 189-198, 2009.

第5章

アパシー（意欲障害）の治療

1. 脳血管性アパシー（意欲障害）の治療
2. アルツハイマー型認知症におけるアパシー（意欲障害）の治療
3. パーキンソン病におけるアパシー（意欲障害）の治療
4. うつ病におけるアパシー（意欲障害）の治療
5. アパシー（意欲障害）のリハビリテーション
6. アパシー（意欲障害）へのリハビリテーション実践

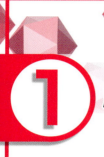

1 脳血管性アパシー（意欲障害）の治療

大田シルバークリニック　岡田和悟

　脳血管性アパシー（VA）は，Marin[1]も指摘するようにいくつかの病態からなる症候群であり（表1），血管性認知症の危険因子であるとともに日常生活動作（ADL）や病態認知能力の低下と関連し，さらにはリハビリテーションの導入やその効率を低下させ，機能回復を妨げる要因ともなる[2〜4]。Caeiroら[5]は，VAに関する総説のなかでその頻度は平均36.3％であり，急性期と慢性期で差はなく，脳卒中後うつ状態の約3倍の頻度であったとしている。またアパシーを示す患者は平均2.7歳高齢で，虚血性と出血性病変の差や性差・左右差はみられないが，うつ状態と認知機能障害が高頻度にみられることを報告している。またvan Dalenら[6]も，35編の論文をレビューし，VAの頻度が34.6％であり，アパシーを示す患者は平均3.8歳高齢で，女性に若干頻度が高い（相対危険度1.2）と報告している。さらにうつ状態を合併する危険度も高く（相対危険度1.8），アパシーを有する患者でうつ状態は40.1％に認められ，皮質下病変，特に基底核の多発病変での報告が多いが，メタ解析では皮質病変とラクナ梗塞での差はみられなかったと報告している。

　脳血管障害によってアパシーをきたす部位について，Marin[1]は表1に示すような病変部位を挙げている。具体的事例については，文献7を参照されたいが，自験例では，前大脳動脈領域の梗塞によるアパシーの症例が重篤であった。また皮質下病変例では，多発性ラクナ梗塞による症例やビンスワンガー病様の白質障害の強い症例でのアパシーが目立つ印象がある。

　VAの治療にあたっては，本来は各病態の解明とそれに対する合理的，薬理学的なアプローチが治療戦略上重要と考えられる。ここでは，VAは基底核－前頭系の障害を中心とする神経伝達物質の機能障害と仮定して，これまで意欲や自発性の低下に対して薬効が認められた薬剤や抗うつ作用を有する薬剤を含めて，アパシーの関与が想定される脳血管障害の精神症状に関する報告を概説する。実際には，まず脳血管障害としての管理・再発予防に触れ，神経伝達物質別の薬物によるアプローチを紹介し，リハビリテーションあるいは廃用性障害とアパシーの関連について解説する。

表1　意欲低下をきたしうる脳病変の分類

第1群	一側帯状回，補足運動野，内側運動野
第2群	右半球の広範な障害
第3群	両側扁桃核，側頭葉前部
第4群	視床皮質投射系の病変
第5群	基底核の多発病変 and/or 前頭葉白質病変

（Marin RS：J Neuropsychiatry Clin Neurosci. 3：243-254, 1991.[1] より引用して一部改変）

A 血管障害としての危険因子の管理, 再発予防

　VAは, 脳血管障害を基盤として発症するものであり, その再発予防そのものがアパシーの発症予防として基本的に重要である。近年の脳卒中予防に関するエビデンスレベルの高い報告がガイドラインとしてまとめられており, 高血圧ガイドライン2014[8]では, 脳卒中慢性期の降圧目標について, 脳梗塞慢性期では, 血圧140/90mmHg未満を降圧目標とし, 両側頸動脈高度狭窄, 脳主幹動脈閉塞では, 特に下げ過ぎに注意することが示されている。またラクナ梗塞, 抗血栓薬服用患者であれば, さらに低いレベルの130/80mmHg未満を目指すとされる。脳出血, くも膜下出血慢性期では, 140/90mmHg未満を降圧目標とするが, 可能であればさらに低いレベルの130/80mmHg未満を目指すとされている。脳卒中治療ガイドライン2015[9]においても同一の降圧目標が挙げられ, その他の危険因子（糖尿病, 脂質異常症, 心房細動など）や薬物療法について触れられている。詳細は各ガイドラインを参照されたい。

B 脳血管性アパシーに対する薬物療法

　VAの治療に関する報告は, 症例報告レベルの報告は散見されるが, エビデンスレベルの高い報告も少ないのが現状である。その理由として, Clarkeら[10]はアパシーの定義, 評価方法が統一性を欠いていたことを指摘している。2009年欧米の専門家によるアパシーの診断基準が示されており[11], 今後の知見の集積がまたれる。アパシーの評価方法に関して, 詳細は他稿に譲るが, 主観的評価, 介護者評価, 担当医評価などに分類され, 介護者評価では患者自身の評価より低く評価され, 医師による評価では両者に比べさらに高率となる点, neuropsychiatric inventory（NPI）による評価は介護者評価より低値となり, アパシーに特化したスケールより低値をとるなどの問題点が指摘されている[6]。臨床治験に耐え得る評価法の確立が必要と考えられる。

　アパシーの客観的評価法に関して, 近年アクチグラフを用いた興味深い報告が行なわれた。Cosinら[11]は, 睡眠検査に用いられる腕時計型の三次元加速度計であるアクチグラフを患者に装着し, 患者の全般的活動性と概日リズムを退院前と3ヵ月後に測定し, アパシーを発症する患者では, 睡眠の質の低下と分節化がみられることを報告している。VAの早期発見と早期治療につながると期待される。

　ここでは, アパシーに関与する神経伝達物質に関する仮説に基づいて, ドパミン系, セロトニン（ノルアドレナリン）系, アセチルコリン系を中心に自験例を含めた薬物治療に関する報告を解説する。

1）ドパミン系

　アパシーの病態においてドパミン系の障害は, 薬物療法の効果などからその中核と考えられている[13]。いくつかのドパミン系賦活作用のある薬剤で, アパシー（意欲低下や自発性の改善を含む）に対する報告がみられる。

①アマンタジン（シンメトレル®）

　アマンタジンは, ドパミン神経終末からのドパミン放出促進作用があり, ノルエピネフリン代謝の亢進やNMDA受容体の拮抗作用も明らかにされている。我が国では脳梗塞後遺症における意欲低下の改善に対して使用され, 脳卒中ガイドラインでも記載されている。図1に自験例で「やる気スコア」を用いてアマンタジン投与前後のアパ

シーの変化を検討した結果を示す。やる気スコアは，投与前の平均20.5点から4週間後に平均16.0点と有意な低下を示し，アパシーの改善がみられた。さらに下位項目の検討で，陽性症状と陰性症状とに分類すると，意欲に改善のみられた症例では陰性徴候での改善が認められた（表2）。塩酸アマンタジンの効果発現は1〜2週目の比較的早期から認められ，特に視床病変によるアパシーでは，慢性期であっても意欲や自発性の改善を中心とする有効性が高い。本剤の使用にあたって老年者では時に幻覚やせん妄などの副作用に注意が必要である。

②ドパミン受容体刺激薬

ドパミン受容体刺激薬は，ドパミンの中脳辺縁系回路を介する動機付けに関与すると考えられ，アパシーについてもその改善が期待される薬剤であるが，VAに関しては，これまでにまとまった二重盲検試験の報告はほとんどみられない[6,14]。各薬剤（ブロモクリプチン，プラミペキソール，ロピニロール）に関して少数例の症例報告がみられる[15,16]。

ブロモクリプチン（パーロデル®）は，麦角アルカロイド誘導体のドパミンD2受容体刺激薬としてパーキンソン症候群に対して使用されるが，脳卒中後のアパシーに対して，比較的高用量で反応性が認められるとされる[17]。またプラミペキソール（ビ・シフロール®）は非麦角系ドパミンD2受容体刺激薬で我が国における適応症はパーキンソン病のみであるが，ドパミンD3受容体刺激作用を持ち，海外ではうつ状態やアパシーに対する有効性も報告されている[18]。Möllerらは，パーキンソン病における本剤の有効性を二重盲験試験で検討し，パーキンソン病に伴う動機付けの欠如やうつ状態に有効であったと報告[19]している。ロピニロール（レキップ®）は非麦角系製剤でドパミンD2受容体系に選択的に作用する特性がある。前頭前野に病変を認めた重度のアパシー例で本剤により発話量とADLにおける自発性に著明な改善を認め，基底核と前頭前野の脳血流量が増

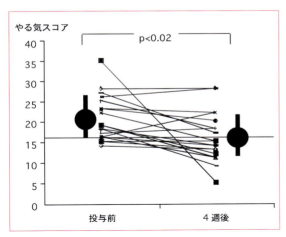

図1 脳血管性アパシーに対するアマンタジンの効果

アパシーの疑われた慢性期脳卒中患者20名（平均70.8歳）を対象として，アマンタジン100mg/日の投与前，4週間後に「やる気スコア」を用いて意欲低下の程度を評価した。

表2 反応群におけるやる気スコア下位項目の検討

	投与前スコア Mean(SD) n=11	2週後スコア Mean(SD) n=5	4週後スコア Mean(SD) n=11
陽性症状	14.0(3.2)	12.0(5.7)	10.6(4.8)
陰性症状	7.6(4.1)	2.8(2.8)*	3.0(2.3)**

*: $p<0.05$, **: $p<0.01$ as compared to first examination

加していたとする症例報告がみられる[20]．本剤は他の非麦角製剤と同様に脳梗塞に対しては保険適用外であり，特発性睡眠に対する注意が必要である．また興味深い報告として，Gorgoraptisら[21]は，アパシーと同様に脳卒中後リハビリテーションの阻害因子として頻度の高い半側空間無視の患者において，ドパミン受容体刺激薬であるロチゴチン貼付剤9mgの効果を二重盲検試験で確認した．この効果はドパミンD1受容体を介した前頭葉賦活による選択的注意の改善によるものであろうと報告している．今後VAに関しての検討が期待される．

③メチルフェニデート（リタリン®）およびモダフィニル（モディオダール®）

メチルフェニデート（リタリン®）は，従来うつ病およびナルコレプシーに対して適応のあったアンフェタミン作用を有する薬剤であり，Delbariらは理学療法に加えて，メチルフェニデート（MPH）and/or レボドパ（LD）による15日間の二重盲検試験結果を報告し，geriatric depression scaleによる評価で，MPH＋LD群で偽薬群に対して気分障害の改善を認めたと報告している[22]．我が国では，薬物乱用の問題からナルコレプシーに限って使用可能となった．同様にナルコレプシーに適応のある薬剤であるモダフィニル（モディオダール®）は，ドパミン再取り込み抑制作用によるドパミン系賦活作用やグルタミン酸系賦活作用によるGABA抑制が知られており，陶酔や快感を引き起こさないため乱用の可能性は低いとされている．選択的セロトニン再取り込み阻害薬（SSRI）で効果のみられなかった症例で本剤がアパシーの治療に有効であったとの報告がみられる[23]．

2）セロトニン（ノルアドレナリン）系

①フルボキサミン（ルボックス®，デプロメール®），パロキセチン（パキシル®）およびセルトラリン（ジェイゾロフト®）

これらの薬剤は，SSRIに分類され，従来の三環系抗うつ薬と効果がほぼ同等で副作用が少ないことから，我が国でも脳血管性うつ病も含めて幅広く使用されている．しかし，脳血管性うつ病の多くがアパシーを主体とする病態であることから，その効果は不十分であり，また，まれではあるがSSRIは副作用としてアパシーを誘発することがあるとの報告がある[24,25]．その病態の詳細は明らかでないが，SSRIにより脳内でセロトニンが増加する結果，ドパミンやアセチルコリン，ノルアドレナリンの減少が起こり前頭葉症候群が惹起されると推測されている．この作用は，用量依存性で，可逆的ではあるが，気づかれにくく注意が必要である[26]．この点からVAに対してSSRIを用いる場合には，うつ状態や不安症状を合併する症例で，特に罪業感や希死念慮などのうつ病の要素が強い症例に対しての慎重な投与が望ましい．

一方，脳卒中後アパシーの発症予防効果について，新しいSSRIであるエスシタロプラム（レクサプロ®）と問題解決療法の予防効果が，発症3ヵ月以内のうつを有さない脳卒中患者154名で偽薬に対して検討され，1年後の予後が報告された．その結果，偽薬群はエスシタロプラム群の3.47倍，問題解決療法（problem-solving therapy：PST）群の1.84倍の頻度でアパシーの発症がみられ，両者の予防効果が示された．本剤はアロステリック効果のため持続時間が長く，他のSSRIに比べより選択的にセロトニン系に働くためその特異な効果を示すと考えられる．心電図上のQT延長のある患者では禁忌とされる．

②デュロキセチン（サインバルタ®），ミルナシプラン（トレドミン®）

いずれも選択的セロトニン・ノルアドレナリン

再取り込み阻害薬（SNRI）に属する薬剤であり，ノルアドレナリントランスポーター阻害作用が比較的強く，意欲向上の効果も期待できる。デュロキセチンでは胃腸症状や肝障害に注意が必要であり，ミルナシプランではCYP阻害作用がないため他剤との併用も比較的安全であるが，男性での尿閉や血圧上昇に注意が必要である。

③ミルタザピン（リフレックス®，レメロン®）

本剤はシナプス前部のアドレナリンα2自己受容体を遮断し，セロトニン・ノルアドレナリン放出を促進する作用があり，ノルアドレナリン作動性特異的セロトニン作動性抗うつ薬（NaSSA）に分類される薬剤である。効果発現は早いが，眠気や体重増加に注意が必要である。私見ではあるが，前頭葉症状のみられた進行性核上性麻痺の症例で本剤の有効例を経験しており[27]，VAでも試みる価値のある薬剤である。

④その他の抗うつ薬

マプロチリン（ルジオミール®）は，神経終末へのカテコラミン取り込み阻害作用により，抗うつ効果を示す。四環系抗うつ薬としてその作用はやや弱いが，抗コリン系副作用は軽減されており，高齢者でも使用しやすい。またイミプラミン（トフラニール®）は，三環系抗うつ薬の代表であり，セロトニンおよびノルアドレナリンの神経終末への取り込み阻害作用により，強い抗うつ作用と意欲や気分の高揚化作用を有する。両剤はアパシーの治療に用いる場合は，うつ病の要素が強い症例に対しての投与が望ましい。

スルピリド（ドグマチール®）は，十二指腸潰瘍に対して用いられる抗潰瘍薬であるが，中枢性ドパミンD2受容体阻害作用により，抗うつ作用を有する。経験的にアパシーに対する効果も認められるが，長期投与によりパーキンソン症状の副作用が出現する場合があり，注意が必要である。

3）アセチルコリン系

アセチルコリン系の賦活薬剤として，コリンエステラーゼ阻害薬が挙げられる。ドネペジルを始めとするこの系統の薬剤は，アルツハイマー型認知症の治療薬として認可されているが，脳血管性認知症においても同様なアセチルコリン系の障害の関与が想定され，その効果が期待されてきた。実際，コクランデータベース解析では，NINDS/AIREN診断基準による1,219例の脳血管性認知症の患者を対象としたドネペジル5mgないし10mg投与の効果に関する二重盲験試験の結果より，評価項目により若干ばらつきはあるものの，その有効性は確認されており，より長期の検討が必要とされている[26]。メマンチンを含めたメタ解析の結果では，認知機能に対する効果はわずかで，臨床的にどのタイプに有効であるかの検討が必要と報告されている[28〜30]。

コリンエステラーゼ阻害薬であるリバスチグミンは，皮質下性血管性認知症の注意，遂行機能，アパシーなどの行動障害に有効であったとの報告がある[31]。脳血管性認知症の予備群での有効性の報告やコクランデータベース解析による報告もみられる[28〜30]。

4）その他

①ニセルゴリン（サアミオン®）

麦角アルカロイド誘導体であるニセルゴリン（サアミオン®）は，世界50ヵ国以上で脳血管障害の治療薬として使用されている薬剤であり，意欲低下や，抑うつ状態の改善に有用であるとされている[32]。自験例で脳梗塞後遺症患者のうち意欲低下が疑われた16名（平均年齢74.3歳）を対象として，ニセルゴリンを8週間継続投与し，意欲低下を「やる気スコア」にて評価した結果を図2に示す[33]。やる気スコアは，投与前23.5±5.2から

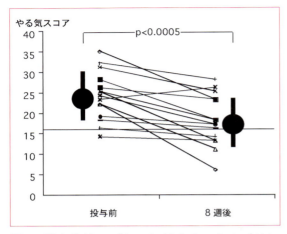

図2 脳血管性アパシーに対するニセルゴリンの効果

脳梗塞後遺症患者で意欲低下が疑われた16名（平均74.3歳）を対象として，ニセルゴリン（サアミオン®錠）5mgを1日3回ごと食後投与とし，8週間継続した。投与前および8週後に，意欲低下を「やる気スコア」にて評価した。

投与8週目には17.5±6.0と有意な減少が認められ，意欲低下の改善効果が定量的に確認された。その効果はアマンタジンに比較してマイルドではあるが，急性期を除けば年齢や病期によらず，安全に使用できることが確認された。本剤の持つ抗血小板作用や赤血球変形能の改善作用は脳梗塞の再発予防効果も期待でき，脳梗塞後遺症における基礎治療薬としての役割は重要と考えられる。

② シロスタゾール（プレタール®）

抗血小板薬として脳梗塞再発予防に使用されるが，本剤は神経保護蛋白の転写促進作用を有し，脳内ドパミンを上昇させることによるアパシーの改善効果が期待される[34]。

③ 釣藤散およびその他の漢方薬

釣藤散は，もともと中年以降または高血圧傾向のある慢性頭痛に対して用いられてきた。脳血管性認知症に対する二重盲験試験で本剤の有用性が検討され，会話の自発性，表情の乏しさ，計算力の低下，夜間せん妄，睡眠障害，幻覚・妄想などのアパシーを中核とすると考えられる精神症候の改善に優れていたと報告されている[35]。Yamaguchiら[36]は，脳血管障害後の認知機能低下に対して釣藤散を投与して，MMSE（mini mental state examination）スコアの有意な増加を認め，語想起テストでみた前頭葉の機能の改善が認められ，他覚的にも事象関連電位である target P3 でみた課題の情報処理速度の改善と novelty P3 でみた前頭連合野の機能改善が認められたことを報告している。これらの有用性の機序として，釣藤散のセロトニン受容体作動機能やドパミン放出作用，あるいは抗酸化作用が有効に作用する可能性が指摘されている。

その他の漢方薬として，黄連解毒湯，桂枝茯苓丸にも意欲障害の改善効果があることが報告されている[37]。

C 薬物療法以外の治療

脳卒中後遺症にみられる各種の精神症状のうちVAに代表される意欲や自発性の低下は，患者自身のQOLを低下させるだけでなく，リハビリテーションを含む回復過程における治療を困難にし[7]，それ自身が活動性の低下を意味することから，身体的および精神的に廃用症候群に至りやすい一面を持ち，長期予後にも影響する。リハビリテーションの導入にあたっては，意欲低下の多くはアパシーを基盤とする可能性があり，診察時の表情や態度，アパシーに関する病歴・観察所見からその存在を疑い，アパシーの評価法を用いて評価することの重要性が示唆されている[38]。

脳卒中後アパシーの発症予防効果について，エスシタロプラム（レクサプロ®）と並んで問題解決療法（PST）の予防効果が，報告されている[3]。

またSkidmoreら[39]は入院中の急性期脳梗塞患者に対し、戦略的訓練を実施することが対照群に対してアパシーの出現を有意に抑制したとの報告を行っている。Hamaら[40]は、237例の脳卒中患者におけるアパシーは機能的自立度評価法（functional independence measure：FIM）でみた回復過程に関連するのに対し、うつ状態の関与は認められなかったことを報告している。小林は[41]アパシーによる廃用症候群が脳血管性認知症の初期症状だけでなくその原因としても重要であることを指摘している。高齢者で認知機能低下を伴うと、環境因子の関与も大きく身体能力ではなく精神活動における廃用症候群（生活不活発病）としての一面も有し、心身機能の相互作用により、社会生活への参加が低下し、さらに悪循環に陥ることが指摘されている[42]。アパシーを有する患者の家族や介護者にとっても日常的なコミュケーションや人間関係、ケアの困難さにもつながり、施設入所の要因となる場合もある。また医療経済的にもこの徴候に注目することにより、医療費や介護費用の軽減効果についても期待されている[43]。

薬物療法以外のアプローチとして、まず人間関係を含む生活環境の整備や生活習慣の確立、デイケアなどを利用した社会参加などの早期かつ定期的な介入が重要と考えられる。また個人個人の生きがい（身近な目標設定）の創出や受容と固執[44]なども配慮される必要があり、たとえば入院中の患者では、自宅への退院は非常に重要な目標となり得るため、適切な時期での退院という目標提示は意欲の改善に効果がみられる。リハビリテーションの場面では、運動療法だけでなく、患者本人が興味や関心を持って取り組める趣味活動（心理的作業療法）や認知リハビリテーションにおける心理療法や音楽療法などの効果が期待される。

脳血管障害後のアパシーに注目することにより、早期からの介入が可能となり、さらなる機能低下や認知症の発症という悪循環からの脱却が期待できると考えられる。

まとめ

VAの治療について、脳血管障害としての再発予防、神経伝達物質別のアプローチ、薬物療法以外の治療に関して概説した。アパシーの重要性が認識され、その病態は少しずつ解明されつつあるが、治療的な面での進歩はまだ緒についたばかりであり、今後のエビデンスレベルの高い検討が期待される。

文献

1) Marin RS：Apathy：a neuropsychiatric syndrome. J Neuropsychiatry Clin Neurosci. 3：243-254, 1991.
2) 岡田和悟、山口修平：脳卒中後リハビリテーションの新しい展開　うつ、アパシー．総合リハ．39：1165-1170, 2011.
3) Mikami K, Jorge RE, Moser DJ, et al.：Incident apathy during the first year after stroke and its effect on physical and cognitive recovery. Am J Geriatr Psychiatry. 21：848-854, 2013.
4) Harris AL, Elder J, Schiff ND, et al.：Post-stroke apathy and hypersomnia lead to worse outcomes from acute rehabilitation. Transl Stroke Res. 5：292-300, 2014.
5) Caeiro L, Ferro JM, Costa J：Apathy secondary to stroke：a systematic review and meta-analysis. Cerebrovasc Dis. 35：23-39, 2013.
6) van Dalen JW, Moll van Charante EP, Nederkoorn PJ, et al.：Poststroke apathy. Stroke. 44：851-860, 2013.
7) 岡田和悟、小林祥泰：高齢者の日常診療における意欲低下／無感動（apathy）の評価．鳥羽研二 編：日常診療に活かす老年病ガイドブック7 高齢者への包括的アプローチとリハビリテーション．メジカルビュー社、東京、pp. 106-111, 2006.
8) 日本高血圧学会高血圧治療ガイドライン作成委員

会編：高血圧治療ガイドライン2014．第6章臓器障害を合併する高血圧1．脳血管障害．日本高血圧学会，pp. 58-63，2014．

9）日本脳卒中学会脳卒中ガイドライン委員会 編：脳卒中治療ガイドライン2015．脳梗塞再発予防ほか．協和企画，東京，pp. 88-137，2015．

10）Clarke DE, Ko JY, Kuhl EA, et al.：Are the available apathy measures reliable and valid? A review of the psychometric evidence. J Psychosom Res. 70：73-97, 2011

11）Robert P, Onyike CU, Leentjens AF, et al.：Proposed diagnostic criteria for apathy in Alzheimer's disease and other neuropsychiatric disorders. Eur Psychiatry. 24：98-104, 2009.

12）Cosin C, Sibon I, Poli M, et al.：Circadian sleep/wake rhythm abnormalities as a risk factor of a poststroke apathy. Int J Stroke. 10：710-715, 2015.

13）Levy R, Dubois B：Apathy and the functional anatomy of the prefrontal cortex-basal ganglia circuits. Cereb Cortex. 16：916-928, 2006.

14）Sami MB, Faruqui R：The effectiveness of dopamine agonists for treatment of neuropsychiatric symptoms post brain injury and stroke. Acta Neuropsychiatr. 27：317-326, 2015.

15）Blundo C, Gerace C：Dopamine agonists can improve pure apathy associated with lesions of the prefrontal-basal ganglia functional system. Neurol Sci. 36：1197-1201, 2015.

16）Oguro H, Kadota K, Ishihara M, et al.：Efficacy of Pramipexole for Treatment of Apathy in Parkinson's Disease. Int J Clini Med. 5：885-889, 2014.

17）Campbell JJ, Duffy JD：Treatment strategies in amotivated patients. Psychiatr Ann. 27：44-49, 1997.

18）Goldberg JF, Burdick KE, Endick CJ：Preliminary randomized, double-blind, placebo-controlled trial of pramipexole added to mood stabilizers for treatment-resistant bipolar depression. Am J Psychiatry. 161：564-566, 2004.

19）Möller JC, Oertel WH, Köster J, et al.：Long-term efficacy and safety of pramipexole in advanced Parkinson's disease：results from a European multicenter trial. Movement Disorders. 20：602-610, 2005.

20）Kohno N, Abe S, Toyoda G, et al.：Successful treatment of post-stroke apathy by the dopamine receptor agonist ropinirole. J Clin Neurosci. 17：804-806, 2010.

21）Gorgoraptis N, Mah YH, Machner B, et al.：The effects of the dopamine agonist rotigotine on hemispatial neglect following stroke. Brain. 135：2478-2491, 2012.

22）Delbari A, Salman-Roghani R, Lokk J：Effect of methylphenidate and/or levodopa combined with physiotherapy on mood and cognition after stroke：a randomized, double-blind, placebo-controlled trial. Eur Neurol. 66：7-13, 2011.

23）Padala PR, Burke WJ, Bhatia SC：Modafinil therapy for apathy in an elderly patient. Ann Pharmacother. 41：346-349, 2007.

24）Barnhart WJ, Makela EH, Latocha MJ：SSRI-induced apathy syndrome：a clinical review. J Psy-chiatr Pract. 10：196-199, 2004.

25）Wongpakaran N, Van Reekum R, Wongpakaran T, et al.：Selective serotonin reuptake inhibitor use associates with apathy among depressed elderly：a case-control study. Ann Gen Psychiatry. 6：7, 2007.

26）Malouf R, Birks J：Donepezil for vascular cognitive impairment. Cochrane Database Syst Rev. 1：CD004395, 2014.

27）岡田和悟，青山淳夫，高吉宏幸，他：前頭葉性認知症にて発症し，mirtazapine投与により，前頭葉症状と歩行障害に改善を認めた進行性核上性麻痺と考えられる1例．神経治療学．29；53-57, 2012.

28）Kavirajan H, Schneider LS：Efficacy and adverse effects of cholinesterase inhibitors and memantine in vascular dementia：a meta-analysis of randomised controlled trials. Lancet Neurol. 6：782-792, 2007.

29）Birks J, McGuinness B, Craig D：Rivastigmine for vascular cognitive impairment. Cochrane Database Syst Rev. 5：CD004744, 2013.

30）Narasimhalu K, Effendy S, Sim CH, et al.：A randomized controlled trial of rivastigmine in patients

with cognitive impairment no dementia because of cerebrovascular disease. Acta Neurol Scand. 121：217-224, 2010.
31) Román GC：Rivastigmine for subcortical vascular dementia. Expert Rev Neurother. 5：309-313, 2005.
32) 大友英一，平井俊策，長谷川和夫，他：TA-079（ニセルゴリン）の脳血管障害に対する多施設二重盲検法による臨床評価．臨床評価．14：575-602, 1986.
33) 岡田和悟，梅枝伸行，山口拓也，他：ラクナ梗塞に伴う意欲低下に対するニセルゴリン（サアミオン®）の臨床効果〜やる気スコアによる検討〜．Pharma Medi. 24（12）：129-134, 2006.
34) 豊田元哉，雑賀玲子，青山淳夫，他：脳梗塞後のアパシーに対するシロスタゾールの効果．脳卒中．33：182-184, 2011.
35) Terasawa K, Shimada Y, Kita T, et al.：Choto-san in the treatment of vascular dementia：a double-blind, placebo-controlled study. Phytomedicine. 4：15-22, 1997.
36) Yamaguchi S, Matsubara M, Kobayashi S：Event-related brain potential changes after Choto-san administration in stroke patients with mild cognitive impairments. Psychopharmacology（Berl）. 171：241-249, 2004.
37) 神尾正巳：脳血管障害後遺症—血管性痴呆・抑うつ状態・アパシー．漢方と最新治療．13：241-246, 2004.
38) 蜂須賀研二：リハビリテーション医療におけるアパシーとその対策．高次脳機能研究．34：184-192, 2014.
39) Skidmore ER, Whyte EM, Butters MA, et al.：Strategy Training During Inpatient Rehabilitation May Prevent Apathy Symptoms After Acute Stroke. PM R. 7：562-570, 2015.
40) Hama S, Yamashita H, Shigenobu M, et al.：Depression or apathy and functional recovery after stroke. Int J Geriatr Psychiatry. 22：1046-1051, 2007.
41) 小林祥泰：血管性認知症のリスクと早期診断．認知症の予防と治療．長寿科学財団，pp. 147-154, 2007.
42) 大川弥生：生活不活発病（廃用症候群）の予防．認知症の予防と治療，長寿科学財団，pp. 49-60, 2007.
43) 平井俊策：脳梗塞慢性期の治療．脳梗塞慢性期診断マニュアル．ヴァン メディカル，東京, pp. 53-72, 2002.
44) Hama S, Yamashita H, Kato T, et al.：'Insistence on recovery' as a positive prognostic factor in Japanese stroke patients. Psychiatry Clin Neurosci. 62：386-395, 2008.

② アルツハイマー型認知症における アパシー（意欲障害）の治療

おぐる医院　小畔美弥子
西宮協立脳神経外科病院　立花久大

　アルツハイマー型認知症（AD）では認知障害の他にアパシー，不安・焦燥，幻覚・妄想や興奮などさまざまな精神症状がみられるが，中でもアパシーは，AD患者の70％以上に認められるとされ[1,2]，もっとも普通にみられる症状である（表1）。

　ここではADのアパシーに対して効果が認められている治療につき，薬物療法と非薬物療法に分けて述べる。

表1　AD患者におけるMMSEで測定した認知症の程度と行動異常の割合

行動異常	軽度（%）(n=17)	中等度（%）(n=20)	高度（%）(n=13)	総計（%）(n=50)
妄想	12	25	31	22
幻覚	12	15	8	10
焦燥	47	55	85	60
不機嫌	12	45	62	38
不安	24	65	54	48
多幸症	18	0	8	6
アパシー	47	80	92	72
脱抑制	35	40	31	36
イライラ	35	40	54	42
逸脱運動行動	12	30	84	38

ミニメンタルステート検査（MMSE）スコア：
軽度21〜30，中等度11〜20，高度0〜10

A　薬物療法

1）コリンエステラーゼ阻害薬

　現在，ADの治療薬としてもっとも使われているのが，コリンエステラーゼ阻害薬（cholinesterase inhibitors：ChE-I）である。表2におもなChE-Iの特性を示す[3]。我が国では塩酸ドネペジル，リバスチグミン，ガランタミンなどが使用されている。ADでは前脳基底核が著明に萎縮し[3]，そのコリン性ニューロンが健常者の3分の1以下に減少しているとされる。ここから大脳皮質や海馬に投射しているコリン作動性ニューロンの変性が，ADの認知障害の一因となっているとするADアセチルコリン説が広く受け入れられている。また，アセチルコリン欠乏は，ADの行動・心理学的症状（behavioral and psychological symptoms of dementia：BPSD）にも影響していると考えられる。行動変化は重度のコリン欠乏を認めたAD患者において，より著明である[4]。ChE-Iはアセチルコリンの分解を抑制し，見かけ上シナプス間隙でのアセチルコリンの濃度を上昇させる作用があり，活動性の上昇，情動の安定化などが期待でき，アパシーの改善に効果が認められている[4,5]。表3にAD患者に対するChE-Iの効果を行動指標を用いて検討したおもな治験結

表2 ChE-Iの特徴

	ドネペジル	リバスチグミン	ガランタミン
分類	ピペリジン	カルバメート	第三級アルカロイド/フェニルケトン誘導体
作用メカニズム	可逆的 AChE	偽非可逆的 AChE/BuChE	可逆的AChE阻害薬，ニコチン受容体のアロステリックモジュレーター
薬物動態 　最高血中濃度 　蛋白結合 　半減期	3～5時間 96% 70～80時間	30分～2時間 40% 10時間	30～60分 0 5～7時間
代謝	P-450 アイソザイム	エステラーゼによる加水分解	P-450 アイソザイム
1日の投与量（mg） 投与回数	5～10 1回/日	3～12 2回/日	8～24 4回/日

AchE：acetylcholinesterase, BuChE：butyrylcholinesterase

表3 ChE-IによるAD治療評価に行動指標が用いられたおもな臨床治験

薬剤名	報告者	治験デザイン	評価方法	結果
ドネペジル	Mega et al.[6] 1999	二重盲検	NPI	反応良好群ではアパシー改善
	Cummings et al.[4] 2000	オープンラベル	revised memory and behavior problems checklist	アジテーション，攻撃的な行動で効果あり
	Winblad et al.[7] 2001	二重盲検	GBS scale/NPI	totalスコアで差なし
	Tariot et al.[8] 2001	〃	NPI-NH	アパシー差なし totalスコアで差なし アジテーションで差あり
	Feldman et al.[9] 2001	〃	NPI	アパシーで効果
リバスチグミン	Rösler et al.[10] 1999	二重盲検	CIBIC-Plus behavioral domain	totalスコアで差あり
	Dartigues et al.[11] 2002	オープンラベル	NPI	アパシーで改善
	Cummings et al.[12] 2005	オープンラベル	NPI-NH	totalスコア改善 アパシー改善
ガランタミン	Tariot et al.[13] 2000	二重盲検	NPI	差なし
	Rockwood et al.[14] 2001	〃	NPI	行動症状に差なし（認知機能，ADL改善）
	Erkinjuntti et al.[15] 2002	〃	NPI	アパシー，不安で差あり

CIBIC-Plus：clinician's interview-based impression of change-plus
GBS：gottfries-brane steen (a global assessment for rating dementia symptoms)
NPI：neuropsychiatric inventory
NPI-NH：NPI-nursing home version

果を示す[4,6~15]。

①ドネペジル（Donepezil）

ドネペジルは，ピペリジン誘導体構造を有し，アセチルコリンエステラーゼ（acetylcholinesterase：AChE）を可逆的に阻害する作用がある。ドネペジルについては，神経精神機能の改善，とりわけアパシーを改善するというエビデンスが増加しつつある[16,17]。

Gauthierら[18]は中等～高度（ミニメンタルステート検査［MMSE］スコア5～17）のAD患者について，6ヵ月間ドネペジル（24週まで5mg，以後は医師の判断により10mg）を投与し，すべての神経精神症状が改善され，特にアパシー，うつ，不安はプラセボ群に比し統計的に有意に減少したと報告している。中等度（MMSEスコア10～17）ADの患者についての分析においても，neuropsychiatric inventory：NPI（幻覚，妄想，焦燥/攻撃性，うつ/不機嫌，不安など12項目の精神神経症状の評価尺度で，アパシー/無関心についての評価も含む）による評価を行ったところ，アパシー，妄想と逸脱運動行動の有意な低下を示し，アパシーについて一貫した利益をもたらすことを示した（図）。Feldmanら[9]もAD（MMSEスコア12）へのドネペジル投与6ヵ月間の二重盲検対照試験においてアパシー，不安，うつで有意な改善を認めている。Megaら[6]のオープンラベルの後向き研究では，アパシー，不安，興奮，妄想，うつなどの精神症状を多く有し，治療前に高度の症状を呈している患者は，ドネペジルに対し反応しやすい可能性があると報告している。さら

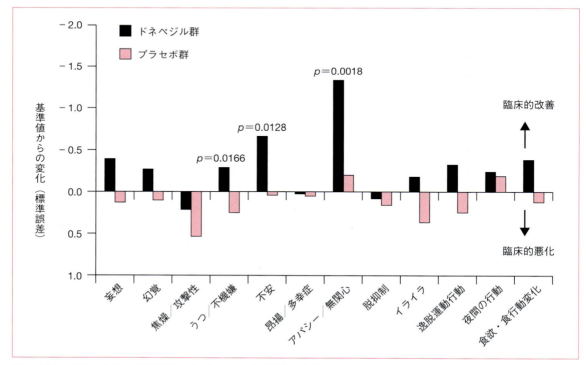

図　ドネペジル治療24週間後におけるNPI各項目の変化
プラセボ群に比しドネペジル群ではアパシー／無関心の項目が有意に減少している。
(Gauthier S, et al.；Donepezil MSAD Study Investigators Group：Int Psychogeriatr. 14：389-404, 2002.[18] より引用)

に反応良好群では、アパシーや逸脱運動行動が治療前に比し有意に改善したとしている。

我が国ではHommaら[19]が、軽～中等度のADに対して、ドネペジルが日常生活機能（ADL）や精神機能の改善に有効であることを示している。

我が国での用法・用量は、塩酸ドネペジルとして1日1回3mgから開始し1～2週後に5mgに増量する。高度ADには5mgで4週間以上経過後、10mgに増量が可能となっている。

②ガランタミン（Galantamine）

ガランタミンは海外では約70カ国で市販され、我が国では2011年より販売開始されている。もともとヒガンバナ科の植物から抽出された天然成分であるが、現在欧米で販売されているものは合成による。ガランタミンのAChE阻害作用は他の阻害薬に比べて弱く、in vivoではドネペジルの4分の1程度と報告されている。ガランタミンの特徴はAChE阻害作用に加えて、ニコチン性アセチルコリン受容体（nAChR）への刺激作用を併せ持つということである[14]。ガランタミンはAChの結合部位とは別の部位に結合し、nAChRを賦活してノルエピネフリン、グルタミン酸、GABAなどの神経伝達物質の遊離を促進し、さらに神経保護作用も有する。

ガランタミンは軽～中等度のAD患者の神経精神症状を改善するが、アパシーに対する効果は明らかになっていない[14,18]。しかし、脳卒中を伴う軽～中等度AD（MMSEスコア10～25）を対象とした、6ヵ月間の二重盲検無作為比較試験で、ガランタミンを1日24mg投与した検討では、神経精神症状の有意義な減少が認められた。特にアパシーと不安は治療前基準値に比し、ガランタミン投与群で明らかに改善したと報告されている[15]。

③リバスチグミン（Rivastigmine）

1997年以降、AD治療薬として70カ国以上で使用されており、またパーキンソン病に伴う認知症に対しての適用も欧米で承認されている。

同製剤について、ADに対する初の経皮吸収型製剤（パッチ剤）が2011年より販売開始されている。皮質および海馬のChE活動の90％はAChEであり、残り10％がブチリルコリンエステラーゼ（butyrylcholinesterase：BuChE）であるが、リバスチグミンはドネペジル、ガランタミンと異なり、AChEだけでなくBuChEも阻害する。軽～中等度のAD（平均MMSEスコア18.6）において、リバスチグミンの神経精神症状に対する効果を調べたところ、治療群にはアパシー、イライラしやすさ、妄想、不安の著明な改善がみられたという[11]。またCummingsら[12]もナーシングホームにおける中等～高度のAD疑い患者において、26週間のリバスチグミン投与のオープンラベル治験を行い、NPI-NH（NPI-nursing home version）スコアで、アパシーや幻覚・妄想、焦燥感などの有意な改善を認めたと報告している。

McKeithら[20]も、ADと多くの病理生理学的共通性を持つレビー小体型認知症（dementia with Lewy bodies：DLB）患者においても、リバスチグミンはアパシーや幻覚・妄想、不安感などの項目で著明な改善を示したと報告している。

④その他のChE-Ⅰ

メトリフォネートは長時間、不可逆型ChE-Ⅰで、もともとは住血吸虫症の治療に用いられていた。投与群はプラセボ群に比しNPI総得点と幻覚やアパシーの項目で統計的に有意な差を示した[3]。

タクリンはAD治療薬として欧米で最初に認可されたChE-Ⅰである。アパシー、不安、幻覚、脱抑制、逸脱運動行動、日常生活活動などの改善に効果がみられた[3]。しかしながら40％もの高率の肝障害の副作用がみられたため普及しなかった[5]。

⑤ ChE-I についてのまとめ

ChE-I のアパシーに対する治療は有望であり，ドネペジルはすべてのレベルの AD 患者のアパシーを軽減させ得る可能性がある。ガランタミンは認知症のアパシーに対して効果があるかもしれないが，その有益性を明確にするためには，さらなる研究が必要である。また ChE-I（ドネペジル，リバスチグミン，ガランタミン）を治療薬に用いたメタ分析の結果では，ChE-I が欧米人よりも日本人において有用性が高かったという[21]。

2) NMDA受容体拮抗薬：メマンチン(Memantine)

メマンチンは ChE-I とは作用機序が異なり，グルタミン酸受容体の一種である N-methyl-D-asparate（NMDA）受容体の非競合的阻害薬である。欧米では早くから臨床使用されており，我が国でも2011年より販売されている。

グルタミン作動性神経系は，脳で主要な興奮性の神経伝達を担っており，多くの重要な機能を果たしている。しかしグルタミン酸による過度の興奮は神経細胞の障害を誘発し，AD の病態にはグルタミン酸による神経細胞の障害も関与しているものと考えられている。NMDA受容体拮抗薬メマンチンは神経細胞の過度の興奮を抑え，必要なシグナルのみを伝達させ，神経細胞保護効果を示すと考えられている。

メマンチンは2003年，中等～高度の AD に対して米国 FDA から認可されており，ドネペジルとの併用は認知機能，ADL において相加効果がみられた[22]。中等～高度の AD でも，軽～中等度 AD でもメマンチン群は NPI による評価で，悪化が有意に抑えられた[23]。

3) 精神刺激薬（psychostimulants）

メチルフェニデートとデキストロアンフェタミン（d-amphetamine）は，いくつかの研究でアパシーを改善した[2,24]。しかし効果の程度や持続期間について，さらなる研究が続いている。精神刺激薬による治療効果は短期であり，焦燥感やイライラしやすさを患者に起こしかねず，アパシーに関する有益さを，不利益の方が上回ってしまう可能性がある[17]。そのため AD のアパシー治療に精神刺激薬を使うことについてはさらに詳しい研究が必要である。我が国では精神刺激薬を AD に対して使うことは認められていない。

4) ドパミン作動薬

アマンタジン，ブロモクリプチンが AD のアパシーに有効であると示唆されている[2,24]。アマンタジンは1日300～900mg，またブロモクリプチンは1日10～120mg投与で検討されているが，いずれも対象が少数であり今後の研究が必要である。

B 非薬物療法

AD では認知機能の低下に伴って，自発的な行動がうまくいかなくなる。行動の失敗は達成感を奪い，自己効力感を低下させる。必要以上の援助は患者の依存性を高める。このような自発行動の失敗，自己効力感の低下，依存性の増加はアパシーを生じさせやすいと考えられる。対応として，生活環境を整え，生活を規則的にして余計な緊張を軽減する。楽しめる集団活動の場を増やし，社会参加の機会を提供する。患者の能力に合わせた課題や促しを提示したり，注目や認めを細やかに提供したりして，成功感を十分に経験させるなどのアプローチが考えられる[25]。

ここでは①行動療法，②回想法，③音楽療法，④対人関係療法について取り上げる。

1）行動療法

行動療法は「動機付け」についての理論的根拠を持ち，軽度のADはもちろん，他の精神療法では対応困難と考えられる重度の認知症においても使用可能な治療法である。しかし，行動療法をADのアパシーに対して用いた研究報告は，今までのところ数少ない。

ADにみられる自発性の低下に対して，小野寺[26]は行動分析を用いて，新たな役割行動を獲得し習慣化させることを試みた。すなわち，患者が自立して行った活動には賞賛の声かけをして強化し，自立して行えなかった行動にはプロンプト（声かけ，模倣，介助による誘導）を行い，しだいに援助を取り去っていくフェイディング技法を用いて，自立行動の増加と持続という結果を得ている。

2）回想法

高齢者の回想は，高齢者に共通する心的過程であるとの考えから提唱された。個人で行う方法と数人のグループで行うものがあり，多くは後者である。

回想法では，戦争やオリンピックなどの歴史的出来事や，社会・生活・文化的経験，学校時代の思い出，職業，家族，趣味などを想起させて話題とし，社会的相互作用を改善し，個人の残された認知機能を引き出そうとする。言語刺激だけでなく，写真，ビデオ，音楽なども用いられる。ADでは手続き記憶は残存しやすいため，昔から慣れ親しんだ作業でもよい。回想法は特定の心理・行動障害を対象としているわけではないが，軽～中等度認知症の参加者間に，有意味な会話が増加したという。また，機能の全体的な改善効果と中等度認知症患者の抑うつへの改善効果が示唆されている[27]。

遠藤[28]は，たとえば「漬物を漬ける」などのテーマに沿って作業回想法やテレビ回想法を試み，その効果について会話量の増加，社会性・社交性の改善，抑うつ症状の改善などがみられたと報告している。

3）音楽療法

音楽療法と呼ばれる活動内容は幅広い。懐かしい歌を聴くことやカラオケ，楽器の演奏などが挙げられる。重度AD患者に対して好みの音楽を流して聞かせたところ，攻撃性・気分の改善がみられたという[27]。

4）対人関係療法

高齢者に対する力動的心理療法の利益の評価研究は比較的乏しいが，ADの早期段階の患者に対する精神力動的対人関係療法に基づく短期心理介入の研究[29]では，患者の自信回復，不安の克服などに効果がみられ，意欲行動面での改善があったという。

5）非薬物療法のまとめ

種々の非薬物療法がADの認知機能障害やBPSDの軽減や改善に役立つとされる。中でもADのアパシーの改善に有効である可能性のあるものとして，行動療法，回想法，音楽療法，対人関係療法などが挙げられる。

我が国においては，斎藤[30]が，認知症に対する非薬物療法に関する論文について総括しているが，用いられた介入方法は複合プログラム・デイケア・回想法・音楽療法・美術療法・運動療法などで，評価方法としてはMMSEを使ったものが多かったという。

非薬物療法は実践的とされるが，一方，その有効性に関して実証的な報告が不十分である。すな

わち，研究の場の統制，介入方法の統制，効果評価の尺度など多くの課題があると指摘されている．

まとめ

アパシーはAD患者およびその家族にとって，その頻度，影響度からいって重要な症状である．しかし，今まではADの認知機能面，あるいは興奮や幻覚・妄想，問題行動の改善が優先されており，アパシーをおもな標的症状として治療効果をみた研究は，各薬物療法に関してもいまだ数少なく，非薬物療法に関する研究に至ってはほとんどない．効果判定の評価法の改良と適切な実験デザインによって，今後，各治療法のADのアパシーに対する効果についてのエビデンスの蓄積が期待される．

文　献

1) Mega MS, Cummings JL, Fiorello T, et al.：The spectrum of behavioral changes in Alzheimer's disease. Neurology. 46：130-135, 1996.
2) Landes AM, Sperry SD, Strauss ME, et al.：Apathy in Al-zheimer's disease. J Am Geriatr Soc. 49：1700-1707, 2001.
3) Wynn ZJ, Cummings JL：Cholinesterase inhibitor therapies and neuropsychiatric manifestations of Alzheimer's disease. Dement Geriat Cogn Disord. 17：100-108, 2004.
4) Cummings JL：Cholinesterase inhibitors：A new class of psychotropic compounds. Am J Psychiatry. 157：4-15, 2000.
5) Levy ML, Cummings JL, Kahn-Rose R：Neuropsychiatric symptoms and cholinergic therapy for Alzheimer's disease. Gerontology. 45：15-22, 1999.
6) Mega MS, Masterman DM, O'Connor SM, et al.：The spectrum of behavioral responses to cholinesterase inhibitor therapy in Alzheimer disease. Arch Neurol. 56：1388-1393, 1999.
7) Winblad B, Engedal K, Soininen H, et al.；Donepezil Nordic Study Group：A 1-year, randomized, placebo-controlled study of donepezil in patients with mild to moderate AD. Neurology. 57：489-495, 2001.
8) Tariot PN, Cummings JL, Katz IR, et al.：A randomized, double-blind, placebo-controlled study of the efficacy and safety of donepezil in patients with Alzheimer's disease in the nursing home setting. J Am Geriatr Soc. 49：1590-1559, 2001.
9) Feldman H, Gauthier S, Hecker J, et al.；Donepezil MSAD Study Investigators Group：A 24-week, randomized, double-blind study of donepezil in moderate to severe Alzheimer's disease. Neurology. 57：613-620, 2001.
10) Rösler M, Anand R, Cicin-Sain A, et al.：Efficacy and safety of rivastigmine in patients with Alzheimer's disease：international randomised controlled trial. BMJ. 318：633-638, 1999.
11) Dartigues JF, Goulley F, Bourdeix I, et al.：Rivastigmine in current clinical practice in patients with mild to moderate Alzheimer's disease. Rev Neurol（Paris）. 158：807-812, 2002.
12) Cummings JL, Koumaras B, Chen M, et al.；Rivastigmine Nursing Home Study Team：Effects of rivastigmine treatment on the neuropsychiatric and behavioral disturbances of nursing home residents with moderate to severe probable Alzheimer's disease：a 26-week, multicenter, open-label study. Am J Geriatr Pharmacother. 3：137-148, 2005.
13) Tariot PN, Solomon PR, Morris JC, et al.：A 5-month, randomized, placebo-controlled trial of galantamine in AD. The Galantamine USA-10 Study Group. Neurology. 54：2269-2276, 2000.
14) Rockwood K, Mintzer J, Truyen L, et al.：Effects of a flexible galantamine dose in Alzheimer's disease：a randomised, controlled trial. J Neurol Neurosurg Psychiatry. 71：589-595, 2001.
15) Erkinjuntti T, Kurz A, Gauthier S, et al.：Efficacy of galantamine in probable vascular dementia and Alzheimer's disease combined with cerebrovascular

disease: a randomised trial. Lancet. 359: 1283-1290, 2002.
16) Rogers SL, Doody RS, Mohs RC, et al.: Donepezil improves cognition and global function in Alzheimer disease: a 15-week, double-blind, placebo-controlled study. Donepezil Study Group. Arch Intern Med. 158: 1021-1031, 1998.
17) Boyle PA, Malloy PF: Treating apathy in Alzheimer's disease. Dement Geriatr Cogn Disord. 17: 91-99, 2004.
18) Gauthier S, Feldman H, Hecker J, et al.; Donepezil MSAD Study Investigators Group: Efficacy of donepezil on behavioral symptoms in patients with moderate to severe Alzheimer's disease. Int Psychogeriatr. 14: 389-404, 2002.
19) Homma A, Takeda M, Imai Y, et al.: Clinical efficacy and safety of donepezil on cognitive and global function in patients with Alzheimer's disease: A 24-week, multicenter, double-blind, placebo-controlled study in Japan. E2020 Study Group. Dement Geriatr Cogn Disord. 11: 299-313, 2000.
20) McKeith I, Del Ser T, Spano P, et al.: Efficacy of rivastigmine in dementia with Lewy bodies: a randomised, double-blind, placebo-controlled international study. Lancet. 356: 2031-2036, 2000.
21) Lanctôt KL, Herrmann N, Yau KK, et al.: Efficacy and safety of cholinesterase inhibitors in Alzheimer's disease: a meta-analysis. CMAJ. 169: 557-564, 2003.
22) Tariot PN, Farlow MR, Grossberg GT, et al.; Memantine Study Group: Memantine treatment in patients with moderate to severe Alzheimer disease already receiving donepezil: a randomized controlled trial. JAMA. 291: 317-324, 2004.
23) McShane R, Areosa Sastre A, Minakaran N: Memantine for dementia. Cochrane Database Syst Rev. 2: CD003154, 2006.
24) van Reekum R, Stuss DT, Ostrander L: Apathy: why care? J Neuropsychiatry Clin Neurosci. 17: 7-19, 2005.
25) 坂爪一幸：認知行動療法 2) 問題別治療介入技法. 老年精神医学雑誌. 18: 893-901, 2007.
26) 小野寺敦志：認知症高齢者に対する生活支援の試み 応用行動分析学的視点を用いた役割行動の再構築. 日本大学大学院総合社会情報研究科紀要. 6: 291-302, 2005.
27) 三浦久幸, 金山由美子, 志村ゆず, 他：音楽療法, 回想法, その他. Current Therapy. 24: 269-272, 2006.
28) 遠藤英俊：新しい回想法. 分子精神医学. 3: 71-76, 2003.
29) Brierley E, Guthrie E, Busby C, et al.: Psychodynamic Interpersonal Therapy for Early Alzheimer's Disease. Br J Psychother. 19: 435-446, 2003.
30) 斎藤正彦：認知症における非薬物療法研究の課題と展望. 老年精神医学雑誌. 17: 711-717, 2006.

3 パーキンソン病における アパシー（意欲障害）の治療

獨協医科大学神経内科・宇都宮中央病院神経内科　加治芳明
獨協医科大学神経内科　平田幸一

　パーキンソン病（PD）は運動症状を中核とする変性疾患であるが，同時に非運動系の症状を伴いやすいことが知られており，特に全体の約40％にみられるアパシー[1]は患者のQOLや介護負担に悪影響を与える大きな要因の1つとされている[2]。一方適切な対処方法については確立されているとは言い難い。実際，アパシーそのものの治療効果を検討した臨床試験は非常に数が少なく，うつや類似した病態であるanhedoniaの治療効果を検討した臨床試験は数では上回るがそのほとんどがオープン試験であり，専門家の見解により治療方法も異なる。

　このような現状からここで，PDにおけるアパシーの治療方法について，エビデンスの確立された適切な方法を述べることは困難ではあるが，各臨床試験結果や症例報告，さらに獨協医科大学病院（以下，当院）で経験した症例も踏まえながら現時点で可能な範囲の概説を試みる。

A PDに伴う気分障害に対する治療

　冒頭でも述べた通り，PDに伴うアパシーに対する治療効果の検討は国内外とも非常に少なく，2011年「パーキンソン病治療ガイドライン」[3]にもうつ状態に対しては各種の抗うつ薬の記載があるものの，アパシーに対して現時点ではエビデンスの確立された治療薬は存在しない。まずPD自体の治療が適切であるか評価を行う必要があり，仮にドパミン欠乏状態に起因することが強く疑われる場合（たとえばoff期のみにアパシーが出現する場合）はドパミン療法の調整にてある程度改善する可能性がある。特にドパミンアゴニストのプラミペキソールなどにはうつや意欲低下に対し改善効果が報告されている。しかし前述のように，大半がオープン試験で，専門家の見解により治療方法が異なるのが現状であり，逆に運動症状が十分にコントロールされている上での新たなドパミン療法の追加は下腿浮腫，日中の眠気，心臓弁膜症，精神症状，ジスキネジアなどの副作用を誘発する危険性もあり注意を要する。以下に療法別にまとめる。

1）ドパミン療法

　PDにおけるアパシーやanhedoniaは中脳—前頭葉皮質のドパミン投射系の障害による動機付けの障害が中心的な役割を果たすという，皮質下認知症の一症状という側面があり[4]，この側面に立脚すれば，治療薬はドパミン療法が第一選択といえる。特にドパミンアゴニストであるプラミペキソール，ペルゴリド，ロピニロールに効果がある

という報告が散見される[5]。その中でも特にプラミペキソールは運動系にかかわる黒質線条体D2受容体のみならず，D3受容体に対する刺激作用が知られている。D3受容体は中脳—前頭葉皮質ドパミン投射系における中脳腹側から側坐核，扁桃体に至る中脳辺縁系経路に広く分布しており，情動と関係したこれらの部位におけるプラミペキソールのD3賦活作用がアパシーやanhedoniaの改善につながると推測される[6]。特にanhedoniaに対して比較的大規模なオープン試験の報告がいくつかあり，Reichmannら[7]はanhedoniaが認められた135例の，またLemkeら[8]はanhedoniaが認められた286名のPD患者に対しプラミペキソールを投与し，いずれも運動症状に加えanhedoniaも有意に改善したと報告している。さらに2010年，Baroneら[6]による報告はランダム化二重盲検方式で行なわれておりエビデンスレベルも高い。

またMAO-B阻害薬のセレギリンもPDに伴う意欲低下やうつに効果があるとの報告が以前から散見され，特に海外におけるPD患者のうつ症状のアルゴリズムにおいて，自殺念慮がない程度であれば第一選択薬としてセレギリンを用いることが推奨されている[9]。MAO-Bを阻害し，脳内ドパミンを有効利用するというのがセレギリンの主たる作用であるが，それとは別に脳内フェニルエチルアミン（phenylethylamine：PEA）を増強する作用も知られている[10]。PEAはドパミン，ノルアドレナリン，セロトニンの放出を増強する作用を持ち[11]，その結果うつのみならずアパシーへの効果も期待される[12,13]。またセレギリンは単剤使用が基本のドパミンアゴニストと異なり，それまでの治療に新たに薬を追加する，いわゆるアドオンが可能なため簡便性という点でも優れているといえる。しかし，後述する抗うつ薬との併用は禁忌のため，注意を要する。

その他塩酸アマンタジンはドパミン分泌作用のほかカテコラミン賦活作用を有しパーキンソン症候群の治療に有用であることが知られているが，その機序から脳卒中後のアパシーの治療にも用いられており[14]PDにおけるアパシーにも効果が期待される。

2）抗うつ薬

PDに伴う（うつを伴わない）アパシーに対する各種抗うつ薬の効果の報告は少ないが，PDに伴ううつに対しては，選択的セロトニン再取り込み阻害薬（serotonin selective reuptake inhibitor：SSRI），選択的セロトニン・ノルアドレナリン再取り込み阻害薬（serotonin noradrenaline reuptake inhibitor：SNRI），三環系抗うつ薬（tricyclic antidepressant：TCA），そして四環系抗うつ薬でそれぞれ治療効果があるとの報告がある。その中でもTCAのノルトリプチリン[15]がプラセボ群とのRCTで有効との報告があり，SSRIのセルトラリン[16]，パロキセチン[17]で100例を越えるオープン試験にてPDに伴ううつに対して有効との報告がある。しかし，いずれもうつが基本にあり，アパシーが単独でみられる場合の記載ではない。また一般的に意欲低下が全面に出たタイプのうつは抗うつ薬は効きにくい難治性のうつ病であることが多く，逆に意欲低下を悪化させてしまう場合もまれにみられるため[18]，基本的にアパシーが単独でみられる症例に対しては漫然とした抗うつ薬の使用は避けるべきである。Maruyama[19]は8名のうつを伴うPD患者に対し，SNRIのミルナシプランによる治療効果の検討を行い，アパシーやanhedoniaが全面に出た症例を含むPD特有のうつに対し有効であったと報告した。またSSRIにて十分な改善効果の得られなかったPDに伴ううつの症例をミルナシプランに変更

することでうつが完全に寛解したという報告もある[20]。モノアミン仮説に従えばノルアドレナリンの作用がより顕著なSNRIはアパシーや意欲低下の要素が強いうつにより効果的なことが推測される[21]。我が国でも新たなSNRIであるデュロキセチンや，ノルアドレナリン系，セロトニン系を直接速やかに賦活させる作用を有するミルタザピン[22]が noradrenergic and specific serotonergic antidepressant（NaSSA）の命名のもとで発売になっており，ドパミン療法で十分な治療効果が得られないような意欲低下に対する有効性の早期のエビデンスの確立が望まれる。

B 当院における症例検討

1) 症例1：SNRIにてアパシーが改善した例

患者は女性，発症時60歳。平成X年12月ごろから体動困難を自覚，翌年3月当院外来を受診，左上肢優位の筋固縮も認めPDと診断されカベルゴリン単独投与から治療開始した。その後症状の進行とともにカベルゴリン単独では十分な効果が得られず平成X＋2年1月以降レボドパ配合剤も合わせて開始された。同年8月ごろより家人より活気がない，会話が急に少なくなったと指摘を受けるようになった。同年11月当院外来にて気分障害を評価，抑うつ気分の自覚はなくDSM-Ⅳ-TRに則った評価[23,24]でも小うつや気分変調症を含め明らかなうつ病は認められなかったが，やる気スコア[25]にて19点とアパシーを認めた。その時点でレボドパ配合剤200mg/日，カベルゴリン4mg/日が内服されており，PD重症度はUPDRSが24点であった。

アパシーの改善を期待してSNRIのミルナシプランを30mg/日から開始し3日ごとに75mg/日まで増量した。ミルナシプラン開始早期から徐々に意欲の改善が認められ，翌年1月の評価ではやる気スコア15点とアパシーは陰性化し，またUPDRSは18点と若干の運動症状の改善もみられた。

2) 症例2：ペルゴリドからプラミペキソールへの変更にてアパシーを前景にしたうつが改善した例

患者は女性，発症時39歳。平成X年4月より右上肢の固縮が出現し約5ヵ月でHoehn-Yahr分類3度の錐体外路症状を呈し，同年9月当院を受診しPD（若年性パーキンソン症候群）と診断，ペルゴリドによる治療が開始された。ペルゴリド750mg/日で錐体外路症状は著明な改善がみられたが，PDの進行により1,250mg/日まで増量され，またドロキシドパも追加された。平成X＋1年1月ごろより著明な意欲低下，抑うつ気分，自殺企図が出現，精神科にてうつ病の診断を受け同年2月よりアミトリプチリン50mg/日が開始された。自殺企図など重篤なうつ病の症状は軽快するも意欲低下は続いており，意欲改善効果を期待して同年4月にペルゴリドからプラミペキソールへの変更を行った。変更前の内服はペルゴリド1,250mg/日，ドロキシドパ900mg/日，アミトリプチリン50mg/日である。やる気スコア[25]34点と著明なアパシーに加えDSM-Ⅳ-TR[23,26]で小うつ，17項目ハミルトンうつ病評価尺度（HAM-D17）[27]で16点と中等症のうつ[28]を伴っている状態であった。UPDRSは46点であった。本人の希望によりペルゴリド1,250mg/日からプラミペキソール3.5mg/日に変更を行った。その後，漸減しプラミペキソールが2.5mg/日になったころから錐体外路症状，意欲とも改善傾向が認められ，3ヵ月後の同年7月の評価ではうつは陰性化し（DSM-Ⅳ-TR正常，HAM-D17 8点），やる気ス

3. パーキンソン病におけるアパシー（意欲障害）の治療 | 177

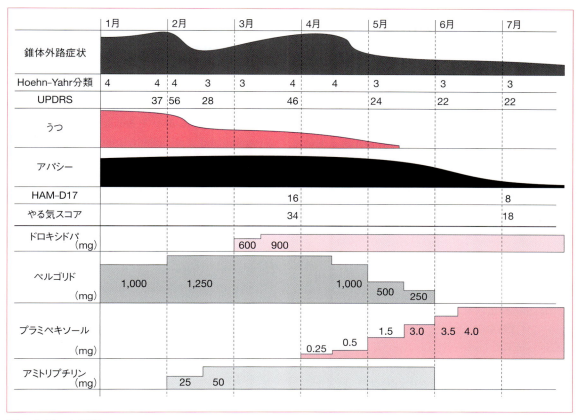

図　症例2の経過

コア18点とアパシーも陰性化はしないものの著明な改善がみられた。またUPDRSは24点と錐体外路症状も著明な改善が認められ，同時にアミトリプチリンも中止となったがアパシーの悪化，うつの再発とも認められなかった（図）。

3）症例検討

症例2はDSM-Ⅳ-TR上，うつを伴っていたもののアパシーが前景に立つ典型的なPDに伴う気分障害であり，そのような病態に対しTCA以上にプラミペキソールが著効したという近年の報告を支持する結果が得られた。また，運動症状の改善も著明であった。それに対し症例1はうつを伴わないアパシーに対しSNRIが有効であり，従来これにあたる報告はほとんど存在しないためその点注目すべき症例と思われる。またUPDRSは軽度改善がみられるが「意欲・自発性」の項目，および意欲向上に伴うADLの改善による変化であり，運動症状そのものはほとんど変化していない。その点を考慮するとアパシーと運動症状の両方の改善効果が期待されるプラミペキソールの方がPDに伴うアパシーにはより優れているといえる。しかし，過度の眠気や突発性睡眠，また麦角系のドパミンアゴニストに比べ幻視などの精神症状が出やすい性質からプラミペキソールの使用が困難な症例も存在し，SNRIはこれらの副作用は少ないといわれており，患者の状態によってはSNRIの方が使いやすい場合も考えられる。

まとめ

　PDにおけるアパシーはうつとともに非常に多く発症しやすく，また有効と思われる薬剤も複数存在するがそれぞれのエビデンスはまだ確立されていない．いずれにせよ，薬剤ごとの効果，副作用は一長一短があり，現時点では患者背景を考慮しつつ，その患者に最適な治療方法を選択するいわゆるオーダメイド治療の必要性があると思われる．

文　献

1) Starkstein SE, Mayberg HS, Preziosi TJ, et al.：Reliability, validity,and clinical correlates of apathy in Parkinson's disease. J Neuropsychiatry Clin Neurosci. 4：134-139, 1992.
2) Karlsen KH, Larsen JP, Tandberg E：Influence of clinical and demographic variables on quality of life in patients with Parkinson's disease. J Neurol Psychiatry. 66：431-435, 1999.
3) 日本神経学会 監修：パーキンソン病治療ガイドライン2011．(http://www.neurology-jp.org/guidelinem/parkinson.html)
4) Wolters EC：Intrinsic and extrinsic psychosis in Parkinson's disease. J Neurol. 248（Suppl 3）：III 22-27, 2001.
5) Yokochi M：Mesolimbic and mesocortical pathways in Parkinson disease. Brain Nerve. 59（9）：943-951, 2007.
6) Barone P, Poewe W, Albrecht S, et al.：Pramipexole for the treatment of depressive symptoms in patients with Parkinson's disease：a randomised, double-blind, placebo-controlled trial. Lancet Neurol. 9（6）：573-580, 2010.
7) Reichmann H, Brecht MH, Köster J, et al.：Pramipexole in routine clinical practice：a prospective observational trial in Parkinson's disease. CNS Drugs. 17：965-973, 2003.
8) Lemke MR, Brecht HM, Koester J, et al.：Effects of the dopamine agonist pramipexole on depression, anhedonia and motor functioning in Parkinson's disease. J Neurol Sci. 248：266-270, 2006.
9) Tom T, Cummings JL：Depression in Parkinson's disease. Pharmacological characteristics and treatment. Drugs Aging. 12：55-74, 1998.
10) Reynolds GP, Riederer P, Sandler M, et al.：Amphetamine and 2-phenylethylamine in post-mortem Parkinsonian brain after (-) deprenyl administration. J Neural Transm. 43：271-277, 1978.
11) Paterson IA, Juorio AV, Boulton AA：2-Phenylethylamine：a modulator of catecholamine transmission in the mammalian central nervous system? J Neurochem. 55：1827-1837, 1990.
12) Newburn G, Newburn D：Selegiline in the management of apathy following traumatic brain injury. Brain Inj. 19：149-154, 2005.
13) Krishna R, Ali M, Moustafa AA：Effects of combined MAO-B inhibitors and levodopa vs. monotherapy in Parkinson's disease. Front Aging Neurosci. 6：180, 2014.
14) 加治芳明，平田幸一：脳卒中診療 こんなときはどうする Q&A. 中外医学社，東京，pp.157-160, 2008.
15) Andersen J, Aabro E, Gulmann N, et al.：Antidepressive treatment in Parkinson's disease. A controlled trial of the effect of nortriptyline in patients with Parkinson's disease treated with L-DOPA. Acta Neurologica Scandinavica. 62（4）：210-219, 1980.
16) Hauser RA, Zesiewicz TA：Sertraline for the treatment of depression in Parkinson's disease. Mov Disord. 12（5）：756-759, 1997.
17) Ceravolo R, Nuti A, Piccinni A, et al.：Paroxetine in Parkinson's disease：effects on motor and depressive symptoms. Neurology. 55（8）：1216-1218, 2000.
18) Barnhart WJ, Makela EH, Latocha MJ：SSRI-induced apathy syndrome：a clinical review. J Psychiat Pract. 10（3）：196-199, 2004.
19) Maruyama T：New treatment of depression in Parkinson's disease. Int J Psychiatry Clin Pract. 7（Suppl 1）：25-27, 2003.

20) Takahashi H, Kamata M, Yoshida K, et al. : Remarkable effect of milnacipran, a serotonin-noradrenalin reuptake inhibitor (SNRI), on depressive symptoms in patients with Parkinson's disease who have insufficient response to selective serotonin reuptake inhibitors (SSRIs) : two case reports. Prog Neuropsychopharmacol Biol Psychiatry. 29 (2) : 351-353, 2005.
21) Möller HJ : Are all antidepressants the same? J Clin Psychiatry. 61 (Suppl 6) : 24-28, 2000.
22) 村崎光邦：NaSSA：Mirtazapineの基礎と臨床. 臨床神経薬理. 12：1787-1814, 2009.
23) American Psychiatric Association : Diagnostic and Statistical Manual of Mental Disorders, 4th Edition, Text Revision. American Psychiatric Association Press, Washington, 2000.
24) Sheehan DV, Lecrubier Y：（大坪天平，宮岡 等，上島国利 訳）：M.I.N.I. 精神疾患簡易構造化面接法 日本語版 5.0.0. 星和書店，東京，pp.7-8, 2003.
25) 岡田和悟，小林祥泰，青木 耕，他：やる気スコアを用いた脳卒中後の意欲低下の評価. 脳卒中. 20：318-323, 1998.
26) Marangell LB, Johnson CR, Kertz B, et al. : Olanzapine in the treatment of apathy in previously depressed participants maintained with selective serotnin reuptake inhibitors : an open-label, flexible-dose study.J Clin Psychiatry. 63：391-395, 2002.
27) Hamilton M : A rating scale for depression. J Neurol Neurosurg Psychiatry. 23：56-62, 1960.
28) Kearns NP, Cruickshank CA, McGuigan KJ, et al. : A comparison of depression rating scales. Br J Psychiatry. 141：45-49, 1982.

4 うつ病におけるアパシー（意欲障害）の治療

まんたに心療内科クリニック　萬谷昭夫
ふじかわ心療内科クリニック　藤川徳美

アパシーは発動性の欠如から生ずる臨床症候と定義され，目標指向性の行動の減弱や社会的および個人的活動に対する興味や関心の欠如などで特徴付けられる[1]。脳血管障害，アルツハイマー型認知症，パーキンソン病（PD），頭部外傷後遺症などの脳器質性病変患者にみられ，特に両側大脳基底核[2]や右半球障害患者[1]でアパシーの頻度が高いことが知られる。中脳皮質辺縁系ドパミン路，とりわけ眼窩前頭皮質や前帯状回がフォーカスとされている。アパシーとうつ病は異なった症候であるともいわれているが[1]，高齢発症の脳血管性うつ病などでは抑うつ気分より興味や意欲の減弱が目立ち，アパシーが前景に立つ場合が多く[3]，精神科領域においてアパシーは抑うつ症状の1つとして捉えられている。選択的セロトニン再取り込み阻害薬（selective serotonin reuptake inhibitor：SSRI）などの抗うつ薬による治療にも反応を示さない症状の1つであり，アパシーは治療抵抗性のうつ病の主症状の1つとなっている。

A うつ病の病態について

うつ病は単一の疾患ではなく，抑うつ状態をきたすいくつかの疾患が集まった症候群と考えるべきであり，セロトニン，ノルアドレナリン，ドパミンなどいくつかのシナプス間隙における脳内伝達物質の濃度が低下することによると考えられている。その中でも代表的なものがセロトニンであり，セロトニンが脳内で枯渇するとおもに不安・焦燥感や抑うつ気分が出現するといわれている。うつ病におけるアパシーはセロトニン系に作用する抗うつ薬で改善しない傾向にあるため，治療抵抗性のうつ病の症状の1つにアパシーが挙げられる。またSSRIにより逆にアパシーが副作用として出現するとの報告もあり[4]，アパシーに対し漫然とSSRIなどの抗うつ薬を投与するべきではない。一方ノルアドレナリンやドパミンが脳内で枯渇すると意欲低下，食欲低下など活動性が低下しアパシーの状態になると考えられており，ドパミンが脳内で枯渇するPDにアパシーが多くみられることと矛盾しない。そのため選択的セロトニン・ノルアドレナリン再取り込み阻害薬（selective serotonin noradrenaline reuptake inhibitor：SNRI）に代表されるような脳内のノルアドレナリン濃度を上昇させる抗うつ薬や脳内のドパミン濃度を上昇させるドパミンアゴニストやPD治療薬がアパシーを改善すると期待される。

B 抗うつ薬

うつ病に対しては抗うつ作用はマイルドながら抗コリン作用などの副作用が少ないSSRI，SNRIなどの新世代の抗うつ薬が第一選択となる。前述の通り，意欲低下・活動性低下はノルアドレナリン系およびドパミン系に関係が深いため，アパシーの症例にはSNRIなどのノルアドレナリン系に作用する抗うつ薬を選択する。脳内のノルアドレナリンの濃度を上昇させる代表的な薬剤としては我が国ではSNRIであるミルナシプラン（トレドミン®）があり，軽症のアパシーであればミルナシプランのみで改善する。ミルナシプランは肝薬物代謝酵素への影響は少ないため，肝障害を合併する症例や高齢者の症例にも使用できる。ただし，モノアミン酸化酵素阻害薬との併用により発汗，不穏，全身けいれん，異常高熱，昏睡などの症状があらわれることが報告されており，モノアミン

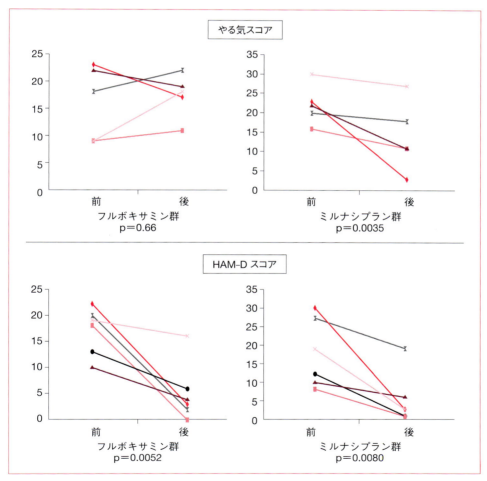

図1 フルボキサミン（SSRI）およびミルナシプラン（SNRI）による治療前後のHAM-Dおよびやる気スコア

フルボキサミン，ミルナシプランともに脳血管性うつ病患者の全般的な抑うつ症状を評価する「HAM-D」スコアを改善させたが，ミルナシプランのみがアパシーを評価する「やる気スコア」を改善させた。

（加治芳明：Geriatr Med. 43：1969-1972, 2005.[6]）より引用）

酸化酵素阻害薬は併用禁忌である。モノアミン酸化酵素阻害薬の投与を受けた患者にミルナシプランを投与する場合には，少なくとも2週間の間隔をおき，またミルナシプランからモノアミン酸化酵素阻害薬に切り替える時は2～3日間の間隔をおくことが望ましい。副作用は比較的少ないが，ノルアドレナリン再取り込み阻害作用のため尿閉のある症例には使用できず，特に高齢者や認知症などで訴えることのできない患者に投与する際は尿閉が出現していないか十分観察する必要がある[5]。加治は脳血管性うつ病患者にフルボキサミン（ルボックス®，デプロメール®），およびミルナシプランを投与した時の全般的な抑うつ症状の改善度を「ハミルトンうつ病評価尺度（HAM-D）」で，アパシーの改善度を「やる気スコア」で評価

した。いずれの抗うつ薬でも全般的な抑うつ症状は改善を示したが，ミルナシプランのみがアパシーを改善させたと報告している（図1）[6]。またOkumuraらは大うつ病におけるミルナシプランの効果をHAM-Dで評価したところ，「仕事と興味」の項目がもっとも有意に改善したと報告した（図2）[7]。前述の通り，ノルアドレナリン濃度を上昇させるミルナシプランがアパシーを改善させたことを示しており，副作用の少ないミルナシプランがうつ病におけるアパシーに対する第一選択薬であると考えられる。

[処方例]

① トレドミン®（25 mg）4錠　分2

25 mg/日を初期用量とし，100 mg/日までに漸増する（高齢者は60 mg/日）。年齢・症状によ

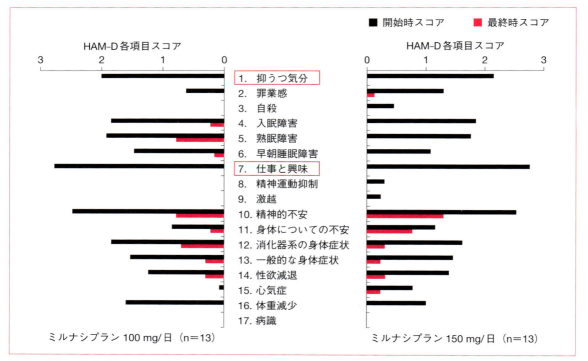

図2　大うつ病患者におけるミルナシプラン100mg/日と150mg/日の長期治療による寛解率
ミルナシプラン100mg/日および150mg/日で寛解した患者のHAM-D各項目のスコアの改善度を比較したところ，仕事と興味などアパシーに関する症状が改善した。

(Okumura K, Furukawa TA：Clin Drug Investing. 26：135-142, 2006.[7] より引用）

り適宜増減する。

また，Okumuraらはミルナシプラン150mg/日のほうが100mg/日より有意に抗うつ効果があったと報告しており，抗うつ効果や副作用をみながら適宜150mg/日まで増量するべきであると考えられる[7]。上記の治療法で改善が不十分な症例については，三環系抗うつ薬，四環系抗うつ薬へ変更する。ここでは他の抗うつ薬より比較的ノルアドレナリン再取り込み阻害作用の強いアモキサピン（アモキサン®）とノルトリプチリン（ノリトレン®）を紹介する。

[処方例]

① アモキサン®（25 mg）3～6錠　分3
　高齢者の場合は30～60 mg/日。

② ノリトレン®（25 mg）3～6錠　分3
　高齢者の場合は30～60 mg/日。

いずれの薬剤も1日量50mgで開始し，最大150mgである。抗うつ薬の治療効果発現までには1～2週間を要するため，1週間ごとに薬剤量の調整を行う。ノルトリプチリンでは抗コリン性副作用である，せん妄を誘発しやすいので注意する。アモキサピンは抗ドパミン作用があるため，パーキンソニズム誘発に注意する。

C PD治療薬

アパシーに代表されるような治療抵抗性うつ病（最低でも2種類の十分な三環系あるいは四環系抗うつ薬治療に反応しなかった症例）に対するドパミンアゴニストの効果もいくつか報告されている。井上らは治療抵抗性うつ病患者に対しブロモクリプチンが64％の症例で有効以上の効果をもたらしたと報告した[8]。一方，岸本ら[9]によると治療抵抗性うつ病患者に対しブロモクリプチンを15～25mg/日と比較的低用量で抗うつ薬と併用して投与したところ明らかな抗うつ効果は見出されなかったことから，ブロモクリプチンを十分量投与することが重要であると考えられる。D1とD2受容体のアゴニストであるペルゴリド（ペルマックス®）は治療抵抗性うつ病に対し，20％が著明改善，35％が改善，15％が軽度改善，15％が不変，15％が悪化を示し[10]，井上らも治療抵抗性うつ病に対しペルゴリド0.15～0.75mg/日と抗うつ薬の併用で20例中8例が改善以上の効果を示したと報告している[8]。Bouckomsらは再発を繰り返すうつ病，躁うつ病患者に対し抗うつ薬とペルゴリドを併用し，20例中11例で改善傾向を示したと報告したが，特に抑うつ気分，興味，エネルギーなどアパシーと関連する症状が1週間以内に改善したと特記している[10]。

しかしこれらの麦角系アルカロイドのドパミンアゴニストは心臓弁膜症を発生させる副作用があることから[11,12]，非麦角系のドパミンアゴニストの使用が推奨されている。新しいドパミンアゴニストであるプラミペキソール（ビ・シフロール®）の治療抵抗性うつ病に対する効果についてはSpornらにより報告され，プラミペキソール単独，またはプラミペキソールと抗うつ薬との併用治療で44％が改善したとの結果であった[13]。またプラミペキソールの大うつ病に対する二重盲検比較試験では，プラミペキソールの中用量群でプラセボに比べて有意な抗うつ作用が確認されたが，高用量群では脱落率が高く統計学的比較が行えなかった[14]。高用量群で脱落率が高かった理由として，急速に用量を増やした試験デザインが挙げられた。その他，L-DOPA[15]，アマンタジン（シンメトレル®）[16]，ロピニロール（レキップ®）[17,18]もそれぞれアパシーに効果を認めたとの報告がみられるが，いずれのPD治療薬もせん妄などの副作用に注意が必要である。

[処方例]
① ビ・シフロール®（0.5mg）3〜9錠　分3
　最初の2週間は0.25mg，3週目より0.5mgへ増量し，以後症状をみながら2週間ごとに0.5mgずつ漸増する。
② レキップ®（0.25 mg）3〜6錠　分3
③ シンメトレル®（50 mg）2〜3錠　分2〜3

D メチルフェニデート

半減期が2〜3時間で即効性があるドパミンアゴニストで，1960年代にうつ病の高齢者に有効な薬剤として発売された。しかし1983年には十分な治験による有効性が証明されていないことから，欧米において「うつ病」に対するメチルフェニデート（リタリン®）の効能は削除され，我が国では現在のところ「ナルコレプシー」と「抗うつ薬で効果不十分な難治性で遷延性うつ病」の効能が認められていたが，その薬物依存性から，現在我が国ではうつ病に対する効能が削除されている。ただし，国立がんセンターの「進行がん患者の大うつ病に対する薬物療法アルゴリズム（試案）」では，末期のがん患者のアパシーに対し即効性を重視してメチルフェニデートを第一選択とすることが推奨されている[19]。また西村と堀川[20]は，週単位の予後しか期待できない場合には，即効性のあるメチルフェニデートなどの精神刺激薬が有用であると指摘しており，井貫らも末期がん患者の抑うつに対してメチルフェニデートが奏効した1症例を報告している[21]。Wallanceらはプラセボをコン

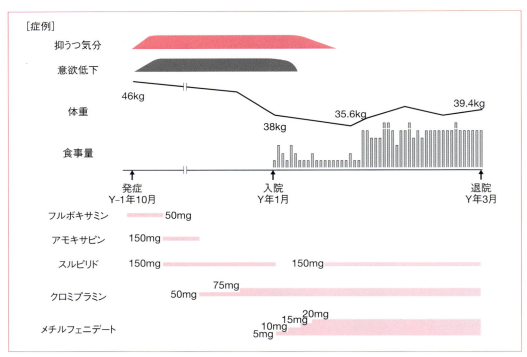

図3　メチルフェニデートによりアパシーが改善した症例の経過図
78歳女性，脳血管性うつ病で抑うつ気分，意欲低下，体重減少を認め，多種類の抗うつ薬で改善しなかったが，メチルフェニデート投与により改善し，軽快退院した。
（萬谷昭夫，他：精神医学．49：421-424, 2007.[23] より引用）

トロールとした前向き試験において，慢性内科疾患のある高齢の大うつ病患者16人（平均72.3歳）にメチルフェニデート10〜20mg/日を4日間投与し有意に改善を示したと報告している[22]。我々もアパシーのため脱水症，低栄養状態となり緊急性を要した脳血管性うつ病患者に対し，メチルフェニデートが有効であった2症例を経験した（図3）[23]。その後，JA広島厚生連吉田総合病院においてメチルフェニデートが投与された60歳以上の脳血管性うつ病患者について調査したところ，11例中9例が著明改善を示し，HAM-Dにおいて，「仕事と興味」「精神運動抑制」「消化器系の身体症状」「体重減少」などアパシーに関する項目が有意に改善していた（表）[24]。メチルフェニデートは末期がんや身体疾患に合併したアパシーに有効であり，高齢者に限って短期間，低用量で投与し，アパシーが改善したのちはメチルフェニデートを漸減中止していくか，あるいは前述のSNRIやドパミンアゴニストへ置換していくことを心がけることが重要であると考えられる。

表 メチルフェニデートによる治療前後のHAM-D各項目別改善度の比較

No.	症状	治療前	治療後	P value
1	抑うつ気分	1.45	0.18	
2	罪業感	1	0.12	
3	自殺	0.91	0.27	
4	入眠障害	0.91	0	
5	熟眠障害	0.73	0	
6	早朝睡眠障害	0.91	0	
7	仕事と興味	2.91	0.55	**
8	精神運動抑制	1.82	0.27	*
9	激越	0.18	0	
10	精神的不安	1.09	0.18	
11	身体についての不安	0.73	0.18	
12	消化器系の身体症状	1.36	0.18	*
13	一般的な身体症状	0.73	0.09	
14	性欲減退	0	0	
15	心気症	1	0.18	
16	体重減少	1.54	0	*
17	病識	0.72	0.45	
18	日内変動	0.63	0	
19	離人症	0.09	0	
20	妄想症状	0.36	0	
21	強迫症状	0	0	
	合計	19.4±11.9	2.9±5.8	0.0044

＊：$p<0.05$，＊＊：$p<0.01$，Wilcoxon signed-ranks test により検定した。
脳血管性うつ病患者に対しメチルフェニデートを投与した11例を後方視的に調査したところ，9例が著明改善を示し，仕事と興味，精神運動抑制，体重減少などアパシーの症状がおもに改善していた。

（Mantani A, et al.：Am J Geriatr Psychiatry. 16：336-337, 2008.[24] より引用）

[処方例]
① リタリン®（10 mg）0.5 ～ 2 錠　分 1 ～ 2
朝食後，昼食後。

E その他の治療法

　治療抵抗性うつ病や，昏迷性うつ病など，緊急性を要する場合は，修正型電気けいれん療法の適応となる。うつ病におけるアパシーでも意欲低下とともに食欲も低下し短期間で脱水症状や低栄養状態を呈する場合があり，特に高齢者では緊急を要することが多い。現在は修正型となり麻酔科医による管理の下で筋弛緩薬を併用するため，比較的安全な治療法であるといえる。現在のところアパシーに対する電気けいれん療法の効果を確認した報告はみられないが，今後コントロールスタディなどで証明されていくものと予想される。

文　献

1) 山口修平, 坂根理絵子, 小黒浩明, 他：前頭葉実行機能に対する情動障害（うつ，アパシー）の影響―Frontal Assessment Battery を用いた検討―. 認知神経科学. 7：256-260, 2005.
2) Hama S, Yamashita H, Shigenobu M, et al.：Post-stroke affective or apathetic depression and lesion location：left frontal lobe and bilateral basal ganglia. Eur Arch Psychiatry Clin Neurosci. 257：149-152, 2007.
3) Lampe IK, Heeren TJ：Is apathy in late-life depressive illness related to age-at-onset, cognitive function or vascular risk? Int Psychogeriatr. 16：481-486, 2004.
4) Barnhart WJ, Makela EH, Latocha MJ：SSRI-induced apathy syndrome：a clinical review. J Psychiatr Practi. 10：196-199, 2004.
5) 上島国利 編：精神科治療薬ハンドブック 2版. 中外医学社, 東京, pp. 262-268, 2001.
6) 加治芳明：Vascular depression の病態と SSRI, SNRI による治療. Geriatr Med. 43：1969-1972, 2005.
7) Okumura K, Furukawa TA：Remission rates with milnacipran 100mg/day and 150mg/day in the long-term treatment of major depression. Clin Drug Investing. 26：135-142, 2006.
8) 井上　猛, 泉　剛, 小山　司：ドーパミンアゴニストの治療抵抗性うつ病に対する有効性. 臨床精神薬理. 5：545-550, 2002.
9) 岸本　朗：難治性うつ病の実態と新しい薬物療法の試み―鳥取大学での検討と多施設共同研究の結果から. 脳と精神の医学. 4：147-154, 1993.
10) Bouckoms A, Mangini L：Pergolide：an antidepressant adjuvant for mood disorders? Pcychopharmacol Bull. 29：207-211, 1993.
11) Van Camp G, Flamez A, Cosyns B, et al.：Treatment of Parkinson's disease with pergolide and relation to restrictive vaovular heart disease. Lancet. 363：1179-1183, 2004.
12) Pinero A, Marcos-Alberca P, Fortes J：Cabergoline-related severe restrictive mitral regurgitation. N Engl J Med. 353：1976-1977, 2005.
13) Sporn J, Ghaemi SN, Sambur MR, et al.：Pramipexole augmentation in the treatment of unipolar and bipolar depression：a retrospective chart review. Ann Clin Psychiatry. 12：137-140, 2000.
14) Corrigan MH, Danahan AQ, Wright CE, et al.：Comparison of pramipexole, fluoxetine, and placebo in patients with major depression. Depress Anxiety. 11：58-65, 2000.
15) Czernecki V, Pillon B, Houeto JL, et al.：Motivation, reward, and Parkinson's disease：influence of dopatherapy. Neuropsychologia. 40：2257-2267, 2002.
16) Marin RS, Fogel BS, Hawkins J, et al.：Apathy：a treatable syndrome. J Neuropsychiatry Clin Neurosci. 7：23-30, 1995.
17) Buchwald B, Angersbach D, Jost WH：Improvements in motor and non-motor symptoms in Parkinson patients under ropinirole therapy. Fortschr Neurol Psychiat. 75：236-241, 2007.
18) Cassano P, Lattanzi L, Fava M, et al.：Ropinirole in treatment-resistant depression：a 16-week pilot

study. Can J Psychiatry. 50：357-360, 2005.
19) 明智龍男：がん患者の抑うつへのアプローチ．山脇成人 編：新世紀の精神科治療4 リエゾン精神医学とその治療学．中山書店，東京，pp.67-77, 2003.
20) 西村勝治，堀川直史：がん患者の抑うつと不安．臨精医．33：525-531, 2004.
21) 井貫正彦，遠藤博久：末期がん患者の抑うつに対してmethylphenidateが奏効した1症例．精神医学．48：1145-1147, 2006.
22) Wallance AE, Kofoed LL, West AN：Double-blind, placebo-controlled trial of methylphenidate in older, depressed, medically ill patients. Am J Psychiatry. 152：929-931, 1995.
23) 萬谷昭夫，藤川徳美，大森信忠：低栄養状態を来し緊急を要した脳血管性うつ病に対しmethylphenidateが有効であった2症例．精神医学．49：421-424, 2007.
24) Mantani A, Fujikawa T, Ohmori N, et al.：Methylphenidate in the treatment of geriatric patients with vascular depression：a retrospective chart review. Am J Geriatr Psychiatry. 16：336-337, 2008.

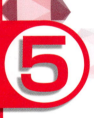

5 アパシー（意欲障害）のリハビリテーション

北海道大学病院リハビリテーション科　生駒一憲

A アパシーに対するリハビリテーションの基本的考え方

　アパシーは，日常生活上のさまざまな場面で行動を妨げる要因となるものであり，リハビリテーションを行う上でも妨げとなる。それゆえアパシーが改善すれば，日常生活の活動性向上およびリハビリテーションの円滑な進行に寄与する。また，アパシー自体もリハビリテーションの対象となる。アパシーの改善によりリハビリテーション（たとえば運動障害に対するリハビリテーション）が円滑に進み，さらに，リハビリテーションが円滑に進むことでアパシーへの好影響を期待できる。

　国際生活機能分類（international classification of functioning, disability and health：ICF）[1]では，健康状態，心身機能・身体構造，活動，参加の各要素には密接な関係があるとしている。さらに環境因子，個人因子も関係する（図1）[2]。この図式をアパシーに当てはめて考えると，心身機能の状態がアパシーであると，活動は低下し，参加（社会参加だけでなく家庭生活への参加も含む）は制限される。環境（周囲の人や物の状況）にも好影響は及ぼさない。逆方向に考えると，活動が低下したままで，参加が進まず，環境因子が不良であると，アパシーは改善しない，あるいは，改善が妨げられる。このような状況下で，活動が活発になったり，参加が進んだり，周囲の環境が変わればアパシーが改善する可能性が高くなる。リハビリテーションでは，活動と参加を向上させ，また，環境を改善させるアプローチを通じてアパシーの改善を図ることが基本的な考え方である。アパシーは特に行動面で低下した状態を指して使う概念であるので，別の面からみれば，このアプローチはアパシーそのものに対するアプローチと捉えることもできる。

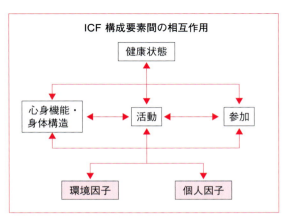

図1　国際生活機能分類（ICF）（2001年）
（上田　敏：理学療法ジャーナル．36（1）：5-11, 2002.[2]より引用）

B アパシーの評価

　リハビリテーション訓練に入る前には，評価が必要である．アパシーの評価にはやる気スコア（apathy scale）や標準意欲評価法（Clinical Assessment for Spontaneity：CAS）[3]などがある．訓練前の評価は訓練計画を立てる上で重要であり，また，訓練効果をみる上でも重要である．

　やる気スコアは質問紙法によるもので，14項目の質問に答え，総合点が高いほどアパシーが強いことを示す．CASは質問紙法による評価だけでなく，面接による評価，日常生活行動の評価，自由時間の日常行動観察などを行い，総合的にアパシーの程度を評価する．これらの評価法は総合点だけでなく，その質問項目・評価項目の採点を詳細にみることで，実際にどのような問題点があるかを知ることができる．特にCASの日常生活行動の評価，自由時間の日常行動観察の各項目は具体的に行動障害を知ることができ，リハビリテーションの行う上で参考になる．

C うつ病との鑑別

　アパシーは行動面で意欲が低下した状態であり，抑うつ感情が本人には自覚されないという点でうつ病とは異なる[4]．しかし，症状に類似性があり十分な鑑別が必要である．アパシーを特徴付けるのは，無関心，精神運動性緩徐，エネルギーの低下であり，うつ状態でのみみられるのは，抑うつ感，悲哀感，焦燥感，希死念慮，自殺企図，罪業妄想であるとされている[5]．うつ病が並存すると，治療法，対応法が異なるため，その存在を事前に十分検討する必要がある．うつ病であれば休息と抗うつ薬による脳内セロトニン作用の増強，睡眠薬による安眠，安静の確保が重要である[4]．自殺には十分注意をしなければならず，励まさない，叱咤しないことも重要である．うつ病であってもリハビリテーションの適応はあるが，心理的負担を軽減するような対応が必要になる．

D 付随する症状の評価

1）遂行機能障害

　遂行機能とは，自ら目標を持ち，計画を立て，それを状況に合わせて要領よく実行していく能力である．遂行機能障害が存在すると，たとえば，約束の時間に遅れる，作業が予定通りに仕上がらない，といった状況が出現する．計画的にそして適切に行動できないからである．遂行機能障害は前頭葉の障害で高率にみられる．また，アパシーの責任病巣として前頭葉の前帯状回，背外側部，眼窩部が挙げられており[6]，遂行機能障害とアパシーは密接な関係がある．遂行機能障害のためアパシーが起こっている可能性がある場合，あるいは遂行機能障害がアパシーを増長させている場合は，遂行機能障害に着目したリハビリテーションが必要になる．このため遂行機能障害を評価することは重要である．

　遂行機能障害の評価には，ウィスコンシンカード分類検査（Wisconsin Card Sorting Test：WCST），modified Stroop test，遂行機能障害症候群の行動評価 日本版（Behavioural Assessment of the Dysexecutive Syndrome：BADS）[7]などの机上テストだけでなく，日常の行動観察が重要である．

2）注意障害

　注意は認知機能全般の基盤となるもので，アパシーと注意障害は同時にみられることがある．病巣の面からみると，前頭葉はアパシーの出現に関与し得るとともに注意にも関与する．つまり，前

頭葉障害で注意障害とアパシーの両者がみられる可能性は高い。注意には3つの要素があるといわれる。それは，注意の維持（強度と持続），選択的な注意，注意の制御の3つである。注意の維持はある水準以上の覚醒状態を持続させる機能で，これが障害されると，たとえば，時間とともに作業が遅延したり，誤りが多くなったりする。選択的注意は多くの情報から特定の情報を選択する機能で，これが障害されると，周囲に干渉されやすく，集中力がなくなるなどの状況が起こる。注意の制御は状況に応じて複数のことに注意を適切に配分する機能である。これが損なわれると，同時に複数のことができなくなる。

注意障害の評価には数の順唱・逆唱，トレイルメイキングテスト，かなひろいテストなどの他，総合的な検査法として標準注意検査法（Clinical Assessment for Attention：CAT）[3]がある。

3）記憶障害

記憶の神経回路として有名なものは，Papezの回路とYakovlevの回路である。これらの回路はともに情動系の回路として提唱されたものであるが，記憶と密接に関連していることがわかっている。Papezの回路は海馬―脳弓―乳頭体―視床前核―帯状回―海馬に至る閉鎖回路である。一方，Yakovlevの回路は扁桃体―視床背内側核―前頭葉眼窩部皮質―側頭葉先端部―扁桃体を結ぶ閉鎖回路である。これらの回路の一部をなす前頭葉，視床といった部位はアパシーの発現に関係する部位であり，記憶障害とアパシーが合併する可能性がある。

記憶の検査には，言語を用いて検査する標準言語性対連合学習検査（standard verbal paired-associate learning test：S-PA），より総合的に記憶を評価するウェクスラー記憶検査改訂版（Wechsler Memory Scale-Revised：WMS-R），日常生活に必要な記憶を評価するリバーミード行動記憶検査（the Rivermead behavioural memory test）などがある。

記憶障害は，記憶能力自体の改善がなくともメモなどを使用する代償的方法で生活状況を改善できる可能性が高く，適切な評価とリハビリテーション介入が必要な障害である。生活状況の改善はアパシーの軽減につながる可能性があり，重要である。

4）基底核疾患

パーキンソン病のような基底核疾患でアパシーがみられることはよく知られている。安静時振戦，固縮，寡動・無動，姿勢反射障害，仮面様顔貌などの症状を伴う。また，脳卒中でも基底核障害によりアパシーが出現することが知られている[6]。基底核疾患のうちでも特にパーキンソン病は薬剤に対する反応は顕著である。パーキンソン症状の改善でアパシーが消失することもあり，まず薬物治療について検討しなければならない。その他の基底核疾患でも薬物治療を検討する方がよい場合がある。

E リハビリテーション介入（図2）

1）障害の評価

リハビリテーションの計画を立てるに当たっては，まず，どのような障害がどの程度あるかを明確にしなければならない。前述のICFに則って障害を考えると以下のようになる。

「心身機能」として，アパシー（活力レベルの障害）がある。この程度は前述のようにアパシーの評価スケールを利用すると系統立てて評価できる。

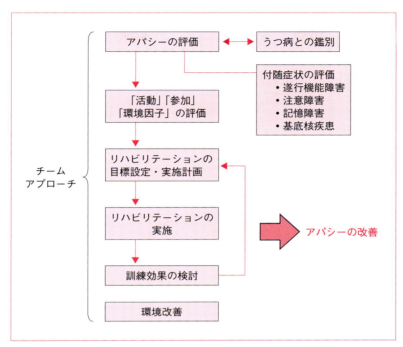

図2　リハビリテーションの進め方

次に，「活動」と「参加」の状況を評価する。これは人それぞれで異なる。たとえば，技能の修得に重度困難がある（もちろんアパシーのため修得しようとしないためである），読むことに中等度困難がある，などである。その他，日課の遂行・交通機関を利用しての移動・調理・対人関係・仕事などに困難がある場合も活動と参加の範疇に入る障害である。この評価は，多くの場合本人に問診するだけでは正確な情報を得ることはできない。家族など周囲の人々から聴取し，どのような活動と参加の障害があるかを明らかにしなければならない。CASの評価も参考になる。

環境因子の評価も必要である。特に家族，友人，知人，同僚などが阻害因子になっている可能性はないか，社会保障や福祉サービスの不備が阻害因子になっている可能性はないか，などを評価する。

2）リハビリテーションの介入計画と実施

リハビリテーションの介入計画は障害の評価を元に作成する。基本は活動と参加の障害に対するアプローチである。活動と参加の障害は多々あるが，そのうちどの事項を改善すべきかを決定し，それに対してのアプローチ法を立案する。たとえば，「外出しない」という障害があれば，まずこの障害を改善する必要性を検討しなければならない。これには家族や周囲の人々の意見を聴取する。さらにある程度は本人の同意も必要である。本人の意向を尊重しすぎると訓練は進まないが，無視してもストレスが強くなるだけで好結果は得られない。

訓練目標が決まれば，次に動機付けの方法（本人の興味がある場所へ出かける，必要なものを買いに行くなど）を検討する。これにも周囲の人々の協力が必要である。訓練目標は複数あってもよ

いが，初めは少なくして徐々に増やしていくのがよい。早急な効果を望んではいけない。最終目標に到達するまでに，まず実現可能な目標を掲げ，徐々に最終目標に近づけるのもよい。自発的な外出が最終目標であっても，まず家庭内で何らかの役割をはたすような日課を作成したり，屋内での作業に取り組んだり，ゲームをしたりなどの工夫が必要である。これらの訓練を行うには，周囲の促しが通常必要である。

患者に対するかかわり方では，脳活性化5原則として，以下のような方法が推奨されている[8]。すなわち，①快刺激（楽しいリハビリテーションで笑顔を生む），②双方向コミュニケーション（安心が生まれる），③日常生活で役割がある（生きがいにつながる），④褒め合う（お互いに意欲が高まる），⑤失敗を防ぐ支援（やる気がでる），である。これらは元々認知症でみられるアパシーに対するものであるが，他のアパシーでも応用可能である。

基底核疾患では運動障害がみられる他，その他の運動機能の障害がアパシーを増強させていることもある。このような場合，運動療法が必要かどうかを検討しなければならない。また，アパシーやその他の原因により身体的な廃用症候群を引き起こしていれば運動療法は必須となる。運動療法はうつ病に効果があると報告されている[9]が，アパシーに対しても効果は期待できると考えられる。

また，前述のように，遂行機能障害，注意障害，記憶障害があれば，これらに対するリハビリテーションの必要性も検討しなければならない。

リハビリテーションを行う場は，アパシー患者が生活している場が基本である。リハビリテーションの一環として外出する場合も出てくるが，この場合も生活の場が出発点である。アパシーのリハビリテーションは病院の診察室や訓練室ではなく，家庭や地域で行う。このため，家族や地域でのリハビリテーション関連職種の協力が必須となる。

3）チームアプローチ（図3）

アパシーのリハビリテーションはチームアプローチが原則である。リハビリテーションの内容からは作業療法士が主としてかかわることが多いが，医師はもちろん，理学療法士，言語聴覚士，看護師，保健師，臨床心理士，医療ソーシャル

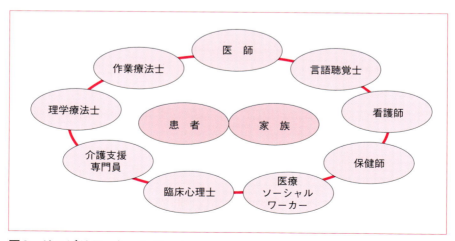

図3　リハビリテーションチーム

ワーカー，介護支援専門員などが各職域の専門性を生かして必要に応じかかわる．家族や周囲の人々の協力も必須である．これらの人々によりカンファレンスを開き，アパシーを評価し，計画を立案し，リハビリテーションの実施方法を検討する．通常カンファレンスには患者も参加する．家族や一部の職種に責任を持たせるのではなく，合議制でリハビリテーションを進めていく．患者の状態を知るには患者に接した時間が長い家族や各職種からの情報が重要であり，このことに留意して議論を進める．この方法はうまく機能すれば効果を上げるが，問題が生じる可能性もある．たとえば，必要な専門職種が揃っていない，参加者が積極的でない，家族の抵抗がある，カンファレンスを開く時間に対して収益がない，などである．医師はリハビリテーションチーム内の調整をし，状況に応じて柔軟にチームを運営していかなければならない．リハビリテーションはアパシーの治療に対して万能ではないことも事実である．医師はリハビリテーションの限界を見極め，場合によっては中止する決断が必要なこともある．

4) 環境因子へのアプローチ

福祉サービスの利用や公的な経済的援助などのサポートも重要である．社会資源の利用について検討する．社会資源とは障害者の社会的ニーズをみたすために利用される制度・施設・設備，資金や物資，などをいう．具体的には，障害年金の受給，デイサービスの利用，ヘルパーの派遣，家屋改造費用の公的負担，介護用品の支給などを指す．

また，家族や周囲の人々の接し方について不適切な部分がないか，リハビリテーションチームで検討することも重要である．

文 献

1) 障害者福祉研究会 編：国際生活機能分類（ICF）—国際障害分類改定版—．中央法規出版，東京，2002．
2) 上田 敏：WHO国際障害分類改訂の経過と今後の課題—ICIDHからICFへ—．理学療法ジャーナル．36（1）：5-11，2002．
3) 日本高次脳機能障害学会 編：標準注意検査法・標準意欲評価法（CAT・CAS）．新興医学出版社，東京，2006．
4) 先崎 章：精神疾患（リハビリテーション分野でとくによく遭遇するもの）．米本恭三 監修：最新リハビリテーション医学 第2版．医歯薬出版，東京，pp.385-391，2005．
5) 大東祥孝：発動性障害の病理を探る．高次脳機能研究．24：184-189，2004．
6) 先崎 章，加藤元一郎：器質性脳損傷後の情動障害．千野直一，安藤徳彦 編：リハビリテーションMOOK4．高次脳機能障害とリハビリテーション．金原出版，東京，pp.55-63，2001．
7) 鹿島晴雄 監訳：BADS 遂行機能障害症候群の行動評価 日本版．新興医学出版社，東京，2003．
8) 山口晴保，山上徹也：アパシーを呈する在宅認知症患者の脳活性化リハビリテーション．高次脳機能研究．34：205-209，2014
9) Lawlor DA, Hopker SW：The effectiveness of exercise as an intervention in the management of depression：systematic review and meta-regression analysis of randomised controlled trials. BMJ. 322 (7289)：763-767, 2001.

6 アパシー（意欲障害）へのリハビリテーション実践

認知症介護研究・研修東京センター　山口晴保

　アパシー（意欲障害）への対応は，脳の報酬系を理解することがベースとなる。人間が行動を起こすには動機付けが必要で，その動機付けの主役が報酬系である。人間の行動は，行動の前に原因があり，結果として行動が生じると一般的に考えられている。しかし，応用行動分析学では，行動の後に生じたことが次の行動の要因となる，つまり行動の原因は行動の後にあるという，逆の考え方をする[1]。①行動を起こした→褒められた（報酬）→その行動が強化される→また行う，②行動を起こした→叱られた（罰）→その行動が弱化される→行わなくなる（学習できない「懲りない人」を除く），というのが行動の基本原則だという考え方である。よって適切な行動を強化したければ，その行動の直後に報酬を与える必要がある。犬に「お手」の動作を覚えさせようとしたら，何度も繰り返し，その都度ご褒美（エサ）をポケットから取り出して与えるという強化で，犬は動作を覚える。人の場合，リハビリテーション（以下，リハ）室でエサを与えるわけにはいかないので「褒める」という報酬を与えて，適応行動を強化する。このように，やる気を引き出したり，適応行動を強化するには報酬系の理解が必須である。

A 脳の報酬系

　報酬系は，中脳腹側被蓋野から前頭葉（前頭前野）や側坐核などの大脳辺縁系に投射するA10ドパミン神経系である[2]。同じく中脳黒質緻密部から線条体へ投射するA9ドパミン神経系は，運動調節にかかわり，これが壊れるとパーキンソン病を生じる。同じドパミン神経系だが，報酬系とは別の機能に関与している。

　このA10ドパミン神経系は，報酬に反応して活動する。そして喜びをもたらす。おいしいものを食べた時，好きな異性といる時，お金を得た時，褒められた時，他の人に役立った時，これらすべてでドパミンが放出されて喜びを感じる[2]。食べ物や異性で反応する報酬系は生理的（生得的）で，どんな動物にも備わっている。一方，動物はお金をもらっても喜ばない。お金や賞賛で喜びを感じるのは人間特有の高度な報酬系である。

　ドパミンが意欲にかかわるという動物実験を紹介する[3]。まず，レバーを押すとエサが出ることをラットに覚えさせる。偶然レバーを押したことでエサを得られた体験から，エサがレバー押し動作を強化して，ラットはレバー押しを学習する。学習には報酬が必要なのである。そしてレバー押し動作を学習したら，4回押したらエサ1個，16

回押したらエサ1個，64回押したらエサ1個と，課題を順次難しくしていく。すると正常なラットは，一つでも多くエサをゲットしようと，レバーを頻回に押す。一方，A10ドパミン神経系の到達点である側坐核に薬品（ドパミン受容体拮抗薬）を注入して，ここに放出されたドパミンが働かないように操作したラットは，64回のレバー押しでエサ1個のような効率の悪い面倒な仕事をしなくなってしまう。この実験から，ドパミンが面倒な作業に立ち向かう「やる気」を引き出す神経伝達物質だとわかる。アパシーへの対応では，この報酬系を動員してドパミンによるモチベーションアップを用いるのである。

B 褒める報酬の活用法

褒める報酬で行動を引き出す・強化するには，いくつかのポイントがある。その具体的な方法を表1に例示する。

脳卒中のリハで，褒めることの有効性が検証されている。患者をランダムに2群に分け，歩行練習後に一群のみ褒めると，褒めた群が，褒めなかった群よりも，退院時の10m歩行スピードが有意に速かった[4]。褒めることで効果が増す。

C 褒める以外の報酬

褒められる以外に，ご褒美をもらうことや利他行為（他人に役立つ行為）も報酬となる。

たとえば，可能ならポケットに飴玉やせんべいを入れておいて，リハ室で利用者が協力してくれた時にお礼として渡す。人間，お礼をもらうと嬉しくなる。そして，報酬を与えてくれた人に恩返ししたいと，一層協力的になる（互恵性の法則）。またはリハ室でお茶と菓子の時間を持つというのも有効であろう。甘いもの自体が脳への報酬でもある。

お金も報酬だが，施設のリハ室では，お金を渡せない。そこで一工夫する。施設内通貨（チケットなど）を作るのである。あるデイサービス施設では，農作業に協力するとチケット1枚がもらえて，それでコーヒーが飲める。農作業で作った野

表1 褒め方のコツ

項目	ポイント
直後に褒める	強化したい行動の直後に褒める。時間が開くほど効果が薄れる。認知症で記憶障害がある場合は，直後に褒めないと，何を褒められているのか理解できない。
過程を褒める	うまくいったこと（成果）を褒めるのではなく，失敗しても利用者が取り組んだこと自体（過程）を褒める。子どもで例示すれば，テストで100点をとったことを褒めるのではなく，点数にかかわらず勉強に取り組んだ姿勢を褒めてあげる。
こまめに褒める	高頻度に褒める（認知症では特に）。そのためにも目標設定は小さく，できそうな目標を，日々設定する（small step）。そして，その都度褒める。
具体的に褒める	「頑張った」というような漠然とした褒め方ではなく，「今日は○分間取り組めたね，昨日より△分長くなったね」というように，数値を交えて具体的に褒める。
成果の見える化	たとえば毎日の歩数を，その日ごとにグラフ化する（横並び）のではなく，2日目は2日間の合計歩数，3日目は3日間の合計というように，1週間（1ヵ月間），毎日積み上げていく。すると，右肩上がりのグラフになる。このように自分の努力の成果を右肩上がりのグラフで示されると嬉しい。1つの表で，毎日こまめに，数値化，見える化を達成する。

菜を売ったお金が原資となる。これは，リハの意欲を高めるだけでなく，農作業自体が実生活の能力を高める効果を併せ持つ。このようにリハ室の外での作業も効果を持つ。

やる気のない利用者に異性のセラピストがかかわると俄然やる気が出ることを，しばしば経験する。これも作戦の一つ。異性は報酬である。これが報酬なので，人類は絶滅しない。

D 認知症リハビリテーションでの実践

認知症の本質は，病識が低下しているところにある。単に認知機能が悪いだけでなく，自分の認知機能が低下していることの自覚に乏しいことが本質である（病識低下）。特にアルツハイマー型認知症や前頭側頭型認知症で顕著である。このような認知症の人は，リハの必要性を理解していない。よって，リハに取り組んでもらうことが大変になる。

そこで，著者が提唱している「脳活性化リハビリテーションの5原則」を提示する（表2）[5〜7]。

1) 快刺激

認知症の人は将来の報酬予測ができない。嫌なことを我慢して行えば後で報酬をもらえると理解して取り組めるのが健常者だが，アルツハイマー型認知症の人は時間軸が壊れている。よって，報酬予測ができないので，その時その時が楽しいリハである必要がある。楽しくなければ取り組んでくれない。笑顔がバロメーターである。楽しさを引き出し保てるスキルが，セラピストに求められている。セラピストが失敗して笑いものになる，でもよい。ラフター（笑い）ヨガのスキルを身につけていると，「快」の環境づくりに役立つ。雰囲気が暗くなったり沈み込んだら，ラフターヨガを開始して，皆で「アハハハハ」と笑い声を出す。笑い声を出すと笑顔になる。利用者と向きあって「アッハッハ」と声を出せばともに笑顔になり，自然と大笑いになる。楽しいゲームを行うのも，楽しい雰囲気作りになる。

2) コミュニケーション

一人で笑っても楽しくない。向き合って笑い合うのも立派な非言語コミュニケーションである。楽しく会話したり，相手の発言に頷くことで共感が生まれ，利用者は安心する。

3) 役割を演じる

認知症の人は役割がない。やると失敗するので，役割を奪われることが多い。そして，リハ室の中でも役割がない。一方的に与えるリハ・してあげるリハではなく，認知症の人が能力を発揮する場面を作るという工夫が大切である。たとえば利用者と一緒に調理するなど，生活に結び付いた作業を，利用者が主体で行いセラピストがサポートすることで，意欲を引き出せる。著者は作業回想法を行っている（図1）[7]。単に昔の生活道具を使うだけでなく，認知症の人がその使い方を若いスタッフに教えることで立場が逆転し，役割を得られたと感じて元気になる。たとえば洗濯板を使った洗濯。使い方を知らない若いスタッフに認知症の人が先生となり教える，すると皆から賞賛される。認知症になっても能力を発揮する機会があり，

表2　脳活性化リハビリテーションの5原則

●快刺激	→ 笑顔，楽しい，やりたい
●コミュニケーション	→ 安心
●役割を演じる	→ 生きがい，尊厳
●褒め合い	→ 両者にやる気，自己効力感
●失敗を防ぐ支援	→ 成功体験，やる気

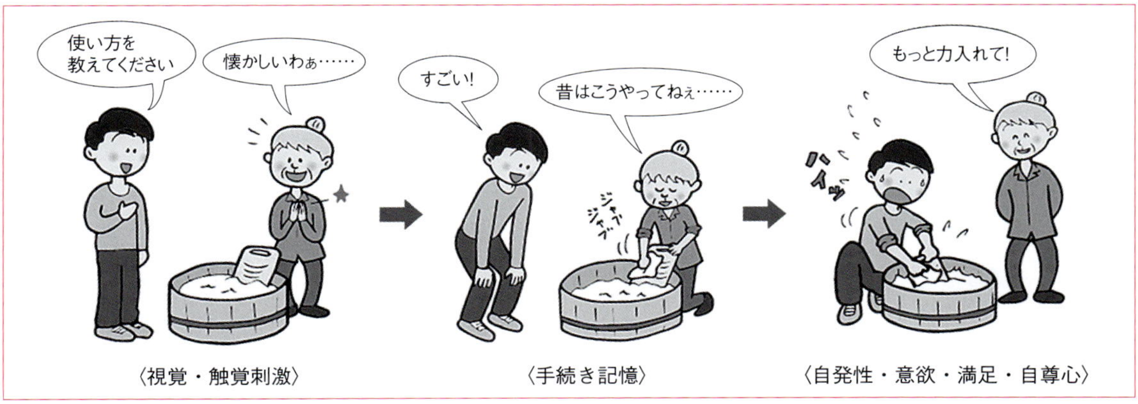

図1 作業回想法の実践例
(山上徹也, 他：認知症ケア最前線. 36：22-26, 2012.[7]より転載)

それを褒められる，これが生きがいを生む。人間，生きていくには日課や役割が必要である。病院では日課や役割への配慮が欠如する。病院の中もその人にとっては生活の場面なのである。役割や日課は尊厳保持にも必要である。

4) 褒め合い

褒められることが報酬となり，意欲を引き出す効果を前述した。ここでは一方的に褒めるのではなく，褒め合い，すなわち互いに褒めることが大切だと指摘したい。褒められた方だけでなく，褒めた方の脳でもドパミンが放出される。褒め合いで，互いの脳にドパミンがあふれ，喜びを分かち合うことができる。「褒め愛」は，モチベーションアップの最大の武器である。

5) 失敗を防ぐ支援

失敗が重なると落ち込み，うつ・アパシーの悪化につながる。認知症の人は失敗が多いので，失敗を防ぐような，さりげない支援がうつ・アパシーを防ぐのに有効である。

以上は認知症の人への脳活性化リハビリテーションの5原則だが，認知症がなくても，またアパシーがなくても，やる気を高める普遍的な方法である。アパシーや認知症のリハでは，この5原則や褒めるコツを武器に，どうしたらやる気が引き出せるかと考えながら対応する。うまくいったらそのやり方が強化され，失敗したらその方法が弱化されるという学習の日々を，セラピストが楽しむことが大切である。

E Banduraの自己効力感

人間が行動を引き起こすには，「やったらよいことがある」という効果予期（結果への期待）と，「自分ならできる」という自信（自己効力感）が前提となる。ご褒美もなく，できそうもない仕事にはやる気が生じないのは人の常である。Banduraは自己効力感を高める方法を次のように提唱している[6]。

①成功体験：低い目標設定で成功すると，自分もできるという自信につながる。
②代理的経験：同様に障害を持つ仲間がうまく行うのを観察すると，「絶対無理」から「自分でもできそう」と思えるようになる。

③言語説得：専門知識を持ったセラピストから「あなたならできます」といわれれば，自信が付き，やれそうな気がしてくる．そして挑戦する．

④情動的喚起：リラックスして楽しくやれる．緊張しないでやれる自信．失敗したら本人が悪いのではなく，セラピストの目標設定が悪かったと，失敗の責任を転嫁すると本人はうつ・アパシーにならずにすむ．

F モチベーション3.0

パソコンのoperating system（OS）はバージョンアップがときどき必要である．ダニエル・ピンクの著書「モチベーション3.0」というビジネス書によると，モチベーションにもバージョンがある（表3）[8]．モチベーションVersion 1.0は「甘い食べ物」や「異性」といったどの動物にも備わっている生理的・生得的な報酬である．Version 2.0は，金銭や賞賛などの外的報酬，そしてVersion 3.0が内から湧き上がる内的報酬であり，バージョンアップさせることが必要という．これまで企業は報酬と罰（飴と鞭）で生産性を高めようとしてきた．しかし，これからは，労働者が自らの内に湧き上がる喜びを感じて能力を発揮するモチベーション3.0が必要という．健常者を対象にした心理研究で，報酬をもらえる課題よりも報酬をもらえない課題のほうが熱中することが示されている．金銭報酬をもらうと，金銭が目的となってしまい，もらえる金銭を増やさないと意欲が湧かないようになってしまう．一方，報酬をもらえない課題は，やっているうちにそれに打ち込むこと自体が楽しい状態となり，外から報酬をもらわなくても，自分の脳でドパミンをたくさん放出するようになる（内的報酬）．これは，セラピスト自身が「自分の仕事に内から湧く喜びを見出そう」という著者からの応援メッセージである．アパシーの患者は難敵で，なかなか動いてくれない．リハに取り組もうとしてくれない．でも，前述の秘策を駆使して，少しでも利用者のモチベーションが高まってくれたら嬉しい，毎日試行錯誤しながら少しでも効果があったら嬉しいと，セラピストが自分の仕事に内的報酬を感じるようになってほしいのである．セラピストが，給料のために仕事をしているモチベーションVersion 2.0から内的報酬のVersion 3.0にバージョンアップしてほしいというお願いである．

この内なる報酬を得るには，命令されて，命令通りに行う仕事ではなく，仕事のなかに自分の工夫を取り込む余地のある仕事，つまり自己決定権があり，創造性を発揮できる仕事が必要である．リハ室でも，セラピストがリハ内容やゴールをすべて決めてリハを一方的に提供するのではなく，利用者本人の希望に耳を傾けてゴールを設定し，

表3　モチベーションのバージョン

バージョン	分類	概要
Version 1.0	生得的報酬	甘い食べ物，異性など，生まれつきの報酬系（動物にもある）
Version 2.0	外的報酬	賞賛，金銭など，他者から与えられる報酬（動物にはない）
Version 3.0	内的報酬	内から湧き上がる報酬，没入，創造性，自律，自己効力感

（ダニエル・ピンク（大前研一 訳）：モチベーション3.0　持続する「やる気！」をいかに引き出すか．講談社，東京，2010.[8] より引用して作表）

日々のプログラムもすべてお仕着せではなく，利用者自身が選択する部分を残しておくことが自発性を高める。たとえばレストランのフルコースのように，メインを肉か魚か，ライスかパンか，コーヒーか紅茶かと選択の余地を残すのである。このように，自分で選択したものは，その選択が正しいと脳が後から理由付けをするので，自分が選んでやっているリハメニューは適切だと脳は合理化して判断してくれる。自己決定（autonomy：自律）はモチベーションアップの技法の一つである。

G リハビリテーション参加意欲を高める具体的方策（表4）

1）招待状

招待状を用意して，リハの日時や担当者名などを書き込み，病室（居室）で事前に渡す。あなたをお待ちしていますというメッセージで，やる気アップを計る（図2）。「あなたを大切にしています」というメッセージも伝わり，利用者は自尊心が高まる。

著者がアドバイスしたある施設では，スタッフ

表4 リハビリテーション参加意欲を高める具体的方法の例

時系列	項目	ポイント
事前準備	招待状	個別にスタッフの笑顔写真入りの招待状を渡す
	お知らせ	朝訪問して「今日は○時にリハ室で会いましょう」と声かけ
リハ実施時	参加に感謝	「来てくれてありがとう」と笑顔で感謝
	褒める	リハに取り組んでくれたことを褒める
	役割	他者に役立つ役割（利他行為）が望ましい
	快	楽しい雰囲気作り，楽しいゲーム，ラフター（笑い）ヨガをマスター
	異性	異性も脳の報酬系を刺激
	自己決定	メニューの一部は利用者自身が選択
リハ終了時・後	挨拶	「また楽しい時間を持ちましょう」などと挨拶，感謝を伝える
	お礼	終業時に利用者を訪ね，感謝する，肩を揉んであげる／もらう

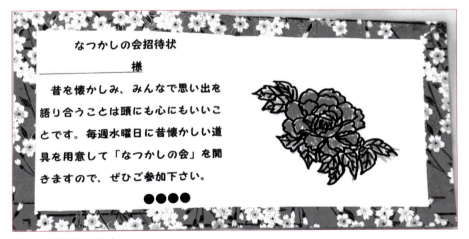

図2 招待状の見本

の顔写真入りの招待状を作った。参加したらスタンプを押す場所があり、スタンプが集まると景品をもらえる仕組みも作った。とても有効だと、利用者もスタッフも喜んでいた。

2) 容姿や服装を褒める

男性は「かっこいいですね」、女性は「きれいですね」で笑顔となる。たとえお世辞とわかっても、こちらの誠意が伝わる。服装も「素敵ですね」が基本である。あまり素敵な服でなくても、リボンがおしゃれですね、柄が素敵ですねなど、どこかワンポイントをみつけて褒める。さらに「こんな素敵な服を選ぶなんて、センスがいいですね」と言葉をかければ、その人は自分が認められていると感じて、心を開くようになり、絆が生まれる。褒め上手になろう。

3) 褒めることがない場合の褒め方

服装も褒められない、褒めることがなくて困った、という場合は存在を褒める。「あなたがいてくれて嬉しい」「今日参加してくれて嬉しい」など、あなたとここに一緒にいられることが嬉しいというメッセージを伝える。セラピストなら、このくらいの演技力は必須である。こうして存在が認められ、頼りにされると利用者のモチベーションは確実に上がる。認知症の人をケアしているご家族に褒めて下さいとお願いしても、「こんな人に、あなたがいてくれて嬉しいなど、とてもいえない」という。そこで、これはお題目です。意味を考えてはいけません。意味を考えないで、ひたすら「あなたがいてくれて嬉しい」と唱えてくださいと伝える。これは、本人と家族が穏やかに暮らすための魔法の言葉である。読者の皆さんも、家に帰ったら伴侶や親に「あなたがいてくれて嬉しい」というメッセージをたくさん伝えてみよう。副作用のない特効薬だが、まれに「あんた、気が変になったんじゃない」と心配されることがある。

4) 小グループ

患者とセラピストが1：1で向き合うセラピーだけでなく、小グループでのセラピーを取り入れる。たとえばうつの人を元気にする言葉は、仲間の「あなたのうつは私より軽くて幸せね」である。自分よりももっと不幸な人をみると、自分は幸せだと感じる。同じような仲間がいることも大切である。また、人間は利他行為でドパミンが出る。仲間へのちょっとした手助けも意欲向上につながる。そして何より、小グループでは1：1よりも楽しい雰囲気が生まれる。

H 脳病変で報酬系が破壊された重度アパシー例での対応

前述の報酬系を賦活してアパシーを改善する方略は、A10ドパミン神経系がある程度保たれていることが前提である。一酸化炭素中毒後遺症で両側の大脳基底核に広範囲の病変があり、重度のアパシー（手足を動かそうともしない、しゃべろうともしない、一日中横になっている）を呈したような例では、いくら褒めても歯が立たない。このようなケースは、他に手立てがないので、L-DOPA（パーキンソン病治療薬）でドパミンそのものを高めるが、大脳基底核のドパミン受容体を持つ神経細胞そのものが破壊されているので効果が薄いかもしれない。しかし、アルツハイマー型認知症終末期で、自発運動はほとんどなし、高度の嚥下障害、発語なし、表情なしの状態になっても、L-DOPAなどのパーキンソン病治療薬で、わずかな運動や発語・表情を引き出すことができ、嚥下も改善するので、試してみるとよい[9]。

文　献

1) 山本淳一, 山崎裕司：応用行動分析. 山崎裕司, 山本淳一 編：リハビリテーション効果を最大限に引き出すコツ 2版. 三輪書店, 東京, p10-48, 2012.
2) Taber KH, Black DN, Porrino LJ, et al.：Neuroanatomy of dopamine：reward and addiction. J Neuropsychiatry Clin Neurosci. 24（1）：1-4, 2012.
3) Aberman JE, Salamone JD：Nucleus accumbens dopamine depletions make rats more sensitive to high ratio requirements but do not impair primary food reinforcement. Neuroscience. 92（2）：545-552, 1999.
4) Dobkin BH, Plummer-D'Amato P, Elashoff R, et al.；SIRROWS Group：International randomized clinical trial, stroke inpatient rehabilitation with reinforcement of walking speed（SIRROWS）, improves outcomes. Neurorehabil Neural Repair. 24（3）：235-242, 2010.
5) 山口晴保 編著：認知症の正しい理解と包括的医療・ケアのポイント 第3版 快一徹！ 脳活性化リハビリテーションで進行を防ごう. 協同医書出版, 東京, 2016.
6) 山口晴保：認知症の本質を知り, リハビリテーションに活かす. MB Med Rehabil. 164：1-7, 2013.
7) 山上徹也, 山口晴保：認知症の人への脳活性化リハビリテーション. 認知症ケア最前線. 36：22-26, 2012.
8) ダニエル・ピンク（大前研一訳）：モチベーション3.0 持続する「やる気！」をいかに引き出すか. 講談社, 東京, 2010.
9) Yamaguchi H, Maki Y：Tube feeding can be discontinued by taking dopamine agonists and angiotensin-converting enzyme inhibitors in the advanced stages of dementia. J Am Geriatr Soc. 58（10）：2035-2036, 2010.

索 引

● 欧文

A10 ドパミン神経系 194
ADL スコア 76
AD アセチルコリン説 166
AD の有病率 84
akinesia 21
antriebsmangel（発動性欠如） 21
apathy evaluation scale 36, 109
apathy evaluation scale 介護者評価の日本語版（AES-I-J） 36
apathy inventry 36
athymhormia 22
Bandura の自己効力感 197
BOLD 信号 146
cingulate island sign 129
Cornell scale for depression in dementia（CSDD） 85
DLPFC―基底核系回路 136
DSM-Ⅳ 50
DSM-5 98
FIM（Functional Independence Measurement） 59
FIM 利得 65
Frenchay Activities Index（FAI）自己評価表（SR-FAI） 60
frontal assessment battery（FAB） 80, 81
ICD-10 50
Levy 136
Lille apathy rating scale 36
Marin 135
Marin の apathy evaluation scale 73
modified Stroop test 117
Motivation（動機付け） 135
MRI 拡散異方性（fractional anisotropy） 128
N-methyl-D-asparate（NMDA）受容体 170
neuropsychiatric inventory-D（NPI-D） 85
neuropsychiatric inventory（NPI） 16, 35, 106, 127

NFT 87
NMDA 受容体拮抗薬 170
nonmotor symptoms：NMS 91
OFC・傍辺縁系―基底核系回路 136
P3 電位 119
Papez の回路 190
perte d'auto-activation psychique：PAAP, 心的自己賦活の喪失 21
positron emission tomography（PET） 125
post-stroke depression（PSD） 100
psychic akinesia（心的無動） 21
QOL 61
RCPM（レーブン色彩マトリックス検査） 65
Self-rating Barthel index（SB） 60
self-rating depression scale 121
SHAPS 95
single photon emission computed tomography（SPECT） 125
SKETCH 37
Starkstein 135
Sydney stroke study 73
the diagnostic and statistical manual of mental disorders-4th edition text revision（DSM-Ⅳ-TR） 91
The frontal systems behavior scale 36
The scale for the assessment of negative symptoms（SANS） 109
vitality index（意欲の指標） 16, 29, 30, 36, 93
Yakovlev の回路 190
Zgaljardic 135

● あ

アクチグラフ 158
後出し負けジャンケン 139
アパシー 71, 79, 81, 104, 166, 180
アパシー症候群 135
アパシースケール/Apathy scale（AS） 36, 93

あ

アパシーの構成要素 129
アパシーの評価 113
アマンタジン（シンメトレル®） 66, 158
アルツハイマー型認知症（Alzheimer's disease：
　AD） 39, 83, 119, 145, 166
安静時機能的MRI（rfMRI） 74, 146
アンヘドニア（anhedonia） 21, 95, 174

い

意思決定 142
イミプラミン（トフラニール®） 161
意欲 19
意欲評価スケール 113, 114

う

ウィスコンシンカード分類検査（Wisconsin Card
　Sorting Test：WCST） 117, 140
うつ状態 20, 71, 145
うつ性自己評価尺度（SDS） 60
うつ病 20

え

エスシタロプラム（レクサプロ®） 160
エッジ 147

お

応用行動分析学 194
オッドボール課題 119
音楽療法 171

か

介護環境 42
介護負担 32
外傷性脳損傷（traumatic brain injury：TBI） 104
回想法 171
改訂長谷川式簡易知能評価スケール 121
概念の転換 139
海馬 87
外発的動機付け 13
覚醒度 15
活動 188
ガランタミン（Galantamine） 169
眼窩部（orbitofrontal cortex：OFC） 136
眼窩面―基底核回路 107

き

環境因子 193
感情・情緒障害 126

き

記憶障害 190
危険因子の管理 158
気づき（アウェアネス） 138
基底核 12, 23, 136
基底核疾患 190, 192
機能的結合 146
機能的統合性（functional integrity） 148
機能的分離性（functional segregation） 148
気分（mood） 20
逆転学習 22
ギャブリング検査 22
ギャンブル課題 142
急性期脳卒中重症度スケール（Japan Stroke
　Scale：JSS急性期） 49
共存疾患が意欲・抑うつに与える影響 46
興味・喜びの喪失 98
局所効率（local efficiency） 148
局所性脳損傷（focal brain injury） 104

く

グラフ理論 147
グルタミン酸受容体 170

け

ケア 89
軽度認知障害（mild cognitive impairment：
　MCI） 128
経皮吸収型製剤（パッチ剤） 169
血管性アパシー 73
血管性うつ状態 73
血管性認知症 71
血管性認知症（VD）の初期症状 38
顕著性（セイリエンス）ネットワーク 146
顕著性ネットワーク（salience-related
　processing） 74

こ

後期高齢者医療制度 43
高血圧ガイドライン2014 158

高次脳機能障害 …………………………… 104
高次脳機能障害の診断基準 ……………… 105
行動 ………………………………………… 14
行動異常 …………………………………… 42
行動観察 …………………………………… 115
行動・心理学的症状（behavioral and psychological
　　symptoms of dementia：BPSD） …… 83, 127, 166
行動療法 …………………………………… 171
高齢者の機能評価の意義 ………………… 41
国際生活機能分類（ICF） ………………… 188
互恵性の法則 ……………………………… 195
心の理論 …………………………………… 144
コリンエステラーゼ阻害薬 ……………… 166
根本治療薬 ………………………………… 85

●さ
再発予防 …………………………………… 158
作業回想法 ………………………………… 196
参加 ………………………………………… 188

●し
軸索障害 …………………………………… 128
自己決定 …………………………………… 199
自己の気づき（self awareness） ………… 108
自己賦活 …………………………………… 13
視床 …………………………………… 12, 136
事象関連機能的MRI ……………………… 120
事象関連電位（P300a） …………………… 72
施設内通貨 ………………………………… 195
実行機能障害 ……………………………… 75
自動活性能過程の障害 …………………… 126
自発行動 …………………………………… 11
自発性の障害 ……………………………… 35
自発性の低下 ………………………… 85, 88
社会的行動障害 …………………………… 106
修正型電気けいれん療法 ………………… 186
周辺症状 …………………………………… 83
手段的日常生活活動度（IADL） ………… 42
趣味活動（心理的作業療法） …………… 163
小集団リハビリテーション ……………… 108
招待状 ……………………………………… 199
情動 …………………………………… 14, 19

情報処理速度の低下 ……………………… 76
シロスタゾール（プレタール®） ………… 162
新奇刺激P3 ………………………………… 120
神経細胞保護効果 ………………………… 170
神経心理ピラミッド ……………………… 106
進行性核上性麻痺（PSP） ………… 39, 93, 130
心身機能・身体構造 ……………………… 188
診断基準 ……………………………… 14, 35, 158
人的環境 …………………………………… 42

●す
遂行機能 …………………………………… 141
遂行機能障害 ……………………… 116, 189
遂行機能障害症候群の行動評価（Behavioural
　　Assessment of the Dysexecutive Syndrome：
　　BADS） …………………………… 117, 141
髄膜腫 ……………………………………… 131
スクリーニングCGA7 …………………… 43
ストループ干渉課題 ……………………… 140
スモールワールドモデル ………………… 147
スルピリド（ドグマチール®） …………… 161

●せ
成功体験 …………………………………… 197
精神刺激薬（psychostimulants） ……… 170
セルトラリン ……………………………… 175
セレギリン ………………………………… 175
セロトニン（ノルアドレナリン）系 …… 160
線条体ドパミン受容体活性 ……………… 129
前帯状回 ……………………………… 15, 122
選択的セロトニン再取り込み阻害薬
　　（selective serotonin reuptake inhibitor：SSRI）
　　…………………………… 108, 160, 180
選択的セロトニン・ノルアドレナリン再取り込み
　　阻害薬（selective serotonin noradrenaline
　　reuptake inhibitor：SNRI） ……… 108, 180
選択的注意 ………………………………… 15
前頭前野機能検査 ………………………… 76
前頭前野症候群 …………………………… 126
前頭前野背外側部（dorsolateral prefrontal
　　cortex：DLPFC） ……………………… 136
前頭−皮質下ネットワーク（frontal-subcortical

network) ……………………………… 128
前頭葉 ……………………………… 11, 81
前頭葉-基底核 ………………………… 149
前頭葉-基底核回路 …………………… 150
前頭葉眼窩部 ……………………………… 22
前頭葉機能課題 ………………………… 141
前頭葉機能障害 ……………………… 15, 38
前頭葉内側部 ………………………… 22, 23
前頭葉背外側部 ………………………… 22
前頭葉皮質-皮質下回路 ……………… 106
前部帯状回 ……………………………… 150
前部帯状回-基底核回路 ……………… 107
せん妄 …………………………………… 20
戦略的訓練 …………………………… 163

● そ
総合コラム説 …………………………… 87
創造性 ………………………………… 141
阻害因子 ………………………………… 38
ソマティックマーカー仮説 ………… 142
存在 …………………………………… 200

● た
大うつ病性障害エピソード …………… 98
帯状回-基底核系回路 ………………… 137
帯状回前部 ……………………………… 23
対人関係障害 ………………………… 142
対人関係療法 ………………………… 171
代理的経験 …………………………… 197
淡蒼球 …………………………………… 12

● ち
注意 …………………………………… 141
注意志向 ………………………………… 15
注意障害 ……………………………… 189
注意の持続 …………………………… 141
注意の転換 …………………………… 141
注意の分配 …………………………… 141
中核症状 ………………………………… 85
中心性（centrality） ………………… 148
中脳線条体系ドパミン路 ……………… 12
釣藤散 ………………………………… 162
治療 …………………………………… 157

治療抵抗性のうつ病 ………………… 180
治療的介入 ……………………………… 78
チームアプローチ …………………… 192

● て
ティンカートイテスト ……………… 141
デフォルトモードネットワーク …… 146
デュロキセチン（サインバルタ®） … 160, 176
天井効果 …………………………… 29, 30
テンソル画像解析 …………………… 152

● と
動機付け（モチベーション） ……… 11, 19
統合失調症 …………………………… 119
統合失調症患者 ……………………… 131
島皮質 …………………………………… 13
独立成分分析 ………………………… 146
鳥取県大山町での疫学調査 …………… 84
ドネペジル（Donepezil） ………… 161, 168
ドパミン …………………………… 13, 194
ドパミン D4 受容体 ………………… 123
ドパミンアゴニスト ………………… 183
ドパミン系 …………………………… 158
ドパミン作動薬 ……………………… 170
ドパミン受容体刺激薬 ……………… 159
トレイルメイキングテスト B ……… 140

● な
内側部 medial prefrontal cortex ……… 136
内的報酬 ……………………………… 198
内発的動機付け ………………………… 13
内包 …………………………………… 136

● に
ニコチン性アセチルコリン受容体（nAChR）‥ 169
ニセルゴリン（サアミオン®） …… 66, 161
日常生活活動度/日常生活動作（activities of daily living：ADL） ………… 42, 59, 85
日常生活満足度（Satisfaction in daily life：SDL） ……………………………… 61
認知 ……………………………………… 14
認知過程障害 ………………………… 126
認知機能 ………………………………… 42

認知リハビリテーション……………………… 163

●ね
ネットワーク機能…………………………………… 75

●の
脳活性化5原則…………………………………… 192
脳活性化リハビリテーションの5原則………… 196
脳血管障害……………………………………… 127
脳血管性アパシー（VA）……………………… 157
脳血管性うつ病（vascular depression：VD）…… 98
脳血管性認知症………………………………… 122
脳血流（代謝）検査…………………………… 125
脳挫傷……………………………………………… 105
脳室周囲高信号域（PVH）……………………… 76
脳室周囲白質病変（PVH）……………………… 80
脳深部刺激法…………………………………… 130
脳卒中うつスケール［Japan Stroke Scale
　（Depression Scale）：JSS-D］………… 50, 60
脳卒中感情障害（うつ・情動障害）スケール（Japan
　Stroke Scale：JSS-DE）…………… 35, 49, 53
脳卒中後アパシー………………………………… 63
脳卒中高次脳機能スケール［Japan Stroke Scale
　（Higher Cortical Function）：JSS-H］…… 49
脳卒中後うつ……………………………………… 66
脳卒中情動障害スケール［Japan Stroke Scale
　（Emotional Disturbance Scale）：JSS-E］…… 50
脳卒中治療ガイドライン2015………………… 158
脳卒中リハビリテーション………………………… 38
脳ドック…………………………………………… 79
脳の血流低下……………………………………… 87
ノルアドレナリン作動性特異的セロトニン作動性
　抗うつ薬（NaSSA）………………………… 161
ノルエピネフリン………………………………… 13
ノルトリプチリン………………………………… 175
ノード……………………………………………… 147
ノード効率（nodal efficiency）………………… 148

●は
背外側前頭前野－基底核回路………………… 107
媒介中心性（betweenness centrality）……… 148
排尿誘導………………………………………… 32
廃用症候群（生活不活発病）…………… 162, 163

廃用性認知機能低下……………………………… 77
白質障害…………………………………………… 75
発散性思考……………………………………… 141
発症機構………………………………………… 126
発動性……………………………………………… 19
ハノイの塔……………………………………… 141
パロキセチン…………………………………… 175
パーキンソン病（PD）……………… 39, 91, 136
パーキンソン病（PD）および類縁疾患……… 129
パーキンソン病治療薬（PD治療薬）……… 183, 200

●ひ
被殻………………………………………………… 12
皮質下梗塞……………………………………… 127
皮質下性認知症…………………………………… 75
皮質下認知症……………………………………… 93
尾状核……………………………………………… 12
尾状核頭部病変…………………………………… 77
尾状核背側部……………………………………… 22
皮質枝系障害…………………………………… 127
びまん性軸索損傷……………………………… 105
びまん性脳損傷（diffuse brain injury）…… 104
評価尺度…………………………………………… 35
病識低下………………………………………… 196
標準意欲評価法（Clinical Assessment for
　Spontaneity：CAS）
　……………………… 16, 24, 36, 106, 113, 136, 189
標準注意検査法（Clinical Assessment for
　Attention：CAT）………………………… 117
病態の把握………………………………………… 38
標的刺激P3……………………………………… 120
病変部位………………………………………… 157
ビンスワンガー型血管性認知症………………… 77
頻度……………………………………………… 157

●ふ
腹側線条体………………………………………… 22
腹側淡蒼球………………………………………… 22
プラミペキソール（ビ・シフロール®）
　………………………………… 159, 174, 175, 176
フルボキサミン………………………………… 160
ブロモクリプチン（パーロデル®）…………… 159

●へ
ペルゴリド ……………………………… 174
辺縁系 …………………………………… 12
辺縁領域 ………………………………… 23

●ほ
保続 …………………………………… 139
褒め合い ……………………………… 197
褒め方のコツ ………………………… 195
褒める報酬 …………………………… 195

●ま
マプロチリン（ルジオミール®） …… 161

●み
ミニメンタルステート検査（mini mental state examination：MMSE） ……………… 65
右尾状核脳梗塞 ………………………… 72
ミルタザピン（リフレックス®，レメロン®）
 ………………………………… 161, 176
ミルナシプラン（トレドミン®） …… 160, 175, 181

●む
無為 / 無意志症 / 意志欠如（abulia） …… 11, 21, 127
無言無動症（akinetic mutism） ……… 11, 21
無症候性脳血管障害 …………………… 76, 79
無症候性脳梗塞 ………………………… 80

●め
メチルフェニデート（リタリン®） …… 160, 184
メマンチン（Memantine） …………… 161, 170

●も
モダフィニル（モディオダール®） …… 160
モチベーション 3.0 …………………… 198
問題解決療法（PST） ………………… 160, 162

●や
薬剤効果 ……………………………… 129
薬物治療 ……………………………… 84
薬物療法 ……………………………… 89
役割 …………………………………… 196
やる気スコア / アパシースケール（apathy scale）
 ……………… 16, 36, 60, 72, 79, 80, 81, 93, 189
やる気の低下 ………………………… 85

●よ
抑うつ ………………………………… 88
抑うつ・意欲低下が病態に与える影響 …… 47
抑うつ気分 …………………………… 98, 145
抑うつとの鑑別 ……………………… 88

●ら
乱数生成課題 ………………………… 141

●り
リバスチグミン（Rivastigmine） …… 161, 169
リハビリテーション ………………… 19, 59, 162
リハビリテーションチーム ………… 192, 193
流暢性 ………………………………… 140
両側基底核病変 ……………………… 101
臨床症状 ……………………………… 37

●れ
レビー小体型認知症（DLB） ………… 101, 129

●ろ
老年症候群 …………………………… 45
ロチゴチン …………………………… 160
ロピニロール（レキップ®） ………… 159, 174
ロンドン塔 …………………………… 141

●わ
ワーキングメモリ …………………… 87, 141

編者略歴

小林　祥泰（こばやし　しょうたい）

1946年	島根県出雲市に生まれる
1972年	慶應義塾大学医学部卒業
1979年	北里大学医学部内科講師
1980年	島根医科大学附属病院第三内科講師
1993年	島根医科大学内科学講座第三・教授
2007年	島根大学医学部附属病院・病院長
2008年	島根大学・理事（医療担当）
2012年	島根大学学長
2015年	島根大学名誉教授・島根大学医学部特任教授（現在に至る）

専　攻　内科学，神経内科学，脳卒中学，神経心理学，老年医学

主な著訳書
『まるごと一冊脳の本』著：小林祥泰　日本プランニングセンター，1996
『無症候性脳血管障害と血管病変』監修：端　和夫，小林祥泰　南山堂，1999
『脳血管性うつ状態の病態と診療』編集：小林祥泰　メディカルレビュー社，2001
『脳血管障害—急性期治療から予防まで—』編集：小林祥泰　企画：堀　正二　メジカルビュー社，2002
『脳卒中ナビゲーター』監修：小林祥泰　メディカルレビュー社，2002
『Dementia—Presentations, differential diagnosis and nosology— 2nd Ed』共著：小林祥泰　The Johns Hopkins University Press, London，2003
『脳卒中データバンク』編集：小林祥泰　中山書店，2003，2005，2009，2015
『今日の治療指針』（神経・筋疾患）責任編集：小林祥泰　医学書院，2003〜2011
『WM 臨床研修サバイバルガイド神経内科』監訳：小林祥泰　メディカルサイエンスインターナショナル，2005
『よくわかって役に立つ 痴呆症のすべて 改訂第2版』共著：小林祥泰　永井書店，2005
『ハリソン内科学 第2版』（神経分野）監訳：小林祥泰　メディカルサイエンスインターナショナル，2006
『脳疾患によるアパシー（意欲障害）の臨床』編集：小林祥泰　新興医学出版社，2008
『神経疾患最新の治療 2009-2011』編集：小林祥泰　南江堂，2009
『神経疾患最新の治療 2012-2014』編集：小林祥泰，水澤英洋　南江堂，2012
『神経疾患最新の治療 2015-2017』編集：小林祥泰，水澤英洋，山口修平　南江堂，2015
ほか多数

ⓒ 2016　　　　　　　　　　　　　　　第1版発行　2016年11月21日

脳疾患による
アパシー（意欲障害）の臨床 改訂版

（定価はカバーに表示してあります）

検印省略	編集　小林祥泰
	発行者　　　　林　　峰　子
	発行所　　株式会社 新興医学出版社
	〒113-0033　東京都文京区本郷6丁目26番8号
	電話　03（3816）2853　　FAX　03（3816）2895

印刷　株式会社 藤美社　　ISBN978-4-88002-768-5　　郵便振替　00120-8-191625

・本書の複製権・翻訳権・上映権・譲渡権・公衆送信権（送信可能化権を含む）は株式会社新興医学出版社が保有します。
・本書を無断で複製する行為（コピー、スキャン、デジタルデータ化など）は、著作権法上での限られた例外（「私的使用のための複製」など）を除き禁じられています。研究活動、診療を含み業務上使用する目的で上記の行為を行うことは大学、病院、企業などにおける内部的な利用であっても、私的使用には該当せず、違法です。また、私的使用のためであっても、代行業者等の第三者に依頼して上記の行為を行うことは違法となります。
・JCOPY〈出版者著作権管理機構 委託出版物〉
本書の無断複製は著作権法上での例外を除き禁じられています。複製される場合は、そのつど事前に、出版者著作権管理機構（電話 03-3513-6969、FAX 03-3513-6979、e-mail：info@jcopy.or.jp）の許諾を得てください。